Manuel Vilas
Was bleibt, ist die Freude

Manuel Vilas

Was bleibt, ist die Freude

Deutsch von Astrid Roth

Roman

BERLIN VERLAG

Mehr über unsere Autorinnen, Autoren und Bücher:
www.berlinverlag.de

Von Manuel Vilas liegt im Piper Verlag vor:
Die Reise nach Ordesa

Die Arbeit der Übersetzerin am vorliegenden Text
wurde vom Deutschen Übersetzerfonds gefördert.
Außerdem wurde diese Übersetzung gefördert durch
die *Accion Cultura Espanola*.

AC/E
ACCIÓN CULTURAL
ESPAÑOLA

Unser Versprechen für mehr Nachhaltigkeit
Klimaneutrales Produkt
FSC®-zertifiziertes Papier
Hergestellt in Deutschland

FSC
www.fsc.org
MIX
Papier aus verantwortungsvollen Quellen
FSC® C014496

ISBN 978-3-8270-1431-3
Die Originalausgabe erschien 2019 unter dem Titel *Alegría* bei Planeta, Madrid

Satz: psb, Berlin
Gesetzt aus der Adobe Garamond Pro
Druck und Bindung: GGP Media GmbH, Pößneck
Printed in Germany

Llegué por el dolor a la alegría.
Supe por el dolor que el alma existe.
Por el dolor, allá en mi reino triste,
un misterioso sol amanecía.

José Hierro

1

All jenes, was wir liebten und verloren, was wir sehr liebten, was wir liebten, ohne zu wissen, dass es uns eines Tages genommen würde, all jenes, was uns, nachdem wir es verloren hatten, nicht zerstören konnte, auch wenn es mit außerordentlicher Kraft, brutal und beharrlich auf unseren Zusammenbruch hinzuwirken schien, verwandelt sich früher oder später in Freude.

Die menschliche Seele hätte nicht auf die Welt herabsteigen sollen.

Sie hätte oben bleiben sollen, in der himmlischen Unergründlichkeit, in den Sternen, im tiefen Raum. Sie hätte sich von der Zeit fernhalten sollen; der menschlichen Seele wäre es besser ergangen, wenn sie nicht menschlich wäre, weil die Seele unter der Sonne altert, sie schmilzt, sie verfällt und entzündet sich zu Millionen Fragen, die sich über Vergangenheit, Gegenwart und Zukunft ausbreiten, die nur eine Zeit bilden, und das ist die Lebenszeit eines jeden von uns, eine Zeit, in der die Liebe eine stete, unerfüllte Sehnsucht ist, die uns die Schönheit des Lebens vor Augen führt und dann verschwindet.

Sie verschwindet.

Sie überlässt uns einer gewaltigen, bitteren und heiklen Stille.

Millionen Fragen, die menschliche Wesen waren, bevor sie sich in Fragen verwandelten. Millionen Körper, Millionen Väter, Mütter, Söhne und Töchter.

Und wir bleiben allein und erschreckt zurück.

Die menschliche Seele sind wir, wir alle, die wir Liebe suchen, alle, die wir tagtäglich danach suchen, geliebt zu werden, die wir tagtäglich darauf hoffen, dass sich die Freude einstellt, auf was sonst sollten wir hoffen.

Wie sehr wünschen wir uns alle, dass das Leben eine Ordnung und einen Sinn hat, aber es gibt nur Zeit und flüchtige Abschiede und in diesen Abschieden lebt die überaus große Liebe, die ich gerade empfinde.

Das verwirrt mich, verstört mich.

Hier stehe ich, verlassen, und gleichzeitig spüre ich die Kraft der Freude, aber auch die unbestimmte Wut des Lebens in mir.

Wie alle menschlichen Wesen.

Weil wir alle gleich sind.

Und in dieser gierigen Freude liegt alle Erkenntnis, die wir über das Leben zusammenzutragen vermochten.

Anfang 2018 veröffentlichte ich einen Roman, einen Roman, der die Geschichte meines Lebens erzählt, dieses Buch verwandelte sich in einen Abgrund.

In diesem Buch lebte die Geschichte meiner Familie.

Bach und Wagner, mein Vater und meine Mutter.

Ich packte meine Familie in ein viel beachtetes Buch, und das ist das Schönste, was ich im Leben gemacht habe.

Bist du verrückt?, sagten viele zu mir.

Nein, es ist nur Liebe, antwortete ich. Nur Liebe und Notwendigkeit und Hoffnung. Wenn du über deine Familie schreibst, wird diese Familie wieder lebendig. Wenn ich über meinen Vater und meine Mutter schrieb und das, was wir waren, kam die Vergangenheit zurück und sie war groß und gut. Das war alles, das war es, was ich gemacht habe.

Ich befinde mich in diesem Moment in einem Hotel in Barcelona.

Ich hätte nie gedacht, dass ich noch einmal mit Kugelschreiber und Notizbuch schreiben würde, wie ich es gerade mache. Der Computer steht vor mir, aber ich brauche ihn nicht mehr.

Ich habe in diesem Hotel dreimal das Zimmer gewechselt. Das erste gefiel mir nicht, weil es zu warm und der Ausblick schrecklich war. Als sie mir das zweite gaben, dachte ich, dass ich dort Ruhe finden könnte: diese Erleichterung, diese Notwendigkeit, zu entspannen, nicht länger in einem nervösen Durcheinander, einem Hin und Her gefangen zu sein.

Aber als ich eine Weile ausgestreckt auf dem Bett lag, wurde mir klar, dass ich nicht erfolgreich gewesen war. Das Zimmer ging auf die Diagonal raus, eine der Hauptverkehrsadern von Barcelona, und der Lärm, der von der Straße heraufdrang, war übermäßig. Aus dem übermäßigen wurde ein höllischer Lärm. Es war der Lärm der Unbekannten, Hunderter Männer und Frauen, die sich in ihren Autos oder auf ihren Motorrädern oder in Gespräche vertieft durch die Stadt bewegten. Der Lärm verwandelte sich nach und nach in einen Feind. Ich wurde nervös. Wie dumm von mir, dass ich beflügelt von dem ersten positiven Eindruck meinen Koffer ausgepackt hatte. Ich sah meinen Koffer, wie er dort offen auf dem Tisch lag. Ich überlegte, wie lange es dauern würde, alles wieder einzupacken.

Ich betrachte meine Sachen, als gehörten sie einem Geist ohne Körper. Meine schwarzen Pullover, meinen Computer, meinen Terminkalender, meinen Kulturbeutel. Sie sehen aus wie Sachen, die mein Vater benutzte, sie sehen aus, als gehörten sie meinem Vater und nicht mir.

Es war der 1. Juli in Barcelona. Ich spürte die Feuchtigkeit, die die ganze Stadt durchdrang. Ich könnte mich nicht an diese Feuchtigkeit gewöhnen, die mich auf eine demütigende Weise zum Schwitzen brachte. Mein Leben und die Hitze hatten sich irgendwann in meiner Vergangenheit verbrüdert. Wenn ich tot bin und nicht mehr schwitze, werde ich das Nichts erreichen. Das Nichts bedeutet, die spanische Hitze nicht mehr zu spüren, die immerwährende Hitze aller spanischen Städte: feuchte Hitze oder trockene Hitze, auf jeden Fall Hitze.

Die Hitze und das Leben sind ein und dasselbe für mich gewesen.

Ich bin fünfundfünfzig Jahre alt und in ein paar Tagen werde ich sechsundfünfzig. Ich glaube mir dieses Alter nicht. Wenn ich es mir glauben würde, wenn ich es in all seiner unerbittlichen Wahrheit akzeptieren würde, müsste ich an den Tod glauben. Man kann nicht leben, wenn der Tod die Gedanken beherrscht, auch wenn er uns wie nichts anderes so unbändig entströmt. Er ist dort, in deinem Herzen. Niemand hat seinen eigenen Tod lieben wollen, niemand möchte mit ihm sprechen, ich schon, ich will, weil er mir gehört.

Ich schaute mich im Spiegel an. Das Altern der Männer ist immer weniger offensichtlich, es versteckt sich. Die Gesellschaft zeigt sich beim Altern der Männer nachsichtig, anders als bei den Frauen, da ist sie unerbittlich.

Ich rief bei der Rezeption an und bat darum, ein weiteres Mal das Zimmer wechseln zu dürfen. Jemand kam, um mir zu helfen. Ich dachte daran, wie man sich da unten das Maul über mich zerreißen würde.

»Um diesen Spinner kümmerst du dich jetzt.«

»Nein, ich war letzte Woche schon bei einem; und der war noch viel schlimmer als der hier, weil er verheiratet war und von seiner Frau unterstützt wurde. Der hier ist wenigstens allein.«

Ich stellte mir dieses Gespräch vor, aber ich fühlte mich dabei keineswegs unwohl, sondern empfand fast Dankbarkeit, weil die Angestellten am Empfang an mich dachten und über mich lästerten. Alles ist Leben und alles dient dem Leben. In allem zeigt sich eine Huldigung des Lebens.

Ich kann diese Huldigung in allem, was einen Platz unter der Sonne hat, sehen.

Am nächsten Tag bat ich erneut darum, das Zimmer wechseln zu können. Und ich wurde Zeuge, dass das Leben Starrköpfe belohnt, diejenigen, die keine Ruhe geben, bis sie das Optimum herausgeholt haben. Beharrlichkeit kann wahnsinnig machen.

Sie gaben mir, vielleicht, weil sie mich satthatten, ein sensationelles Zimmer im fünfzehnten Stock, das oberste und wahrscheinlich beste des Hotels. Es war das perfekte Zimmer: groß, hell, das höchste des ganzen Gebäudes. In der Ferne konnte man das Meer sehen. Und außerdem gab es ein Fenster in der Dusche, aus dem man Barcelona aus einem anderen Blickwinkel sah.

Ich fühlte mich wie der Herr der Stadt.

Die Stadt lag mir zu Füßen.

Ich stellte die Klimaanlage an und alles war perfekt.

Dann erinnerte ich mich an meinen ersten Aufenthalt in Barcelona. 1980 war das. Meine damalige Freundin hatte hier Verwandte, bei denen wir wohnten; eine Tante von ihr zeigte uns die Stadt. Jene Beziehung hielt nicht. Und ich denke jetzt, achtunddreißig Jahre später, an sie. Eine vergessene Liebe, von der nur diese Erinnerung eines Mannes mit einem guten Gedächtnis bleibt. Was macht die Zeit aus uns? Trotzdem ist jener, der ich war, jener, der vor achtunddreißig Jahren mit seiner Freundin nach Barcelona kam, in meinen Körper, in mein Fleisch eingegraben.

Mein Zimmer im fünfzehnten Stock in diesem Hotel scheint ein heiliger Ort zu sein, ich bin derjenige, der ihm Geist einhaucht.

Langsam wird es Nacht.

Ab und zu schaue ich aus dem Fenster: Dort liegt Barcelona, voller blauer Farben, an diesem Sommerabend, mit seinen Hunderten Straßen und seinen Toten, die mit den Lebenden sprechen. Dieses endlose Gespräch, das die Menschen ab fünfzig mit ihren verstorbenen Liebsten führen.

Gleich habe ich ein Abendessen mit einem Leseclub, der meinen Roman gelesen hat, ein Buch, in dem ich von euch beiden rede: von dir, Mamá, von dir, Papá, weil ihr beide und eure beiden Geister alles sind, was ich habe, und ich habe ein Reich, vielleicht ist es ein unergründliches Reich, auf jeden Fall ein Reich der Schönheit.

Ihr habt euch in Schönheit verwandelt und ich habe diesem Wunder beigewohnt. Und ich bin dem Leben unendlich dankbar, weil ihr jetzt Schönheit und Freude seid.

2

Es macht mir sehr viel Freude (auch Angst), meinen Lesern zu begegnen. Ich denke dann immer, dass es sie enttäuschen wird, wenn sie sehen, wie ich aussehe. Und es täte mir so leid, sie zu enttäuschen. Es ist so traurig, einen anderen Menschen zu enttäuschen. Vielleicht entscheiden sich deshalb so viele Autoren, sich nicht zu zeigen. Nicht nur die Schriftsteller, jedwedes menschliche Wesen hat die Wahl, sich nicht zu zeigen, bevor es enttäuscht.

Ich betrete die Buchhandlung und eine Menge Leute kommen auf mich zu, um mich zu begrüßen. Unter ihnen ist eine besondere Person. Ich erkenne sie nicht sofort. Sie schaut mich an, als würden wir uns kennen, aber ich weiß nicht, wer sie ist. Möglicherweise habe ich eine Ahnung. Ich habe immer Angst vor diesen Ahnungen, vor diesen gewaltigen Zufällen im Leben.

Und mit nur zwei Wörtern fällt bei mir der Groschen.

Ich hatte sie fünfunddreißig Jahre lang nicht gesehen. Ihre Schönheit ist für immer dahin. Wenn die Vergangenheit einen einholt, hat das immer verheerende Auswirkungen auf das Nervensystem. Und trotzdem bleibt sie in meiner Erinnerung makellos, ohne Beschädigung.

Ich spüre eine unsägliche Zärtlichkeit.

Ich versuche, in ihrem jetzigen Gesicht jenes zu finden, das in meinem Kopf ist. Und ich glaube, sie merkt es. Ich sage ihr, dass ich sie immer sehr bewundert habe. Das ist mir in den Sinn gekommen, ihr zu gestehen: dass ich sie bewundert habe. Ich denke, das war das bestmögliche Verb.

Sie sagt mir, dass der Roman sie zu Tränen gerührt habe und dass sie sich an meine Eltern erinnere, dass sie sie perfekt in dem Buch gespiegelt gesehen habe.

»So waren deine Eltern, so erinnere ich mich an sie«, hat sie zu mir gesagt.

Ich erinnere mich perfekt an ihre, weil ihre Eltern und meine befreundet waren, und ich erinnere mich an diese Freundschaft, ich erinnere mich an ihr Lachen, ich erinnere mich an ihre Abendessen in kleinen Gasthäusern, die Witze, die Begeisterung, die Freude.

Und von alldem sind sie und ich übrig geblieben.

Sie sagt mir, dass ich mich glücklich schätzen müsse, weil ich meine Eltern in dem Buch so gut getroffen hätte. Ich traue mich nicht, sie nach ihrer Familie in Barcelona zu fragen. Sie kommt mir zuvor und sagt, dass die Tante, bei der wir wohnten, bereits gestorben sei, aber sie sagt auch: »Wahrscheinlich erinnerst du dich gar nicht, das ist ja lange her und du wirst viele Leute kennengelernt haben, ich weiß nicht, ob und wie du mich in Erinnerung behalten hast.«

Auf dem Weg in mein Hotel denke ich an sie.

Ich habe sie noch nicht einmal gefragt, ob sie verheiratet ist oder Kinder hat. Ich glaube, dass ich Angst hatte, diese Frage zu stellen. Wie sollte man auch keine Angst vor dieser Frage haben. Ich habe mich anderen Leuten zugewandt und am Ende des Abendessens habe ich sie von Weitem gesehen und wollte mich nicht von ihr verabschieden. Als würde ich sie unversehrt in die Tiefe der Dunkelheit, aus der sie gekommen war, zurückschicken.

Sie schien nicht sie zu sein.

Wer war sie dann?

Ich betrete mein Zimmer im fünfzehnten Stock meines Hotels. Ich habe die Klimaanlage angelassen und das Zimmer ist ziemlich kalt, aber das ist sehr angenehm.

Sie geht mir nicht aus dem Kopf. Ich hätte ihr ein endgültiges Lebewohl sagen können, weil wir uns mit ziemlicher Sicherheit nicht wiedersehen werden. Wir fuhren zusammen Ski, 1978 und 1979. Sie hatte eine sehr moderne Skiausrüstung. Ich habe mich nicht getraut, ihr zu sagen, dass ich mich nach vierzig Jahren noch an die Marke ihrer Skier und ihrer Bindungen und ihrer Skischuhe erinnere. Es waren Rossignol ST 650, die Bindungen waren von Look Nevada und die Skischuhe von Nordica. Ich habe mich nicht getraut, ihr von dieser ganzen Fülle an Erinnerungen und Marken zu erzählen, wohinter sich die vielleicht stärkste und bedeutendste Erinnerung verbirgt, und das ist folgende: dass ich durch sie und ihre hiesige, bereits verstorbene Tante das erste Mal Barcelona gesehen habe. Ich habe sie nicht gefragt, in welchem Jahr sie gestorben ist.

Sie erlaubte uns nicht, im selben Zimmer zu schlafen: Sie schlief bei der Tante und ich schlief allein in einem anderen Zimmer.

Und jetzt, achtunddreißig Jahre später, glaube ich, dass diese Entscheidung sehr weise gewesen war. Dank ihr könnte ich diese Nacht vielleicht ruhig schlafen.

Und mit dem Gesicht von Paloma, als sie jung war – so hieß sie und so heißt sie immer noch –, versuche ich, die Augen zu schließen, versuche ich einzuschlafen.

Sie hatte einen dunklen Teint, schwarze, unschuldige Augen, braunes, glattes Haar und jeder mochte sie, weil sie nett war, sanft und gutherzig.

Wir hätten uns nicht trennen sollen. Wir hätten heiraten und zusammen alt werden sollen.

Ich hätte sie nicht kennenlernen sollen.

Ich hätte nicht geboren werden sollen, bei all dem Leid, das mir widerfährt.

Mitten in der Nacht stehe ich auf, ich kann nicht schlafen, es ist drei Uhr morgens, ich mache überall Licht an und betrachte den Raum und betrachte meine im Zimmer herumliegenden Sachen. Morgen fahre ich zurück nach Madrid und diese Wände werden einen anderen Gast aufnehmen und so weiter, bis das Gebäude aufgegeben wird, bis zu dem Moment, wo es anders genutzt, renoviert oder zerstört wird und alles, was ich gerade sage, in einem Wirbel für immer davongetragen wird.

3

Vivaldi, mein jüngerer Sohn, arbeitet bei einem Kurierdienst und fährt mit dem Fahrrad durch die Stadt. Valdi, in Kurzform, heißt so zu Ehren des berühmten Komponisten der *Vier Jahreszeiten,* der ebenfalls rothaarig war.

Ich habe die Schallplatte der *Vier Jahreszeiten* von Antonio Vivaldi ungefähr 1977 gekauft. Es war ein Sonderangebot, sie kostete hundertfünfundzwanzig Peseten. Ich war damals gerade vierzehn Jahre alt, aber diese Platte war für mich eine Offenbarung: Diese Musik gab mir ein Gefühl für die Unberechenbarkeit der Zeit, den Wandel, die Bewegung, die Veränderung und diese Erkenntnis tat mir weh, weil ich mich danach sehnte, dass sich nichts veränderte.

Valdi und ich leben in unterschiedlichen Städten. Ich lebe in Madrid und er seit Kurzem in Barcelona. Seitdem ich weiß, dass er für diese Firma namens Glovo arbeitet, sehe ich in einer Menge Madrider Straßen junge Männer und Frauen in seinem Alter. Früher habe ich sie nicht wahrgenommen, aber jetzt nehme ich sie wahr. Ich sehe sie, seitdem mein Sohn dazugehört.

Wenn ich einen der Jungs mit einem Fahrrad und der gelben Kiste von Glovo sehe, macht mein Herz einen Sprung und ich denke an Valdi.

Ich kann nicht anders, als auch all diese jungen Menschen zu lieben, die zwar nicht meine Kinder sind, aber die gleiche Arbeit machen wie er. Ich denke an ihre Väter und Mütter. Da ich ihnen nicht einfach so sagen kann, dass ich sie liebe, mache ich ein Foto von ihnen und schicke es über WhatsApp an Valdi. Ich weiß, dass er das mag. Er erklärt mir technische Details an den Fahrrädern seiner Kollegen in Madrid.

Tatsache ist auch, dass Valdi mir dann antwortet. Wenn ich mit ihm über andere Dinge reden will, antwortet er mir nicht. Seine Arbeit interessiert ihn, und das macht mich froh.

Ich denke, dass ich bei ihm sein sollte, um ihm zu helfen, in die Pedale treten, bei der Zustellung. Valdi hat nicht studieren wollen, er mochte einfach nicht. Er erzählt mir, was er bei dem Kurierdienst verdient. Er sagt mir, dass man es schaffen kann, damit sehr viel zu verdienen. Ich weiß, dass das unmöglich ist, aber es gefällt mir, ihn mit diesen Träumen zu sehen. Ich denke, dass es besser ist, dass er diesen Ehrgeiz hat, der mich an meinen erinnert, als ich in seinem Alter war.

Trotzdem bekümmert es mich, dass er diese Arbeit macht, es wäre mir lieber, er würde etwas anderes tun. Er scheint mir so verloren. Und trotzdem scheint mir dieses Verlorensein so schön, so groß, so anrührend.

Wie sehr liebe ich Valdi und wie wenig sehe ich ihn. Aber wenn wir telefonieren, bin ich glücklich. Er erzählt mir tausend Sachen und alle sind ein wenig verrückt.

Er muss auf Rechnung arbeiten. Er ist damit in der gleichen Situation wie ich, auch ich bin selbstständig. Diese Übereinstimmung finde ich großartig, vielleicht hat sie etwas zu bedeuten.

Bestimmt bedeutet das etwas, ich brauche es so sehr, dass die Dinge, die wir tun, einen Sinn haben.

Bach, mein Vater, arbeitete ebenfalls auf Rechnung. Und so haben wir drei über die Arbeit eine Verbindung oder über die Musik, weil selbstständig zu sein in der Arbeitswelt obdachlos zu sein bedeutet, das ist, wie von der Musik zu leben.

Wenn ich jetzt sterben würde, wäre ich in Valdis Erinnerung immer jung, weil ich noch nicht zu den Alten gehöre. Wenn ich jetzt sterben würde, müsste er um mich weinen, und das will ich nicht. Niemand soll je um mich weinen. Aber wie sehr würde es mir gefallen, wenn ich in seinen Erinnerungen im Besitz meiner Kräfte wäre, wenn seine Erinnerungen an mich voller Schönheit, voller Licht wären.

Das Leben ist so groß, wie es grausam und hart ist.

Das Leben ist die Unmöglichkeit, das Leben zu kennen. Ich kenne meinen Sohn kaum noch und er kennt mich nicht. Wir streifen jeder für sich durch die Welt. Und so, wie diese gegenseitige Unkenntnis größer wird, verbrauchen sich unsere Leben mehr und mehr.

Nur indem wir die Schönheit unserer gegenwärtigen Unkenntnis und unserer zukünftigen Unkenntnis betrachten, retten wir uns vor der Tragödie, uns zu entfremden.

Das Leben eines Vaters und das Leben eines Sohnes sind voller Unkenntnis voneinander und nur die Liebe kann dies in die schönste Odyssee verwandeln.

Aber niemand weiß, was die Liebe ist, noch, wo ihre Grenzen liegen.

Wir werden niemals wissen, was leben heißt, weil es vielleicht nur atmen und in den Himmel schauen ist. Und das reicht uns nicht, es hat uns nie gereicht.

Dein armer Vater schleppt sich durch diese Welt, um eine Minute deines Lebens bettelnd, Valdi.

Vater sein, bedeutet, um Liebe zu betteln.

4

Eines Tages verstehst du, dass du niemals mit jemandem richtig zusammen gewesen bist, nicht einmal mit dir selbst. Und dieser Tag ist ein großer Tag. Das Leben eines alternden Menschen besteht darin, zu akzeptieren, dass er niemals mit jemandem zusammen gewesen ist noch mit jemandem zusammen sein wird, niemals kann er einem anderen seine Seele offenbaren, geschweige denn, dass der andere erkennt, was ihm offenbart wird, sie behütet, sie pflegt, sie schützt. Um jemanden zu lieben, musst du dir selbst entsagen. Wenige Menschen entsagen sich selbst. Im hohen Alter akzeptieren die Menschen die Einsamkeit, daran denke ich, während ich im AVE Richtung Madrid sitze.

Wir haben die Illusion der Gemeinsamkeit geschaffen. Indem wir die Familie erfanden, indem wir die Liebe erfanden, die Freundschaft, die bedingungslosen Bande, und diese Illusion funktioniert, bis im Alter ein neues Gefühl offenbar wird: das Gefühl, dass du allein sterben wirst, weil wir alle allein sterben werden. Die Meere, die Berge, die Sterne und die Bäume sind allein, so empfinde ich die Einsamkeit: als wunderbaren Ausdruck des Mysteriums hier, am Leben und auf der Welt zu sein.

Ich würde mich gerne tot sehen, um meinen eigenen Tod vom Leben aus zu berühren. Die Idee der Auferstehung, so abwegig, so angefochten, so niedergemacht, so verunglimpft, so verachtet, stellt sich mir als gelbe Kraft dar, die mich lockt. Die Auferstehung, an die der größte Autor der Moderne – Tolstoi, der Russe Leo Tolstoi – glaubte, ist Zuneigung zum Leben.

Wie sollte man auch nicht dem Leben zugeneigt sein, der Kontemplation der Liebe, der Kontemplation des Essens, der Kontemplation des Winters, des Sommers, des Frühlings, des Herbstes.

Wie sollte man nicht dem Wind zugeneigt sein und dem Wesen des Windes.

Wir haben die uralten Geheimnisse vergessen.

Ich kann keinen Schritt in diesem Leben tun, ohne dass mich nicht das Gespenst meiner toten Eltern begleitet.

Nach der Veröffentlichung meines Romans sagte ich mir, dass ich sie nicht mehr anrufen werde, dass ich sie auf immer tot sein lassen werde, aber die Leute bestürmten mich, mit aller Rücksicht und in bester Absicht, mit Fragen über sie. Trotzdem wollte ich sie dorthin, wo sie herkamen, zurückschicken. Aber wo war dieser Ort?

Diese Frau, die neben mir im AVE sitzt, wird ebenfalls Vater und Mutter haben und ihrem Alter entsprechend – sie sieht aus wie etwas über sechzig – sind sie wahrscheinlich tot. Sie isst neben mir, sie isst ein kleines Sandwich so, dass es kaum auffällt. Aus dem Augenwinkel betrachte ich ihre roten Fingernägel auf dem Toastbrot; und die Kopfhörer, die mit ihrem Handy verbunden sind.

Vom AVE aus blickt man auf Vorstadthäuser, mehrstöckige, wenig attraktive Wohnblöcke. Dort leben Menschen und ich stelle mir ihr Leben vor. Es ist möglich, dass auch ich in einer dieser Wohnungen in einem Außenbezirk ende, in einer dieser einfachen Wohnungen mit Blick auf die Zuggleise.

Immer wieder stelle ich mir ein solches Ende vor: von allem und allen verlassen, einer totalen Anonymität ausgeliefert, in einer 40-Quadratmeter-Wohnung, in der es im Sommer vierzig Grad wird, von Staub und Schmutz mürbe, in einem schmutzigen Bett liegend. Und krank und mit dem Tod ringend und trotzdem ruhig. So sehe ich mich in der Zukunft.

Ich glaube, dass ich mit dieser Art von Gedanken versuche, dem Schicksal zu trotzen, ich versuche, vor nichts Angst zu haben. Weil, auch wenn es in diesen Wohnungen, die ich vom AVE aus sehe, nichts gibt, wonach ich streben oder mich sehnen würde, mit Sicherheit Menschen dort leben, Menschen, die atmen und sich verlieben. Man muss sich immer wieder in Erinnerung rufen, dass sich das Leben unter der Sonne abspielt, wenn es Tag ist, und unter dem

Mond, wenn es dunkel ist. Niemand kann dir das nehmen: den Tag und die Nacht.

Ich schaue noch einmal auf die Frau, die mit mir im AVE fährt. Sie ist eingeschlafen, mit einem Brotkrümel am Mund, was sie nicht besonders gut aussehen lässt. Mit außerordentlicher Behutsamkeit mache ich den Krümel mit der Hand weg.

Jetzt ist sie perfekt.

5

Ich erinnere mich, dass wir im Sommer zum Baden an den Cinca fuhren, ein Fluss mit Wasser aus den Bergen, acht Kilometer von Barbastro entfernt. Einmal hatte ich eine Halluzination in diesem Fluss. Das muss 1974 oder 1975 gewesen sein. Ich schwamm, tauchte und berührte die Steine am Grund. Und ich entschied mich, auf eigene Faust Stellen in dem Fluss zu erforschen, an denen ich noch nie gewesen war. Ich trug Wasserschuhe und ging los, entfernte mich immer weiter von dort, wo meine Eltern und deren Freunde, ein anderes Paar mit einem kleinen Kind, waren.

Ich staunte über die Schuhe, weil sie für mein Kinderhirn wie ein Wunder waren, vor allem das erste Mal, als ich welche trug: Mit ihnen konnte man im Wasser gehen, diesen Schuhen machte das Wasser nichts aus. Vielleicht sollte ich endlich einmal sämtliche Wunder, derer ich in meinem Leben ansichtig geworden bin, genauestens auflisten, so trivial oder absurd oder albern sie auch scheinen mögen. Ich verliebte mich auf jeden Fall in diese Schuhe. Als ich sie geschenkt bekam, empfand ich eine außerordentliche Freude und wie gerne würde ich sie noch einmal spüren.

Ich sah, wie das Sonnenlicht auf das Wasser des Cinca knallte, es war wie eine Explosion, so etwas hatte ich noch nie gesehen. An einer seichten Stelle setzte ich meine Füße ins Wasser und betrachtete meine Schuhe und ging los. Bis ich an eine abgelegene, breite Stelle kam, wo der Fluss sich wie zu einem Schwimmbecken staute, eine Art Mauer, so etwas wie ein Wehr, hielt ihn zurück. Langsam ließ ich mich in dieses klare, stehende Wasser gleiten, das mich immer mehr umfing. Und langsam begann ich, dort zu schwimmen. Die Schönheit dieses zurückgehaltenen Wassers löste ein unauslöschliches Glücksgefühl bei mir aus.

Ihm wohnte eine tiefe Ruhe inne.

Heute ist der 19. Juli 2018 und ich werde sechsundfünfzig Jahre alt. Ich feiere meinen Geburtstag nicht. Dieser Tag ist mir unangenehm, weil ich ihn nicht mehr anders verstehen kann denn als Gipfel einer Demütigung, eines Vergessens, eines militärischen Scheiterns. Ich sah meinen Vater seinen Geburtstag verheimlichen und ich sah meine Mutter das Gleiche tun.

Sie schienen zeitlos zu sein.

Und jetzt mache ich das Gleiche. Vielleicht haben sie ihn nicht verheimlicht, sondern sich eher nicht daran erinnert. In meiner Familie wurde weder der Geburtstag meiner Mutter noch der Geburtstag meines Vaters je gefeiert.

Er wurde nicht nur nicht gefeiert, sondern es wurde noch nicht einmal die Existenz eines solchen Tages angenommen. Warum machten sie das? War das Teil ihres Wesens? Oder verzichteten sie auf jegliche Feier, um nur eines zu feiern?

So war es, weil es nur einen Geburtstag gab: meinen. Die Geschichte eines Menschen besteht darin, dass er seinen Geburtstag feiert bis zu dem Moment, wo sich dieser Tag verdunkelt und er zur Hölle fährt.

Mein Geburtstag gefällt mir nicht, weil meine Eltern tot sind. Sie waren diejenigen, die dieses Datum erfanden, und ohne sie ist dieses Datum Staub, Wind, nichts.

Sie waren diejenigen, die den Tag meiner Geburt zum wichtigsten Tag des Universums machten. Und da sie nicht mehr da sind, ist der Tag meiner Geburt zu einem finsteren, öden, traurigen Datum geworden, ein Unglück, ein Scherbenhaufen.

Ich erinnere mich an den Fluss, weil das an meinem Geburtstag war, als mein Geburtstag ein großer und schöner Tag war, weil mein Vater ihn groß machte. Er wusste, wie das ging. Seitdem er diese Welt verlassen hat, ist mein Geburtstag ein elendes und schlappes Spektakel. Saure Feuchtigkeit, unsagbare Enttäuschung, Schmerz und Schweigen, so ist mein Geburtstag heute, weil weder er noch sie hier sind, nur darum.

Trotzdem gehe ich mit Mo, meiner jetzigen Frau, und ein paar Freunden essen und plötzlich, beim Nachtisch, stelle ich überrascht fest, dass Mo eine Kerze gekauft und sie auf ein Kuchenstück gesteckt hat, und die Kerze brennt und sie gratulieren mir zum Geburtstag. Ich bin dankbar, dass sie an mich gedacht haben, und ich erinnere mich an meinen Vater. Ich habe das Gefühl, dass er derjenige gewesen ist, der diese Überraschung vorbereitet hat. Er hat das gemacht, damit ich nicht seinetwegen in Melancholie, Nostalgie versinke. Er hat das extra gemacht. Er hat mir aus dem geisterhaften Raum heraus, in dem er weiterlebt, etwas sagen wollen. Er hat mir Folgendes gesagt: Es gibt Menschen, die dich lieben.

Ich wünschte mir immer, niemand würde mich lieben, weil es unmöglich ist, dass die Liebe meines Vaters zurückkommt, weil es unmöglich ist, derjenige zu sein, der ich war, aber das Leben hat mir mit dem Kuchen, den Mo gekauft hat, eine kleine Feier geschenkt.

Ich liebe es, Valdi an meinem Geburtstag eine sehr spezielle WhatsApp zu schicken. Es ist eine Art Witz, nur zwischen uns beiden. Ich schreibe ihm Folgendes: »Denk daran, deinen Vater anzurufen, um ihm zum Geburtstag zu gratulieren.« Es ist fast ein metaphysischer Witz. Als wäre ich nicht sein Vater. Als wäre ich ein Freund, der ihm einen Rat gibt. Und folglich wäre sein Vater jemand anderes als ich. Ich mache das auch an Feiertagen wie Weihnachten oder so. Ich mag es sehr, diesen Witz zu machen. Ich mache ihn quasi für mich selbst. Ich glaube, dass ich mich, wenn ich ihn mache, von meiner Rolle als Vater erhole. Alle Väter müssen sich von der Vaterschaft erholen, vielleicht, um endlich wieder nur Sohn zu sein. Ich mag es, mir vorzustellen, dass der Vater meines Sohnes nicht ich bin, sondern ein unbekanntes Wesen. Jemand, der ein Leben am Rande der Normalität führt. Jemand Geheimnisvolles, jemand, der ständig auf Reisen ist. Jemand ohne festen Wohnsitz, der aber trotz alledem einen Anruf zum Geburtstag verdient. Jemand, an dessen Gesicht ich mich kaum erinnern könnte. Jemand, der mir nicht wichtig ist, aber es verdient, beglückwünscht zu werden, nicht um seiner selbst willen, sondern weil es eine Pflicht ist, ihn zu beglückwünschen.

Als würde ich Valdi sagen, »du hast die Pflicht, deinen Vater zu beglückwünschen, obwohl du ihn nicht liebst oder obwohl du Angst vor ihm hast oder obwohl du es vergessen hast oder obwohl du siehst, wie er langsam verschwindet, oder obwohl du mehr von ihm erwartet hast oder obwohl er dich enttäuscht hat oder obwohl er letzten Endes unbedeutend war oder obwohl er dir wehgetan hat, oder obwohl er nicht wirklich gut klarkam«.

Ich sehe noch einmal diesen Schwimmer von vor vierzig Jahren, dort, an dieser ruhigen Stelle, und ich sehe, wie er in dieses Wasser hineingleitet, schwimmt. Und das bin ich, weil ich es geschafft habe, an diesen Punkt meiner Vergangenheit zu gelangen, an diesen 19. Juli, an diesen verloren gegangenen Tag, und ich schwimme an diesem Ort und ich nehme wahr, dass dieser Ort gefährlich ist, weil der Cinca seine Geheimnisse hat und manchmal Menschen mit sich fortnimmt.

Aber er möchte nicht, dass ich mit ihm gehe. Ich darf mich in seinem Schlund erfreuen, an seinen dunklen Strömungen, an seinen Steinen auf dem Grund, seinem wilden Atem.

Ich habe Flüsse immer geliebt.

Mo schläft jetzt. Sie ist eingeschlafen, weil es bereits der 20. Juli frühmorgens ist, sie hat die Melancholie des Kalenders besiegt. Sie hat an die Stelle, an der ich ein Denkmal für die Einsamkeit errichten wollte, eine Kerze gesetzt.

Mo ist die Abkürzung für Mozart, das hatte ich noch nicht gesagt, und sie ist meine zweite Frau.

Und sogar Bra, mein älterer Sohn, mein geliebter Johannes Brahms, hat mich angerufen, um mich zu beglückwünschen.

6

Mo und ich haben uns in den USA ineinander verliebt. Ich glaube, dass wir dort glücklich waren, und wir waren es auf sehr einfache Weise. Was wir am meisten liebten, war, von Hotel zu Hotel zu ziehen. Wir beide mögen Hotels. Andererseits hatten wir beide eine Scheidung hinter uns.

Ich war einundfünfzig Jahre alt, als ich ihr begegnete. Und zweiundfünfzig, als wir uns entschieden zusammenzuziehen. Ich machte eine eigene Buchführung. Ich rechnete. Sie ist zehn Jahre jünger als ich, dadurch ergab sich für mich ein ganz anderer zeitlicher Kontext als in meiner ersten Ehe. Wir waren uns in vielen Dingen ähnlich: Zum Beispiel waren wir beide unordentlich. Wir stapelten Kleidung und Bücher und Papiere. Wobei sie das Schreiben, das sie sucht, immer findet. Ich finde es nie.

Wie ist das möglich, frage ich mich.

Als wir uns kennenlernten, beichteten wir uns alles Mögliche; unter anderem alle Beziehungen, die wir gehabt hatten. Damals fanden wir das toll, erotisch, es turnte uns an. Jetzt, ein paar Jahre später, stehen uns diese damals gebeichteten Wahrheiten manchmal im Weg. Sie sind uns unangenehm. Und es ist schon interessant, dass das, was anfangs ein erotisches Spiel war, bei dem es darum ging, Eindruck zu schinden und um den anderen zu werben, einem später dann so zusetzt.

All das ist für mich wie ein Wunder der menschlichen Natur. Es ist Freude.

Wenn ich sie ärgern will, erinnere ich sie an irgendeinen ihrer Geliebten und sie macht dasselbe bei mir mit einer meinen Geliebten. Sodass wir beide am Ende den Schaden haben.

Im Supermarkt ist Mo sehr originell und impulsiv. Sie kauft

immer sehr viel. Sie legt die Sachen in den Wagen. Und ich nehme sie wieder heraus, wenn sie nicht hinschaut. Wenn wir an der Kasse ankommen, bemerkt sie nicht, dass sie nicht da sind.

Manchmal sagt sie, sie glaube, wir hätten mehr Sachen in den Wagen gelegt. Ich sage ihr, dass das, was wir haben, eine sehr gute Wahl ist. Dann lächelt sie. Weil Mo eitel ist. Nur dass Mos Eitelkeit wie die Eitelkeit eines kleinen Mädchens ist.

Mo gibt überall Trinkgeld und sie gibt den Armen Geld. Sie ist davon überzeugt, dass es magisches Denken gibt und eine geheime Ordnung, die dazu führt, dass am Ende die Gerechtigkeit und das Gute siegen.

Sie steht morgens früher auf als ich. Weil ich immer schlecht schlafe. Und wenn sie aufsteht, stellt sie mir immer einen frisch gepressten Orangensaft in den Kühlschrank. Diesen Orangensaft, den sie mir in den Kühlschrank stellt, finde ich außerordentlich geheimnisvoll. Sehr oft betrachte ich ihn, als wäre er eine Offenbarung Gottes. Ich verstehe das nicht.

Was auch immer passiert, ob sie in Eile ist oder ganz plötzlich das Haus verlassen muss, sie lässt mir einen Orangensaft da. Wenn ich den Kühlschrank aufmache und den Saft sehe, überkommt mich manchmal auch ein schrecklicher Gedanke.

Ich denke Folgendes: dass ich nicht in der Lage bin, dasselbe zu tun.

An manchen Tagen messe ich, wie viel frisch gepressten Orangensaft sie mir dagelassen hat. Manchmal ist es ein riesengroßes Glas voll. Dann wieder ein normales Glas. Und ich denke darüber nach, wovon die Saftmenge, die sie mir in den Kühlschrank stellt, wohl abhängt.

Dieser Orangensaft ist ein Liebesbeweis, der mich rührt und mir meine Unfähigkeit, dasselbe zu tun, vor Augen führt.

Unverzüglich fange ich an, darüber nachzudenken, was ich im Gegenzug für sie mache. Zum Beispiel fahre ich sie immer wieder mit dem Auto irgendwohin, weil mir das gefällt. Sobald das Schuldgefühl schwächer wird, trinke ich den Orangensaft.

Während ich zu Ende trinke, denke ich darüber nach, ob sie irgendwohin gefahren werden möchte. Ich denke, wenn ich sie mit dem Auto fahre, dass ich vielleicht das Glück habe, dass sie dasselbe denkt wie ich, wenn ich jeden Morgen den Kühlschrank aufmache und darin ein Glas Orangensaft vorfinde.

Sie stellt den Orangensaft nicht an irgendeine Stelle in den Kühlschrank.

Sie stellt ihn mitten rein.

Was ich nicht glaube, ist, dass sie sich niemals klarmacht, warum manchmal mehr und manchmal weniger Saft da ist.

Sie weiß, dass ich Orangensaft liebe.

Mo macht ihn mit einer elektrischen Orangenpresse. Meine Mutter machte ihn mit einer alten manuellen Orangenpresse.

Ich betrachte die elektrische Orangenpresse.

Die Presse, die meine Mutter benutzte, kann ich nicht betrachten, weil die Zeit sie verschlungen hat. Weil die Liebe sie verschlungen hat.

Es ist so anstrengend für mich, bis ans Ende des Labyrinths zu kommen, immer bist du am Ende des Labyrinths. Immer du, voller Freude.

7

Wir sind nach Santander gefahren und haben uns in einem Hotel eingemietet, das Abba heißt und das vor zehn Jahren Hotel México hieß. Die Gebäude erfinden sich neu. Die Menschen ebenfalls. Auch ich bin, glaube ich, eine Neuerfindung.

Mo schläft weiter, während ich schreibe. Das Fenster des Zimmers ist offen. Es hat gerade geregnet und eine angenehme Frische zieht herein, die den ganzen Raum streichelt. Es ist eine große Sommernacht am Kantabrischen Meer, dieses Meer, das mich an meinen Erdkundeunterricht in der Grundschule erinnert. Man sagte uns, dass das Kantabrische Meer im Norden sei. Spanien war seine Meere. Ich hätte hier geboren sein können, denke ich. Ich bin heute durch die Stadt gelaufen und habe eine Menge Häuser gesehen, in denen ich mir vorgestellt habe, zu leben.

Allein zu leben.

In einer unmenschlichen Einsamkeit.

In einer Einsamkeit, die von der Vorstellung, die sich Menschen von der Einsamkeit machen, weit entfernt ist.

In einer Einsamkeit, die eine Form von Fülle, Gnade, Herrlichkeit, Macht, Herrschaft, Wut und Heiterkeit gleichzeitig ist.

Ich glaube, dass dies die Einsamkeit war, die ich vor vierzig Jahren empfand, als ich an diesem geheimen Ort am Fluss Cinca ins Wasser stieg, an jenem Tag, der unendlich weit weg ist von meinem Geburtstag.

»Wo bist du gewesen?«, fragte mein Vater mich später. »Wir haben solche Angst gehabt, wir haben dich die ganze Zeit gerufen, du hast uns einen solchen Schrecken eingejagt.«

Meine Mutter war geradezu bestürzt.

Eine unendliche Sorge stand ihnen ins Gesicht geschrieben.

»Und außerdem hast du Geburtstag«, sagte meine Mutter.

Auf einem Campingtisch waren einige Kartoffeltortillas. »Alles gut, er ist ja da«, sagte Ramiro, der Freund meiner Eltern. »Alles fertig«, sagte Pili, die Frau von Ramiro. Die beiden hatten den Campingtisch mitgebracht. Daran dachte ich in diesem Moment: dass der Campingtisch ihnen gehörte.

Ich erkannte, dass mein Vater niemals einen Campingtisch kaufen würde und ich auch nicht, weil wir nicht so waren, nicht, dass wir was Besseres waren, eher das Gegenteil, man könnte uns eher über diese Eigenschaft beschreiben: Leute, die nicht in der Lage waren, einen Campingtisch aufzubauen.

Ich lächelte, ich war mit dem Fluss zusammen gewesen. Ich bin nicht sehr weit im Leben gekommen, ich bin nicht reich noch ein besonderer Glückspilz und ich habe eine Tendenz, in einer Art und Weise zu leiden, die meinem Vater immer fremd war.

Ich habe viel darüber nachgedacht, welche Bereiche meiner Persönlichkeit mein Vater kannte und welche nicht. Was alles wusste mein Vater nicht von mir? Ist das nicht wider eine notwendige Ordnung, darüber nachzudenken, dass mein Vater starb, ohne genau zu wissen, wer ich, sein Sohn, war? Diese Ordnung bestimmt den Sinn des Lebens und die physikalischen Gesetze und die mathematische Logik.

Als ich an diesem geheimen Ort im Cinca schwamm, sah mein Vater mich die ganze Zeit nicht. Das war es, was ihn erschreckte. An diesem fernen Tag, meinem Geburtstag, war ich dreißig Minuten lang verloren, außerhalb seines Wahrnehmungsbereichs.

Ich betrachtete die Kartoffeltortilla.

Ramiro hatte Feuer gemacht und begann, Rippchen zu grillen. Damals wusste ich auch, dass mein Vater niemals Feuer machen noch Rippchen grillen noch sich einen Grill kaufen würde. Welch starken Bande es doch zwischen meinem Vater und mir gab und wie sie sich entwickelten. Welch riesige Bedeutung diese Bande hatten und haben. Wie außerordentlich berechnend und schrecklich, nicht aus dieser Welt zu scheiden und meine Gedanken und meinen Willen ständig zu verseuchen.

Mein Vater ist wie ein Alien.

Und ich lasse ihn dort sein, ich lasse es zu, dass er mich von innen aufisst.

Die Liebe ist Essen.

8

Seinerzeit (vor bereits vier Jahren) akzeptierte ich den Vorschlag von Mo, längere Zeiträume in den USA, in Iowa City, im Mittleren Westen, zu verbringen. Wir alle haben eine Seele, die zu einem berühmten Komponisten passt, und ich lag genau richtig, als ich sie Mozart nannte, weil er Freude war, aber auch Abgrund. Die Musik Mozarts war Unschuld und gleichzeitig eine Meute verliebter Schwerter. Sie war Freiheit und gleichzeitig Ahnungslosigkeit. Sie war Lobpreis und gleichzeitig Wahnsinn.

Ich hatte bereits mit Mo in den USA gelebt, war aber oft nach Madrid gereist, weil mir bewusst wurde, dass ich nicht ohne Spanien leben konnte. Ich dachte, es ginge, dass ich Spanien vergessen könnte, aber dem war nicht so. Es war fast wie ein Wunder: Mein Vater und meine Mutter wurden für mich zum Sinnbild für Spanien, sozusagen die beste Version Spaniens.

Und da meine Eltern tot waren, konnte ich außerhalb meines Landes leben. Und so begleitete ich sie. Anfangs war ich in die USA verliebt, ich fand alles aufregend, toll, und das lenkte mich von mir selbst ab. Das Land war pure Lebensfreude, und das begeisterte mich.

Nach der ersten Verliebtheit fühlte ich mich seltsam, wie ein Pilger ohne Glauben, ein Umherirrender. Trotz allem half mir diese Entfremdung, mich auf eine andere Weise an meine Vergangenheit zu erinnern, mit einem Gefühl von Fremdheit, das mich an den Rand einer neuen Angst brachte, in der sich mir beinahe übernatürliche Dinge offenbarten. Es war eine Angst voller Wissen. Es war Schmerz, aber ein Schmerz, der auf Bereiche des Lebens verwies, wo es gut war, zu sein.

Die letzten Jahre meines Lebens sind ausgesprochen seltsam, weil sich mir mit einer ungeheuren Kraft die Vergangenheit offenbart hat. Die Vergangenheit hat sich in eine Art unzugänglicher Gott verwandelt. Ich kann keinen Zugang zu meiner Vergangenheit finden. Das heißt, die Vergangenheit taucht vor meinen Augen wie ein Geisterschiff auf, das die Anker lichtet, das sich verabschiedet, das aber niemals ganz fort ist. Das ist etwa so, als würde ich Millionen von Vergangenheitsformen anderer Menschen betrachten, die sich in Luft auflösten.

Wenn ich lebe, eröffnet mir das eine Hoffnung auf ein Fortbestehen meiner Vergangenheit. Meine Vergangenheit macht mit und hält mich am Leben, weil ich ihr Wirt bin, wie in diesen Hollywoodfilmen, in denen es um teuflische Besessenheit geht.

Auch scheint da noch, starr und gelb, ausgestreckt und schlafend, eine Art göttliche Hand, die Hand eines gigantischen Wesens, zu sein: Das heißt, wenn ich an die Auslöschung meiner Vergangenheit denke, meines eigenen Lebens und der Leben der Männer und Frauen, die ich gekannt habe, fühle ich, weit davon entfernt, Dunkelheit und Angst zu verspüren, oder weit davon entfernt, nur Dunkelheit und Angst zu verspüren, auch das: die Gegenwart von Gelb, die Gegenwart eines Ozeans gelben Wassers, mit gelben Haien, Walen und Delfinen, die dort auf mich warten.

Das menschliche Gehirn hat Abgründe und du musst diese Abgründe mit deinem eigenen Blut versorgen. Als wärst du ein Landwirt, der den bizarrsten Boden der Welt bestellen muss, ein Bauer, der für die Ernte menschlichen Getreides verantwortlich ist.

Ich höre, wie es mich mahnt. »Schau dir diese Abgründe an, es sind die Abgründe der Gattung Mensch, die Nacht, in der sich Materie und Leben verlieben.«

Du kannst dir anschauen, wie einsam sich die Materie fühlte, und aus ihrer Verzweiflung entstand das Leben.

Setz dich in diese Abgründe und betrachte das, was sich lohnt, betrachtet zu werden, das ist das Leben. Der Dritte Weltkrieg wird nicht so sein, wie die Leute denken. Die gesamte Menschheit wird gegen den Müll kämpfen, der sich verselbstständigen und sich gegen uns richten wird. Wir produzieren Müll.

Geht an die Strände und die Meere und die Flüsse und seht, wie er immer mehr wird.

9

In den Sommern meiner Kindheit, in Barbastro, litt meine Mutter unter den Mücken in der Wohnung. Sie jagte sie so lange, bis keine mehr übrig war. Wenn ihr eine besonders zusetzte, nannte sie sie »das ekelhafte Viech«.

Mo und ich sind gerade in San José, ein Ort an der Küste von Almería, wir verbringen ein paar Urlaubstage am Meer. Es ist heiß. In der Küche unserer Wohnung befindet sich »ein ekelhaftes Viech«. Ich habe versucht, es zu vertreiben, und ich habe es so genannt, wie meine Mutter es nannte.

»Raus hier, du ekelhaftes Viech«, habe ich gesagt.

Es war nicht meine Stimme, es war ihre, ich habe sie wieder gehört: »Raus hier, du ekelhaftes Viech«, drang ihre Stimme aus meinem Körper.

Sie war es, da bin ich mir sicher.

Mein Herz hat einen Satz gemacht, weil meine Mutter zurückgekehrt ist, und es ist auch sie gewesen, nicht ich, die diese ekelhafte Mücke verfolgt hat.

Sie ertrug die Mücken im Sommer nicht und ich auch nicht.

Diese Liebe, die wir füreinander empfanden, wird niemals vergehen.

Ich habe den Abend damit verbracht, Mücken zu jagen.

Wir haben den Abend damit verbracht, Mücken zu jagen, sie und ich. Wir lachten. Wir nannten alle »ekelhafte Viecher«.

Meine Mutter dachte, dass die Mücken der Teufel seien, und ich auch. Ich denke genau wie sie.

Die Mücken sind der Teufel.

10

Ich bin niemals vollkommen glücklich gewesen, bei mir haben sich Schrecken und Begeisterung immer die Waage gehalten. Wenn Menschen manchmal behaupten, dass sie vollkommen glücklich sind, sind sie in der Regel nicht ehrlich. Dieses Aufgesetzte interessiert mich nicht mehr. Ich sehne mich nach Wahrheit und nach Schönheit. Schönheit und Wahrheit wie eine Ehe.

Es war keine schlimme Krankheit, niemand weiß ganz genau, was es war. Sie trat auf, als ich achtzehn war und im ersten Jahr studierte. Zum Studieren musste ich Barbastro verlassen und nach Saragossa ziehen. Ich lebte in einem Studentenwohnheim, daran habe ich wunderbare Erinnerungen. Dort hatte ich meine erste Krise.

Es passierte eines Nachts, als ich nicht schlafen konnte.

Es war nicht nur, dass ich nicht schlafen konnte, wenn es nur das gewesen wäre. Ich war in einer unbekannten Angst gefangen, die mich innerlich auffraß.

Das psychische Leid kennt keinen Inhalt.

Es lässt sich nicht erzählen. Das physische Leid lässt sich benennen, aber das psychische nicht. Es ist der Biss eines unbekannten Wolfes in das Wohl deines Denkens, deiner Seele, deines Bewusstseins, deines Gleichgewichts.

Jemand beißt dir mitten in die Seele und du verstehst den Biss; das heißt, rational begreifst du diesen Biss, weil sich durch diesen blutgierigen Biss deine Wahrnehmung der Welt vergrößert; du siehst mehr Dinge; du siehst die Toten; du siehst die Tür zu einem Jenseits des Lebens; du siehst das Unsichtbare.

Jeder Mensch ist in der Lage, das Unsichtbare zu sehen. Man muss dafür nicht intelligent sein, sondern es braucht Herz und Mitgefühl. Und Barmherzigkeit. Vor allem Barmherzigkeit.

Es war im Sommer 1981. Ich konnte nicht schlafen und quälte mich und litt und ich hatte Angst, ich konnte nicht sprechen. Meine Mutter ging mit mir zum Hausarzt. Dieser Mann sah dem Regierungspräsidenten Adolfo Suárez ähnlich, auch wenn der damals bereits Ex-Präsident war. Die Leute vergessen immer mehr, wer Adolfo Suárez war; die jungen Menschen lesen bestenfalls in den Geschichtsbüchern über ihn; er war auch kein Politiker von internationalem Rang; aber er war derjenige, der im Großen und Ganzen die Demokratie in Spanien möglich machte, und er bestimmte die spanische Politik Ende der Siebziger- und Anfang der Achtzigerjahre.

In jenen Jahren glaubte ganz Spanien an Adolfo Suárez, man identifizierte sich mit ihm. Ganz Spanien war Adolfo Suárez. Mein Vater war Adolfo Suárez. Der Arzt, zu dem ich ging, war Adolfo Suárez. Die Menschen auf der Straße waren Adolfo Suárez. Das Leben hieß Adolfo Suárez.

Wenn ich an diese Zeit denke, hatte sie für mich etwas Argloses. Die Arglosigkeit hieß Adolfo Suárez. Später, mit den Jahren, hassten ihn schließlich alle, weil es in Spanien unvermeidlich ist, dass man dich hasst, weil wir aus dem Hass kommen. Und man hasste ihn auf eine ekelerregende Weise. Auch wenn man Adolfo Suárez aus allen möglichen Gründen politisch ablehnen konnte, stellte der Hass, der ihm entgegenschlug, den Hassenden in ein schlechtes Licht und nicht den Verhassten.

Der Arzt, der Adolfo Suárez ähnelte, war überaus höflich und förmlich, und das gefiel meiner Mutter; sie fand, dass uns das aufwertete, und es kann sein, dass sie recht hatte. Er gab mir ein paar seltsame Pillen, die er aus einem dunklen Glas nahm. Es ist, als hätte ich sie gerade jetzt in der Hand.

Wenn ich versuche, zu erzählen, wo ich herkomme, gibt es immer Tiefen, Abgründe, in denen alles verschwindet. Ich habe dann keine Worte mehr. Diese Pillen waren Antidepressiva. Ich nahm ein paar, machte aber nicht damit weiter, weil ich mich sofort besser fühlte. Offensichtlich nicht wegen der Pillen, sondern weil die Angst weg war, das glaubte ich zumindest.

Nein, sie war nicht weg, sie hatte sich in etwas anderes verwandelt. Es war keine mentale Störung, es war keine Depression.

Es war eine Passion, es war eine Form von Passion.

Ich erinnere mich, dass ich ein wenig später in diesem Sommer – ich war gerade neunzehn Jahre alt geworden und stand am Abgrund – meinen Onkel Alberto Vidal auf der Straße sah, den Bruder meiner Mutter, den ich gerne Monteverdi nenne. Ich sah seine Essenz, ich sah, wozu er letztendlich bestimmt war, und das war so aufgrund meines instabilen Nervenkostüms. Damals wusste ich das nicht, für mich war alles nur Schmerz, aber der Schmerz war auch Wissen.

Was ich im Leben gesehen habe, hat mich schwer angegriffen, aber es hat sich gelohnt, es zu sehen, weil ich so intensiver gelebt habe und anständiger.

An jenem selben Sommerabend machte meine Mutter bei offenem Fenster für das Abendessen Würstchen und Pommes frites. Meine Mutter machte sehr besondere Pommes frites, sie konnte das sehr gut, ich liebte ihre Fritten. Trotzdem schaffte ich es nicht, auch nur eine einzige zu essen. Ich kriegte nichts herunter. Ich war vollkommen fertig.

Ein Engel war zu mir gekommen und er würde nicht mehr fortgehen.

Es war der Engel meines Seins, meiner verzweifelten Art und Weise, das Leben zu sehen, die Menschen zu sehen, mich selbst zu sehen.

Die Zeit verging sehr langsam. Für jemanden in einer depressiven Phase bleibt die Zeit stehen. Mir gefällt der Begriff »depressive Phase« nicht. Auf mich traf das nicht zu. Es hat viel Zeit vergehen müssen, bis ich verstand, dass es für niemanden eine eindeutige Diagnose gibt. Diagnosen sind eine grausame Erfindung der Menschen. Ich hatte ein Übermaß an Bewusstsein, das war alles. Ich sah zu viele Dinge. Und an jenem Abend, angesichts der Würstchen, stellte ich fest, dass ich mich nicht auf den Beinen halten konnte. Aber das fiel nicht weiter auf. Mein Vater bemerkte nicht einmal, dass etwas mit mir war. Er hatte genug mit sich zu tun.

Seins und meins, was dasselbe war, was schließlich zu unserem wurde.

Der Engel sagt mir, schau, wie sich die Leere über alle Dinge legt, schau deinen Onkel Monteverdi, schau die Würstchen, schau die Hitze des Sommers und schau dich selbst an, schau die Bäume, den Himmel, schau deine neunzehn Jahre, schau mich an und hab Angst vor mir.

Ich hatte Angst vor ihm, ja, fast vierzig Jahre lang hatte ich Angst vor ihm, und niemals erzählte ich von ihm, fast niemandem.

Ich erzählte nicht vom Engel der Melancholie, der in Wirklichkeit der Engel der Hellsichtigkeit war. Mein Vater und meine Mutter waren ebenfalls hellsichtig.

Ich gebe diesem Engel einen Namen: Er heißt Arnold Schönberg, nach dem Begründer des zeitgenössischen Lärms, dem Begründer der Zwölftonmusik.

Mein Leben ist Geschichte der Musik.

11

Bei den verschiedenen Bücherschauen, an denen ich teilgenommen habe, bin ich auf Menschen getroffen, die meine Eltern und meine Familie kannten. Für mich ist das ein übernatürliches Phänomen, es erstaunt mich, bewegt mich, weil es mir das Gefühl gibt, als würde alles willentlich passieren.

Es sind natürlich nicht viele Menschen.

Es ist, als wären sie versteckt gewesen.

In Málaga kam ein Rechtsanwalt im Ruhestand zu mir, der mir sagte, er sei mit dem Bruder meines Vaters, den ich in meinem Roman Rachmaninow oder kurz Rachma genannt habe, bei den Piaristen zur Schule gegangen.

Der Anwalt sagt mir seinen Namen, den ich sofort wieder vergesse. Er erzählt mir von seinem jetzigen Leben, was ich in Lichtgeschwindigkeit vergesse. Ich höre nichts von dem, was er mir über die Gegenwart sagt.

Ich schaue ihm einfach nur in die Augen und versuche, in ihnen die Vergangenheit zu sehen, jene, die er mit Rachma teilte.

Mich interessiert nur meine Familie.

»Er war ein sehr aufgeweckter, sehr fantasiebegabter, sehr sympathischer Kerl, wir waren sehr befreundet«, sagt der Anwalt zu mir.

Mich beschleichen Zweifel, ich denke, dass das, was er mir gerade sagt, eine falsche Erinnerung sein könnte.

Ich frage nach, will Details wissen. Ich prüfe sein Wissen über meinen Onkel Rachma.

Er lügt nicht, es stimmt.

Er hat bestanden.

Wir sehen uns an.

»Ich habe deinen Roman sehr genau gelesen, ich habe ihn zehnmal gelesen, mindestens zehnmal, weil er auch von mir erzählt«, sagt er.

»Dein Onkel war ein guter Kerl«, sagt er.

Wir sehen uns weiter an.

Es sind mehr als fünfzig Jahre vergangen, seit er Rachma das letzte Mal sah.

»Wir haben am Fluss geangelt, dein Onkel hat auch im Fluss gebadet, aber wir konnten nicht schwimmen, er musste sich Stellen suchen, die nicht so tief waren, keiner von uns konnte schwimmen«, sagt er.

»Wann war das?«, frage ich, weil ich ihn prüfe.

»Um 1941 oder so, Anfang der Vierzigerjahre, nach dem Krieg«, antwortet er und besteht.

»Wusstest du, dass Rachma tot ist?«, frage ich ihn.

»Ja, das weiß ich.«

»Ich lebe seit vielen Jahren in Málaga, ich erinnere mich nicht mehr, wie lange genau, ich bin im Ruhestand«, wiederholt er, »ich habe zwei Enkelkinder, aber ich sehe sie nur wenig. Das schmerzt mich sehr. Vor vier Jahren starb meine Frau. Ich lebe allein«, sagt er.

Als er mir sagt, dass er allein lebe, färbt sich sein Leben in ein attraktives und gleichzeitig gefährliches Gelb.

»Wusstest du, dass Rachma am Ende allein war?«, frage ich ihn. Weil ich in Rachma eine Art Anführer sehe, eine Art Vorbild, Legende, die ich mir manchmal erfinde, weil ich Rachma zu meinem Helden gemacht habe. Ich sah ihn derart wenig im Leben und die paar Mal, die ich ihn sah, bewunderte ich ihn so sehr. Und jetzt wird mir klar, dass ich ihn liebe, dass ich sein Andenken hochhalte, dass ich ihn immer liebte, auch wenn ich ihn nie sah. Er schien mir so anders als Bach zu sein. Sie waren Brüder und doch verschieden, und ich glaube, dass Valdi nach Rachma kommt. Ich glaube, dass Vivaldi Rachmaninow ist, ein Wunderkind im Rückblick auf die Geschichte der Musik und im biologischen Sinne im Hinblick auf die Geschichte meiner Familie.

»Ja, das weiß ich. Er hatte sich scheiden lassen, jemand hat es mir erzählt«, antwortet er.

»Wer hat dir das erzählt?«

Und er sagt den Namen eines Dritten, ein weiterer Unbekannter, jemand, der mit beiden befreundet und die Verbindung war oder der Bote.

»Was ist aus ihm geworden?«, fragt er.

»Er ist auch gestorben.«

»Dann bist nur noch du übrig.«

Er lächelt.

Eine Schlange von Menschen wartet darauf, dass ich ihnen meinen Roman signiere. Der achtzigjährige Rechtsanwalt, der in Málaga lebt, bemerkt die Schlange. Aber ich halte ihn zurück. Ich möchte, dass er mir etwas erzählt, mehr erzählt. Und er liest das in meinen Gedanken.

Ich möchte bei ihm einziehen, ich möchte immer weiter mit ihm plaudern, möchte, dass er mir alles erzählt.

»Es gibt nichts weiter zu erzählen. Und das Buch hast du auch schon signiert«, sagt er.

Und er geht. Er geht in seine Wohnung, in der Stadt Málaga.

Was wird er in der Wohnung machen?

Nicht viel, denke ich.

Ich sehe ihn unter einem Deckenventilator, wie er Kaffee trinkt und ein Toastbrot, einen Joghurt, eine Birne isst und auf sein Ende wartet.

Aber ich danke dir unendlich, dass du gekommen bist. Du hast mich glücklich gemacht, weil dein Glaube und deine Erinnerung und deine Einsamkeit schön sind.

Hoffentlich kommen deine Enkel dich öfter besuchen, hoffentlich, und ich sage das ihretwegen, nicht deinetwegen, weil du schon alles weißt.

12

Ich bereite mich gut auf den Tod vor, denke ich. Es ist mir unverständlich, mir ein Leben ohne mich vorzustellen, und gleichzeitig finde ich es faszinierend, an ein Leben ohne mich zu denken, es betört mich, verschönt mich und erhebt mich, begeistert mich und adelt mich. Es führt dazu, dass mir bewusst wird, dass ich nicht weiß, wer ich bin, noch, warum ich auf die Welt gekommen bin, noch, wozu. Ich bezweifle sogar, dass ich auf die Welt gekommen bin.

Vielleicht habe ich deshalb bei einer Bank eine Kreditkarte beantragt, die achtzig Euro im Jahr kostet, aber mir im Gegenzug sechshundert Punkte schenkt, die ich in Zugtickets eintauschen kann. Diese Idee des Tauschs macht mir gute Laune, weil ich mit diesen Punkten die Zugtickets für meine Söhne bezahlen kann, damit sie mich in Madrid besuchen kommen. Ich mag es, Zugtickets für sie zu kaufen.

Ich kaufe ihnen Tickets für den AVE, damit sie mich in Madrid besuchen kommen. Ich hole sie im Atocha-Bahnhof ab. Es ist eine Liturgie, es ist meine besondere Art und Weise, zur Messe zu gehen, eine Kirche zu besuchen. Der Bahnhof Atocha Renfe ist eine Kathedrale für mich, er ist wie Sankt Peter in Rom. Ich lehne mich an das Geländer im Ankunftsbereich, das eine Grenze zwischen denen bildet, die ankommen, und denen, die warten. Es ist ein Spektakel, die Leute ankommen zu sehen, zu sehen, wie sie sich umarmen und sich küssen. Während ich auf meine Söhne warte, schaue ich mir die anderen an.

Ich konzentriere mich darauf, zu beobachten, wie intensiv die Leute sich begrüßen. Davon, wie sie sich umarmen, küssen, anlächeln, schließe ich auf die Beziehungen.

Der Ankunftsbereich im Atocha-Bahnhof rührt mich. Man sieht

hier die ganze Welt. Ich warte auf Bra, der sich etwa drei Minuten verspäten wird, und in diesen drei Minuten liegen drei Millionen Gefühle. Er verzögert sich, aber ich bin mir sicher, dass er kommt, weil ich gerade eine WhatsApp erhalten habe, in der er mir mitteilt, dass er aus dem Zug gestiegen ist. Und trotzdem kommt er noch nicht.

Dieses Warten ist die reine Vorfreude, ein besonderer Moment.

Ich verbringe mein Leben damit, im Internet meinen Kontostand zu überprüfen, aus Angst vor dem Tag, an dem ich vielleicht diese AVE-Zugtickets nicht mehr zahlen kann. Ich schaue mir die immer komplizierter werdenden Webseiten der beiden Banken, bei denen ich mein Geld habe, an. Die Kennwörter kann ich mir sehr gut merken, weil diese beiden Geheimwörter die Namen meiner Söhne sind: »Antonio Vivaldi« das eine und »Johannes Brahms« das andere. Wahrscheinlich haben sie keinen einzigen weiteren Kunden mit derart gewichtigen Kennwörtern. Auf diesen beiden Webseiten findet sich meine gesamte Identität. Wenn diese beiden Webseiten mich rausschmeißen, schmeißt mich die Welt auch raus.

Ich finde es entsetzlich, an der Schwelle zu meinen letzten Lebensjahren ohne Geld dazustehen.

Ich werde eine Wohnung brauchen, Pflege, um diese Welt auf würdige Weise zu verlassen.

Aus Respekt vor den anderen, nicht vor mir selbst. Damit sich niemals jemand meinetwegen schämen muss.

Der schlechte Tod ist ein Konstrukt unserer Kultur. »Er ist wie ein Hund verreckt«, sagt man. Als könnten die Hunde zwischen verschiedenen Todesarten unterscheiden. Freiheit ist in dieser Welt unmöglich, weil die anderen immer eine Meinung über dein Leben haben. Es wäre mir egal, im Dreck zu verrecken, umgeben von Abfällen und Elend, im Winter vor Kälte zu sterben oder im Sommer in der Sonne zu verbrennen, weil der Tod mich erleichtern würde.

Aber ich spare, um in Würde zu sterben, wie man so sagt, und damit sich niemand schämen muss, weil ich schlecht sterbe.

Der Tod ist nicht schlecht, wir haben ihn schlecht gemacht.

13

Ich habe in meinem Portemonnaie ein Foto von Bra, als er vier Jahre alt war. Dieses Portemonnaie ist alt und kaputt, Heftklammern halten es zusammen, damit nichts herausfällt. Die Vorstellung von Heftklammern an einem Portemonnaie rührt mich, das zeugt von dem Wunsch, etwas reparieren zu wollen. Dinge zu reparieren, macht mich froh, auch wenn ich das äußerst stümperhaft mache, weil ich nicht weiß, wie man etwas repariert, aber es begeistert mich, zu denken, ich könnte es doch. Es gefällt mir, kleine Reparaturen am Auto zu machen. Das Auto ist bald zwölf Jahre alt.

Vor einer Woche habe ich das Gummi der Scheibenwischer erneuern lassen und beim Verlassen der Werkstatt war ich sehr zufrieden; das geht mir auch jedes Mal so, wenn ich die Reifen wechsle oder einen Ölwechsel mache. Oder wenn ich die Zündkerzen austausche. Wenn ich die Zündkerzen austausche, habe ich das Gefühl, dass das Auto wieder jung wird und ich auch. Und wenn ich irgendein Haushaltsgerät repariere, geht es mir genauso.

Reparaturen begeistern mich.

Vielleicht lässt sich so auch ein Leben reparieren, denke ich mir.

Ich weiß, dass es meinem Vater genauso ging, wenn er nach der Inspektion mit dem Auto aus der Werkstatt kam. Der Ölwechsel, der Zündkerzenwechsel, der Reifenwechsel machten meinen Vater außerordentlich zufrieden. Ich sah das. Und wie alles, was ich sah, was mein Vater tat, für mich ein Befehl oder eine Verpflichtung ist, bin ich zufrieden, wenn ich aus der Werkstatt komme und das Öl des Motors meines Autos ist gewechselt.

Ich weiß nicht, wann das Foto von Bra aufgenommen wurde. Was ich sicher weiß, ist, dass er sich vollkommen verändert hat. Das tun wir alle und trotzdem behalten wir unsere Namen. Es gibt keine

Beziehung zwischen dem, der ich jetzt bin, und dem, der ich vor zwanzig Jahren war. Weder denke ich dasselbe, noch bin ich derselbe Mann. Der spanische Dichter des siebzehnten Jahrhunderts Francisco de Quevedo sprach von »ständigem aufeinanderfolgendem Sterben«. Er wollte sagen, dass wir mehrere Tote in uns tragen. Quevedo, ein verbitterter Mann, dachte, dass auch das Wesen, das seine Gegenwart bewohnte, tot sei. Ich denke nicht wie er, zumindest gerade nicht. Ich glaube, dass ich lebendig bin, und es macht mich sehr froh, zu leben, und ich glaube, dass die, die ich war, weiter in mir lebendig sind, auch wenn sie nicht mehr da sind.

14

Es ist Sommer, der 31. Juli, und ich sehe mir die üblichen Fotos der spanischen Monarchie an, die diese Zeit immer im Palacio de Marivent in Palma de Mallorca verbringt. Ich sehe die Fotos der Töchter von Felipe VI. und Königin Letizia. Ich denke oft an dieses Ehepaar, das eine mir unbegreifliche Perfektion ausstrahlt.

Dieses Ehepaar scheint aus Marmor zu sein.

Ich bin neidisch auf diesen Glanz, auf die Haltbarkeit dieser Ehe, in der sich die spanische Gesellschaft spiegelt, weil sich die Welt ohne Vorbilder auflösen würde. Alle Länder bringen Vorbilder hervor, mittels derer sie repräsentiert werden. Diese Vorbilder sind aber eine Illusion, und das führt dazu, dass ich sie fast mit Zärtlichkeit betrachte.

Die Ehe von Juan Carlos I. und Königin Sofía war nicht perfekt, sie tat nicht so weh. Mit dieser Ehe fühlte ich mich wohler.

Bisher habe ich als Spanier – ich denke, dass ich wohl einer bin – drei Staatschefs erleben dürfen. An den ersten Staatschef, den es in meinem Leben gab, habe ich nur wenig Erinnerung: Es war der Putschistengeneral Francisco Franco. Der zweite Staatschef war Juan Carlos I. und sein Mandat oder seine Regierung oder seine Führung machte einen Großteil meines Lebens aus. Ich befürchte, dass ich mit Felipe VI. auf dem Thron sterben werde, weil ich nicht glaube, dass ich so lange leben werde, dass ich seinen Nachfolger erlebe, obwohl man das niemals weiß, und außerdem sind die Spanier unberechenbar. Meine Existenz wird sich wohl in diesen Koordinaten politischer Geschichte bewegen.

Wir Spanier sehen alle dasselbe: eine Spur von Königen durch die Geschichte. Manchmal taucht irgendein General oder irgendein Staatspräsident auf, aber sehr selten. Am beständigsten sind die Könige, zumindest in Spanien.

Mein Vater hat die Thronbesteigung von Felipe VI. nicht mehr erlebt, er hat dessen Staatsführung nicht mehr erlebt.

Es beunruhigt mich, daran zu denken, dass mein Vater die Herrschaft von Felipe VI. nicht kennt, weil das bedeutet, dass sich sein Leben in einem anderen politischen Raum abspielte.

Mein Vater sagte nur wenig über die Monarchie. Und auch meine Mutter sagte nicht viel. Gerade wird mir bewusst: Auch sie hat Felipe VI. nicht auf dem Thron erlebt, da sie im Mai 2014 starb.

Unsere Könige sind gute Menschen, weil sie schwer an ihrer Verantwortung für uns tragen und unserer Existenz historische Wahrhaftigkeit verleihen. Millionen toter Spanier würden, sollten sie sich aus ihren Gräbern erheben, sagen, »ich lebte unter der Herrschaft von Carlos I.« oder »ich lebte unter der Herrschaft von Fernando VII.«, oder wenn mein Vater sich erheben würde, könnte er sagen, »ich lebte eine Hälfte meines Lebens unter der Diktatur von Francisco Franco und die andere Hälfte unter der Herrschaft von Juan Carlos I.«, und es wären gute Bezugspunkte, um ihr Leben zu verorten und zu verstehen.

Es wären sogar gute Koordinaten, um zu wissen, wer sie waren.

Unser geliebter Vater lebte unter der Herrschaft von Juan Carlos I. und seines Sohnes Felipe VI., werden Bra und Valdi sagen. Und es wäre wahr. Ich habe ihnen für diese Identitätsmerkmale zu danken. Weil man dankbar sein muss, weil ich mich ohne diese Identitätsmerkmale in der Nacht der Zeit, der schwarzen Zeit, verlieren würde.

Ich würde mich in dem leeren Raum der Menschen, die jenseits unserer Zeitrechnung existieren, verlieren.

Vielleicht war das unbewusst der Grund dafür, warum die großen spanischen Maler dachten, dass sie ihre Könige malen müssten. Natürlich wurden sie von ihnen für die Bilder bezahlt und sie hatten dadurch zu essen. Aber abgesehen davon wussten Diego Velázquez und Francisco de Goya, dass sie, indem sie diese Könige malten, an die Existenz ihres Volkes erinnern würden; dass sich die Armen, die

Abwesenden hinter diesen königlichen Gemälden versteckten, diejenigen, die hinter den Porträts und der Festlichkeit, dem Prunk, der Pracht und dem Luxus angedeutet waren.

Hinter der Etikette und dem Luxus schreiten wir, die Regierten, jene, an denen die Macht ausgeübt wird.

Sie, die Könige, entreißen uns der biologischen Zeit und schenken uns das Licht der Geschichte.

Ich sehe sie auf Mallorca, wie all die Jahre. Felipe VI. und Letizia und ihre blonden, großen, lächelnden Töchter.

Sie werden mich niemals in den Palacio de Marivent einladen. Ich fände es schön, wenn sie es täten, aber ich habe es nicht verdient. Niemals werde ich es verdient haben, in den Sommerpalast eingeladen zu werden.

Würden sie mich einladen, wäre das eine Katastrophe, weil ich nicht sehr umgänglich bin. Ich würde nervös sein. Auch wüsste ich nicht, was ich anziehen soll. Es ist viel besser so, dass sie mich nicht einladen. Es ist wirklich ein Glück, dass sie mich nicht einladen.

Ich denke an meine Söhne.

Ich denke an die Kinder von Tausenden von Eltern, die nicht wissen, was sie ihren Kindern sagen sollen. Freudlose Väter und Mütter, ohne Stolz, ohne Geld, ohne Würde, ohne alles. Väter und Mütter, die weder von Velásquez noch Goya gemalt worden sind noch deren Erbe antreten. Diese Eltern tun gut daran, Felipe VI. zum Vorbild zu nehmen, damit er ihnen zeigt, wie es ist, Eltern zu sein.

Ich glaube nicht, dass meine Kinder mich jemals so lieben werden wie die Töchter von Felipe VI. ihren Vater, daran denke ich, wenn ich die Fotos der königlichen Familie in der Zeitung sehe; es sind schreckliche Gedanken, finde ich, aber ich habe sie gehabt.

Noch einmal schaue ich mir dieses Foto mit den Königen von Spanien und ihren Töchtern an. Und ich verstehe anhand dieses Fotos, dass Felipe VI. ein vorbildlicher Vater ist. Weil bereits die Tatsache, Vater zu sein, ein Erfolg ist. Und ich denke an die Millionen von Eltern, die wir als Eltern scheitern. Und deshalb ist es gut, sich dieses Foto anzuschauen: Die Töchter mit den blauen Augen sehen Felipe VI. an.

Was haben wir falsch gemacht?, denken wir Tausende von Eltern, die das Foto sehen. Bis in die Vaterschaft oder die Mutterschaft demütigt uns die Geschichte.

Du endest in Armut und als schlechter Vater.

Wenn du reich bist, bist du automatisch auch ein guter Vater, vielleicht steht das sogar in der Bibel.

Es kann sein, dass arm sein und ein schlechter Vater sein dasselbe ist.

Zu wissen, dass du alles schlecht gemacht hast, außer zu leben, außer dich lebendig zu fühlen, außer dir sehnlichst zu wünschen, niemals zu sterben, ist ebenfalls ein Grund zu seltener Freude.

Darin, wie in allem, bin ich wie meine Mutter.

Meine Mutter, in die sich mein Vater 1959 verliebte, meine Mutter bin jetzt ich. Das waren deine Worte, Papá, du hast immer so passend gesagt: »Du bist wie deine Mutter.«

15

Ich laufe mit Valdi durch den Flughafen Louis Armstrong in New Orleans. Ich soll für eine Zeitschrift über die Stadt schreiben. Valdi hilft mir mit dem Koffer, weil ich mir den Rücken so heftig verrenkt habe, dass ich nichts tragen kann.

Wir laufen durch die Gänge.

Ich würde ihn gerne wieder an die Hand nehmen, hier in diesem Flughafen, aber diese Zeit ist endgültig vorbei. Er erinnert sich gerade nicht daran, aber er wird sich in dreißig Jahren daran erinnern. Wenn ich ihn an die Hand nähme, würde er sagen: »Papá, was soll das? Komm mal runter«, und er würde sich unglaublich aufregen.

Wir Menschen enttäuschen einander. Ich kann nicht umhin, das Gefühl zu haben, ihn nicht genug zu beschützen oder seinen Bedürfnissen nicht gewachsen zu sein. Ich versuche, meine Unsicherheit zu überspielen.

Könnte es sein, dass wir eines Tages durch den Himmel spazieren, nicht mehr lebendig, aber als Wesen? Frei von Schuld, frei von Vorwürfen, in Frieden und erfüllt herumspazieren. Daran dachte ich, als ich sah, wie mein Sohn mir mit dem roten Koffer den Weg durch den Flughafen bahnte.

»Der Koffer ist ganz schön alt, stimmt's, Papá?«, fragt er mich.

Und ich erinnere mich daran, als ich ihn gekauft habe, ich erinnere mich sehr genau daran. Wir Menschen haben Millionen Worte produziert. Die Dinge, die gesagt wurden. Die Dinge, die wir sagen. Die Dinge, die in der Zukunft gesagt werden.

Ich kaufte diesen Koffer im Herbst 2005. Ich vermutete damals, dass ich zukünftig reisen würde, es war nur eine unbestimmte Vorahnung, aber es gefiel mir, einen Koffer zu kaufen. Es machte mir auch Angst. Ich habe später in meinem Leben gemerkt, dass es mir Angst macht, Dinge zu kaufen. Und ich glaube, dass es eine Angst ist, die von meinen Vorfahren stammt, weil meine Ahnen niemals etwas kaufen konnten. Daher die Furcht, etwas zu kaufen: Mir scheint, dass ich es nicht verdient habe, es ist sehr schwierig, dieses Gefühl zu erklären, es ist auch ein Gefühl, an dem Arnold Schönberg sich ergötzt, an dem er wächst und um das er sich windet.

Arnold Schönberg werde ich abgekürzt Arnold nennen. Arnold, der Meister meiner Verwirrung, der Herr meiner emotionalen Instabilität.

Ich kaufte ihn allein. Ich fragte die Angestellte nach der Qualität und den Besonderheiten des Koffers. Ich wollte alles über diesen Koffer wissen. Ich glaube, ich wusste, dass ich diesen Koffer kaufte, um mit Arnold zu reisen. Ich glaube, das war die eigentliche Frage, ich glaube, ich übertrug dem Koffer die Verantwortung über unsere Schicksale. Mittels eines Koffers kam ich der Zukunft auf die Spur. Wie so oft im Leben dienen die materiellen Dinge dazu, dass wir von uns selbst sprechen.

Und immer, wenn ich ihn jetzt sehe, denke ich an diese letzten dreizehn Jahre. So alt ist der Koffer. Das sind viele Jahre für einen Koffer und wenige für einen Menschen und viele für mich. Und auch das ist außerordentlich: Mein Alter passt zu dem des Koffers. Wenn er alt ist, ich bin es auch.

Ich sehe, dass er an den Rändern rissig wird, dass der Stoff verschleißt, auch wenn die Reißverschlüsse noch einwandfrei funktionieren. Die Außentaschen sind in einem guten Zustand. Die Rollen ebenso. Der Stoff ist dunkel geworden, der Griff löst sich langsam auf und man kann schon ein wenig Metall durchscheinen sehen, man kann schon sehen, woraus er gemacht ist.

Dieser Koffer und ich, zwei Monumente der Einsamkeit, wie wir durch die Welt laufen, beide unendlich verloren, um Freude bettelnd, wie wir durch die Flughäfen ziehen, von Stadt zu Stadt, wanderlustig, weil die Bewegung ein Beweis für Leben ist. Aber heute bin ich zufrieden, weil ich mit Valdi unterwegs bin.

Er und ich sind allein in New Orleans.

Wir lassen den Koffer im Zimmer und machen uns auf, die Stadt zu entdecken. Wir laufen den ganzen Tag herum. Ich mache mir in ein Heft Notizen für meinen Artikel, meine Schrift ist ungelenk und nervös. Ich weiß nicht so genau, was ich aufschreiben soll. Ich muss mich auf zwei Dinge gleichzeitig konzentrieren: Ich muss dafür sorgen, dass Valdi zufrieden ist, und ich muss mir die Stadt anschauen, um über sie schreiben zu können. Diese Reise war meine Idee und ich fühle mich unentwegt dafür verantwortlich, dass es ihm gefällt. Sodass ich mehr auf ihn schaue als auf die Stadt.

Und schließlich passiert etwas Sonderbares: Ich sehe New Orleans durch die Augen von Valdi.

Wir schauen uns die ganze Stadt an: Central Street, das französische Viertel, die berühmte Bourbon Street, den Mississippi, die Friedhöfe, die Jazzclubs, das Café du Monde, wo wir ein paar dieser typischen Beignets essen, die Valdi nicht besonders schmecken. Ich entscheide in diesem Moment, dass ich alles, was ihm in New Orleans gefällt, in dem Artikel über den grünen Klee loben werde, und alles, was ihn nicht überzeugt, nur erwähnen werde.

Das Café du Monde ist einer der berühmtesten Orte in New Orleans. Es stammt aus dem neunzehnten Jahrhundert und erinnert an die französische Kolonialzeit in der Stadt und an den Kaffeehandel, der im achtzehnten Jahrhundert begann.

Bei strahlendem, tropisch-feuchtem Wetter sitzen Valdi und ich also im überfüllten Café du Monde. Eigentlich sollte man hier Milchkaffee bestellen, für den das Café bekannt ist. Aber Valdi bestellt sich eine Coca-Cola. Er macht eine denkwürdige Beobachtung. Er sagt, dass der Service im Café du Monde genauso organisiert ist wie im McDonald's. Und es stimmt, er hat recht. Die Bestellungen werden wie am Fließband abgearbeitet.

Wir schauen eine Weile den Kellnern zu, die in Höchstgeschwindigkeit kommen und gehen, ich glaube, dass uns dieselben Dinge interessieren, und das gefällt mir einerseits sehr und anderseits erschreckt es mich, weil nicht alle Dinge, die mich in diesem Leben interessierten, gut waren.

Mein Blick wandert von den Kellnern zu Valdi.

Das Licht scheint sein jugendliches Aussehen zu verstärken. Valdi scheint mir jünger als das Licht. Sein sehniger und schlanker Körper mächtiger als das Licht. Ich denke, dass mir, wenn ich mit ihm zusammen bin, nichts passieren kann; er selbst müsste das fühlen, aber ich traue mich nicht, ihn zu fragen, ob das so ist.

Wir haben ein Taxi genommen, um uns Friedhöfe anzusehen, weil die Friedhöfe in dieser Stadt wichtig sind.

Wir sind auf dem Lafayette-Friedhof gewesen. Ich bin überwältigt von den Grabstätten und den Baumwurzeln, die sich darauf breitgemacht haben, als wären die Erde und der Tod dasselbe. Für Valdi ist es, als wären wir irgendwo gewesen: Ein Ort wie dieser, voller Grabsteine und Vergangenheit, erzeugt bei ihm kein besonderes Gefühl.

Valdi lief mit blauen Turnschuhen, die wir »Atomschuhe« getauft haben, über den Friedhof. Sehr auffällige und vor allem neue Turnschuhe. Sie waren ihm wichtiger als der Friedhof. Seine Turnschuhe schaute er an, die Gräber nicht. Um die Zeit rumzukriegen, erzählte er mir, warum die Atomschuhe so besonders waren, und prahlte damit, wie günstig er sie gekauft hatte. Unser Gespräch auf dem Lafayette-Friedhof war also ziemlich kurios. Valdi textete mich über die Sportschuhe zu und ich hörte nicht wirklich hin, weil er sich ständig wiederholte.

Für Valdi gibt es weder die Vergangenheit noch den Tod.

Da sich Valdi nicht für den Friedhof interessiert hat, war es bei mir letzten Endes genauso.

Was ihm am meisten gefallen hat, ist die Straßenmusik, die Clubs, die offenen Bars voller Jazzmusiker, wie Bar und Straße ineinander übergehen, wobei das eigentlich eine spanische Erfindung ist, und diese Stadt war spanisch. Das sage ich Valdi, dass die Stadt spanisch war.

»Ah«, sagt Valdi. Dieses »Ah« ist toll, denke ich. Eine einzige Silbe mit unendlicher Bedeutung.

Wir waren fertig, als wir im Hotel ankamen.

Ich glaube, dass es Valdi gefallen hat.

Er wirft sich auf sein Queensize-Bett. Und kümmert sich um seine Dinge, die sich inzwischen auf sein Smartphone beschränken.

Gegen halb zwölf abends sagt er, dass er noch einmal allein vor die Tür geht. Ich sage ihm, dass ich das gut finde. Was er macht, ist, dass er sich vor dem Hotel auf die Straße stellt und eine Zigarette raucht.

Zwanzig Minuten später kommt er zurück.

Und geht zu Bett.

Und lässt die ausgezogenen Schuhe irgendwo liegen.

Das finde ich bemerkenswert, ich dachte, er würde sie an einer für ihn besonderen Stelle im Zimmer abstellen. Aber es war nicht so. Er hat sie auch nicht nebeneinandergestellt, wie ich das immer mit meinen Schuhen mache, weil ich sah, dass mein Vater das machte. Mein Vater entledigte sich nicht seiner Schuhe, vielmehr parkte er sie an einem Ort, der eine Garage sein könnte. In den Hotels sind das für mich zum Beispiel die Stellen unter dem Telefontischchen oder unter der aufklappbaren Kofferablage oder unter irgendeinem Hocker.

Valdi hat seine Turnschuhe irgendwo geparkt.

Ich wollte ihm etwas dazu sagen, aber ich habe es sein gelassen, weil ich nicht wusste, wie ich es anstellen sollte.

Wie redet man über so etwas?

Wie redet man über den würdigen Bestimmungsort, den mein Vater seinen Schuhen zuwies, wenn er zu Bett ging. Wie soll ich darüber reden, dass diese Art und Weise, die Schuhe abzustellen, etwas Vornehmes und Zärtliches hatte. Wie soll ich darüber reden, dass ich, indem ich diese Geste meines Vaters wiederhole, mit ihm in Verbindung trete und ihn in der Dunkelheit sehe.

Komm mal runter, Papá, hätte Valdi zu mir gesagt.

Also stelle ich meine Schuhe unter den Tisch in unserem Zimmer, ich stelle sie parallel nebeneinander, auf gleiche Höhe, dass keiner der beiden weiter vorsteht, und gehe ins Bett.

Während ich versuche einzuschlafen, während ich den Lärm des Zimmerventilators höre, steigen Erinnerungen in mir hoch, ferne Erinnerungen.

16

Im Juni 1975 entschieden meine Eltern, dass ich die Schule wechseln sollte. Sie nahmen mich bei den Piaristen raus und meldeten mich bei einer anderen von Priestern geführten Schule an, die auch auf das Abitur vorbereitete. Sie hieß Colegio de Asunción. Bevor ich dort aufgenommen wurde, sollte ich zwei Wochen in einem pädagogischen und spirituellen Zentrum in den Bergen verbringen. In dieser Zeit hatten die neuen Schüler die Möglichkeit, sich und auch einige ihrer neuen Lehrer kennenzulernen, die alle, außer ein oder zwei, Priester waren.

Dieser Aufenthalt fand meiner Erinnerung nach in den ersten beiden Wochen im Juli 1975 statt. Ich war noch keine dreizehn. Wir waren im Monasterio de Ayalante untergebracht, einem wunderschönen Ort in den Pyrenäen von Huesca, ganz in der Nähe des Dorfes Benasque. Ich habe noch nie darüber gesprochen, was dort passierte, noch nie habe ich darüber geschrieben noch anderen davon erzählt, was dort geschah. Ich habe diese beiden Wochen in meiner Erinnerung eingeschlossen. Nicht, weil etwas Schlimmes dort passiert war, sondern ganz im Gegenteil.

Ich glaube, es war das erste Mal, dass ich die Schönheit menschlichen Seins wahrnahm, ich sah, was es heißt, zu sein, ich sah, dass ich war, ich sah den Wind, die Wolken, die Bäume, ich sah, dass alles war. Ich sah, dass die Steine, die Wege, das Wasser und die Flüsse waren.

Und das geschah dort, an diesem Ort und in dieser Zeit.

Damals wurde mir auch bewusst, dass ich ein menschliches Wesen bin, dass ich eine Seele, einen Körper, ein Schicksal habe. Meine Eltern waren nicht da, ich war auf mich selbst gestellt. Wir fuhren in einem alten Bus zu dem Kloster. Wir waren mitten in den

Bergen. Trotz des Sommers war es kalt, man musste einen dicken Pullover tragen. Sie wiesen uns neuen Schülern jedem ein Einzelzimmer zu. Wir waren nicht viele. Um die fünfzehn oder vielleicht weniger. Ich erinnere mich an einige Nachnamen meiner Mitschüler: Casares, Solans, Ramírez, Palacio, Gurpegui.

Die Zimmer waren spartanisch. Sie bestanden aus einem weißen Bett, einem Einbauschrank, einem Waschbecken mit Wasserhahn, einem Handtuchständer, einem Tisch, einem Stuhl und einem Fenster. Es gab keinen Nachttisch, das war das Erste, was ich bemerkte, dass es keinen Nachttisch gab. Es machte mich traurig und erschreckte mich, dass es keinen Nachttisch gab.

Alles sah ärmlich aus, wie in einer Heilanstalt für an Tuberkulose Erkrankte in den Bergen, es war wie eine Mischung aus Kloster und proletarischem Badeort. Diese Armut schien mir feindlich. Das Eisen des Bettes machte mir Angst. Das verstaubte und alte Holz der Möbel hatte für mich etwas Geisterhaftes, Gefährliches.

Bettwäsche und Handtücher hatten wir selbst mitbringen müssen. Der für uns zuständige Priester sagte uns, dass wir zwanzig Minuten Zeit hätten, um die Koffer auszupacken und unsere Betten zu beziehen. Die Mehrheit wusste nicht, wie man ein Bett bezieht. Und der Priester kam und half uns. Das gehört zu den Dingen, für die ich am dankbarsten im Leben bin, dass dieser Mann mir half. Weil ich mir so hilflos vorkam und so voller Angst war. Die Vergangenheit eines jeden Menschen verwandelt sich in ein Gespenst, aber wir müssen uns unbedingt erinnern, weil die Erinnerung uns größer macht, uns aus dem Leben und dem Tod, aus der Geschichte, der Politik und der Erniedrigung erhebt.

Wer sich erinnert und das mit der angemessenen Tiefe tut, wird zu einem Gott. Dieser Mann half mir, das Bett zu machen, das Kopfkissen zu beziehen, die Laken um die Matratze zu schlagen.

Danach gingen wir essen.

Den Esssaal fand ich unheimlich, weil dort eine Fledermaus herumflog und wir alle versuchten, ihr auszuweichen. Ich ekelte mich vor ihr, dieses Viech machte mir panische Angst.

O pyrenäische Fledermaus des Sommers 1975, wo mögen deine mikroskopischen Reste wohl geblieben sein.

Don Rafael, so hieß der Priester und Leiter des Zentrums, lachte uns wegen unserer Angst aus, weil er aus den Pyrenäen stammte, er kannte die Berge und ihre Fauna und für ihn war jene Fledermaus belanglos, ein Nachtvögelchen, so unschuldig wie harmlos.

Es gab Tortillas und Würstchen zum Abendessen und kaltes Wasser in einfachen Krügen. Als Nachtisch erwischte ich einen hässlichen Apfel. Von da an habe ich es gehasst, wenn es nach welchem Essen auch immer Früchte zum Nachtisch gab, egal welche Früchte. Ich esse niemals Früchte zum Nachtisch. Genau dort wurde mir klar, dass man sie auf keinen Fall zum Nachtisch essen sollte. Weil das traurig war.

Nach dem Abendessen gingen wir in den Hof. Für mich war das alles fremd und bedrohlich: die sternenhelle Julinacht, die Berge, die Kälte – wir mussten uns über den Pullover sogar noch einen Anorak ziehen –, die dunklen Gänge des Klosters, die Anweisungen von Don Rafael, einen Kreis zu bilden … Als wir das gemacht hatten, begann er, Volkslieder zu singen. Plötzlich sangen wir alle unter dem erleuchteten Himmel. Dieser Mann schien viele Dinge über die Berge zu wissen.

Unsere Leben waren ein unbeschriebenes Blatt.

Es gab keine Taten.

Es war noch nichts passiert.

Die Taten würden später kommen, viel später. Ich hatte noch niemals mit anderen gesungen und ich denke, den anderen ging es genauso. Ich sah, wie sich in unserem gemeinsamen Gesang, von der modulierenden Stimme von Don Rafael geführt, unsere Seelen wiedererkannten.

Ich glaube, dass wir damals Seelen hatten.

Und das Leben beraubt dich nach und nach deiner Seele, bis es sie dir ganz nimmt und dir im Tausch dafür, als Trost oder Bezahlung, einen Körper gibt.

Und das bin ich jetzt, dreiundvierzig Jahre später, ein Körper.

Diese Situation ist bereits dreiundvierzig Jahre her. Das ist viel Zeit und ich gratuliere mir, dass ich immer noch hier sein kann.

Ich hatte Angst, als ich ins Bett ging. Aber ich war auch aufgeregt und unsicher. Das war mein Zimmer. Und meine Eltern, meine geliebten Eltern, waren nicht da. Alles war neu und alles war eine Herausforderung. Deshalb möchte ich dorthin, in diesen Bereich meiner Existenz, deren Reste irgendwo in meinem Hirn sein müssen.

Wenn ich mich in diesem reinen Zustand sehen könnte, wenn ich von diesem Juli 2018 in diesen Juli 1975 zurückkönnte, wenn ich meine Hand von damals berühren könnte, würde Frieden in meinen Körper einkehren. Das nennt man, glaube ich, eins in Zeit und Raum zu sein.

Der Frieden ist eine Utopie. Wer gelebt hat und lebt, empfindet niemals Frieden. Man kann sich mit dem Bösen nur arrangieren, aber man findet damit keinen Frieden.

Frieden gibt es nicht.

Er ist ein Aberglaube der Menschen.

17

Am nächsten Tag ging es los. Wir hatten ein paar Unterrichtsstunden in Spanisch und Geschichte. Im Spanischunterricht machten wir ein Diktat. Der zuständige Lehrer war ebenfalls Priester, er hieß Juan Manuel. Er war arrogant und hochmütig, ein auf eine gewisse Art eleganter und sehr stolzer Mann. Er hatte Humor und war ein bisschen zynisch. Während er uns den Text diktierte, rauchte er Ducados. Ich schätze, dass Don Juan Manuel damals in den besten Jahren seines Lebens war. Er dürfte damals um die dreißig oder etwas älter gewesen sein. Er hatte sich gerade, wie er uns erzählte, ein neues Auto gekauft, das im Eingang zum Kloster stand. Es war ein grüner Renault 5. Mir gefiel dieses Auto. Der Renault 5 war berühmt für seine Schlichtheit, seine einfachen, aber markanten Formen.

Der Renault 5 und der Seat 127 hatten damals in Spanien einen Riesenerfolg. Diese beiden Autos waren das ganze Spanien und sie verwiesen darauf, dass der Seat 600 gestorben war und Platz gemacht hatte für Fahrzeuge mit mehr Design, stärkeren Formen und Motoren, Fahrzeuge, die freier, ausgeklügelter waren. Diese beiden Autos kündeten davon, dass ein politischer Wechsel anstand. Der Automobilindustrie ist immer schon politische Hellseherei nachgesagt worden. Sie bemerkt die Veränderungen schneller als die Literatur, die Kunst und die Philosophie.

Nach dem Unterricht hatten wir frei und Ramírez, o wie wunderbar, erfand ein Spiel, das darin bestand, Papierflieger zu falten und sie vom Aussichtspunkt aus fliegen zu lassen. Ramírez war derjenige, der die Möglichkeiten, die uns die Höhe bot, in der wir uns befanden, erkannt hatte. Es war wirklich hoch. Die Papierflieger halfen uns dabei, ein Gefühl für die uns umgebenden Berge zu entwickeln. Der Aussichtspunkt lag über einer Steilwand von vierzig oder fünfzig Metern Tiefe. Unten verlief am Fluss Ésera entlang die Straße nach Benasque. Weiter oben am Fluss gab es ein Wehr aus der Francozeit. Dieses Wehr war der für uns am weitesten entfernte Punkt.

Bald bedeckten unsere kleinen Papierflugzeuge den ganzen Berghang, die Bäume, die Wege, die Felsen. Einige erreichten die Straße und sogar den Fluss.

Es entwickelte sich unter uns eine eindrucksvolle Technik, die Papierflieger zu bauen. Ramírez war ein Genie. Er war ein großer und korpulenter Junge, überzeugend und leidenschaftlich, stets gut gelaunt und mit einer außerordentlichen Fantasie begabt. Seine Flugzeuge waren die besten, weil er ein Gefühl für die Form hatte und eine Fingerfertigkeit besaß, die ich noch nie gesehen hatte. Es war auch seine Idee, dass wir unsere Namen auf die Flügel schreiben sollten.

Es ist nicht leicht, einen guten Papierflieger zu bauen, Ramírez wusste das und er wusste, dass er im Papierfliegerbauen besser als der Durchschnitt war.

Damit der Flieger sich in der Luft hält, muss man die Flügel gut ausrichten. Je länger er in der Luft bleibt, desto mehr Chancen hat er, dass ihn eine Windböe packt, die ihn weit, weitestmöglich trägt.

Das ist eine Lehre fürs Leben: Je mehr Jahre du lebst, desto größere Chancen hast du, weit zu kommen, an unbekannte Orte, neu zu heiraten, mehr Kinder zu bekommen, mehr zu wissen.

Diese Idee von Beharrlichkeit, eines Stehvermögens auf dem Rücken des Windes, vermittelte sich mir dort, aus der Hand von Ramírez, der das instinktiv wusste. Und schließlich schaffte er es. Er war derjenige, der den Flieger schuf, der am längsten in der Luft blieb, bis eine Windböe ihn ergriff und immer weiter trug: Er überquerte die Straße, stieg über dem Fluss Ésera höher auf und wir sahen, wie er im Wehr verschwand.

Wir hüpften vor Freude.

Don Rafael und Don Juan Manuel klatschten.

Wir sahen, wie die Materie schwebte, wir sahen, wie sich ein Fetzen Papier der Schwerkraft bemächtigte, sie besiegte und weit fortflog, wir betrachteten eine Idee vom Tod.

Und das machten wir von Jugend an.

Die Betrachtung der Symbole des Todes führte dazu, dass unsere Jugend an jenem Morgen voller Schönheit war, die ich jetzt erneut sehe, fast, als wäre sie ein Gift, das mich töten will, weil nichts, was ich danach erlebte, so schön war. Oder eher noch, nichts war so unschuldig.

Der göttliche und winzige Schatten der Papierflieger über den Bergen, die Freude von Ramírez, die Unbedingtheit des Lebens, sind noch irgendwo in meinem Körper oder in dem, was von meiner Seele geblieben ist.

18

Jeden Tag verrückter und einsamer, das war mit den Jahren Ramírez' Schicksal, seine Träume zerrannen und der Glanz fiel von ihm ab.

Aber damals, in diesem Juli 1975, gab es noch kein Schicksal, gab es noch keine Einsamkeit oder Verrücktheit. Wir wussten nicht, was diese Wörter bedeuteten. Weder Casares noch Ramírez noch ich wussten etwas von diesen Wörtern. Wir wussten nur, wie man Papierfalter herstellte.

Am Nachmittag gingen wir runter auf einen Fußballplatz neben dem Fluss. Wir nutzten die Gelegenheit, dabei einige unserer Flieger zu retten. Sie waren Helden für uns, die überlebt hatten. Wir nahmen sie mit, um sie am nächsten Tag vom Aussichtspunkt aus fliegen zu lassen.

Eines Tages schlug Ramírez vor, zwei, drei oder vier Flieger gleichzeitig steigen zu lassen und zuzuschauen, wer in der Luft gewinne. Immer gewannen seine. Bis zu dem Punkt, dass ich dachte, dass ich zu nichts Talent hätte und am wenigsten zum Papierfliegerbauen. Angesichts der von Ramírez fühlte ich mich wie ein Nichts.

Das ist das Bindemittel oder der Ursprung oder der Dreh- und Angelpunkt von allem: Ich fühlte mich im Abseits, hatte Angst, ich fühlte mich schuldig, weil ich nicht in der Lage war, Flieger zu fabrizieren. Ich schaute mir daraufhin an, wie genau Ramírez knickte und faltete und was er sonst tat, um ein Blatt Papier in einen mächtigen Flieger zu verwandeln. Ich machte es nach, aber eines Morgens verstärkte ich den Neigungswinkel bei den Flügeln. Es war eine Ahnung, als hätte ein Engel der Physik mir ein Gesetz der Aerodynamik offenbart. Je mehr man die Flügel knickt, desto geringer wird die Reibung durch die Luft.

Aufgrund meines Designs prophezeite Ramírez mir einen Flug mit zwei Metern Reichweite, einen direkten und sicheren Absturz. Er täuschte sich. Er täuschte sich auf ganzer Linie. Dieser Flieger kam am weitesten von allen. Ramírez wurde nervös, blass, er schien erschrocken.

Tausend Male fragte er mich, wie ich das gemacht hätte.

»Ich weiß es nicht«, sagte ich.

Alle scharrten sich um mich: Casares, Solans, Palacio, Gurpegui, alle schauten mich an, als würden sie mich zum ersten Mal sehen. Bis zu diesem Zeitpunkt hatte ich für sie nicht wirklich existiert.

Und jetzt sind sie, sind wir alle tot, nicht unsere Körper, sondern unsere kindlichen Seelen. In dieser unergründlichen Gegenwart, in diesem Sommer des Jahres 2018, kann ich nur noch die Schönheit dieser Toten betrachten, weil wir nicht mehr die sind, die wir waren.

Die, die wir waren, sind nicht mehr auf dieser Welt.

Sie blieben in den Bergen.

Eines Tages mussten wir sehr früh aufstehen. Es war noch Nacht. Sie fuhren uns in einem Kleinbus an eine abgelegene Stelle, die Fahrt dauerte an die vierzig Minuten. Und von dort aus wanderten wir zum Gebirgssee von Batisielles. Es wurde hell.

Die Sonne, der Sommer, die Felsen, der Wald, die Feuchtigkeit rührten mich. Ich war wie betäubt. Die Schönheit drang in meine Seele. Ich wurde vom vielen Gehen müde. Aber jener Geruch der Wälder und der Berge berauschte mich. Es hörte nicht auf. Niemals war ich so weit gegangen. Körperliches Opfer, Anstrengung kannte ich nicht.

Als wir zu dem ersten See kamen, aßen wir Brote. Wir hatten die Möglichkeit, auch noch bis zum zweiten See aufzusteigen. Ich lehnte ab. Casares ging hoch, aber Ramírez und ich blieben an dem ersten See. Es ist nicht klar, warum wir im Leben so oder so handeln. Das gilt für die Vergangenheit ebenso wie für die Gegenwart.

Es gibt kein Erkennen, noch lassen sich Zusammenhänge herstellen: Du weißt nicht, warum die Dinge passieren. Wir sehen nicht. Wir wissen nicht. Wir verstehen nicht.

Deshalb muss der Tod etwas Freudiges sein, ein Strahlenkranz, der die Dunkelheit erhellt, in der wir leben und die schließlich enden wird.

Viele Jahre nach diesem Sommer 1975 wurde Ramírez zum Militärdienst eingezogen. Da er groß und korpulent war, kam er in eine Kompanie bei der Militärpolizei. Er erzählte mir einmal von einem Vorfall dort: Ein Unteroffizier hatte ihn auf dem Kieker, er mochte ihn nicht. Ramírez war ein eigentümlicher Charakter. Er konnte anecken. Ich war sein Freund und konnte verstehen, dass er aneckte, auch ich fand ihn manchmal ziemlich unerträglich. Vielleicht war es seine Physis, eine bestimmte Art zu sprechen, eine bestimmte Art, sich zu verhalten, oder alles zusammen.

Jener Unteroffizier stritt sich während eines Wachdienstes mit ihm. Er warf ihn mit einem Judogriff zu Boden und steckte ihm den Lauf seiner Pistole in den Mund und spannte den Hahn. Natürlich schoss er nicht. Und das war auch nicht nötig. Damals zersprang die Seele von Ramírez in tausend Teile, er konsultierte daraufhin sämtliche Psychiater und Kliniken Spaniens. Sie bescheinigten ihm, dass er verrückt sei.

Und er ist weiterhin verrückt.

Arnold, der große Zwölftonmusiker, raubte ihm die Seele.

Das Nervensystem eines Menschen ist zart und diese Zartheit ist keine Schwäche, das war sie niemals.

Die Zartheit ist eine Freundlichkeit, die einigen von uns Menschen eigen ist, ein Gefühl von Solidarität anderen zarten Wesen gegenüber, wie den Zebras, den Spatzen oder den Blumen.

Aber Ramírez lebt noch. Und kann sich, wenn er möchte, an jene Tage im Sommer 1975 erinnern, als niemand von uns wegen irgendetwas schuldig war, außer dass wir die Berge mit kleinen Papierfliegern übersät hatten.

Er und ich sind uns hin und wieder über den Weg gelaufen. Sein Blick ist getrübt, der Körper gebrochen. Und Arnold beherrscht weiterhin sein Leben. Wenn Arnold Schönberg kommt, bleibt er für immer.

Arnold erzeugt nicht bei allen Menschen dieselben Schäden. Er ist unberechenbar. Manchmal bleibt er auf eine mehr oder weniger friedliche Weise und manchmal tötet er diejenigen, die ihn beherbergen. Es hängt davon ab, was er will. Arnold hat Ramírez am Leben gelassen, aber jeden Tag steht er vor ihm und zerstört ihn innerlich ein wenig mehr. So ist Arnold.

Ramírez kennt ihn sehr gut.

Was Ramírez nicht weiß, weil ich es ihm nicht gesagt habe, ist, dass auch ich ihn kenne.

19

Ich bin mit meinem Sohn Valdi in Chicago. Wir sind mit dem Bus aus Iowa gekommen. Wir werden in dieser Stadt die Nacht verbringen und morgen fliegen wir nach Madrid. Wir schlafen in einem Hotel im Loop. Es heißt La Quinta Inn und ist in der South Franklin. Es ist im Internet hervorragend bewertet. Ich freute mich darauf, nahezu zwei Tage mit Valdi in Chicago zu verbringen und in einem guten Hotel zu wohnen. Wenn mir vor vier Jahren jemand gesagt hätte, dass Chicago eine der Städte werden würde, in denen ich am häufigsten bin, hätte ich das nicht nur nicht geglaubt, sondern gedacht, dass das lächerlich und dahergesagt sei.

Warum Chicago?

Das ist eine gute Frage, ich werde es nie wissen. Mo lebt in Iowa, und mit ihr kam ich in die Vereinigten Staaten, aber nicht nach Chicago. Wegen ihr ging ich nach Iowa, nicht nach Chicago.

In diese Stadt bin ich allein gekommen.

Ich hätte sie meiden können, man muss nicht hier übernachten, um nach Madrid zurückzukehren. Man kann vom Flughafen in Iowa, Cedar Rapids heißt er, fliegen und so Chicago meiden. Aber ich wollte die Stadt nie meiden. Lieber stelle ich mich ihr, bin in ihr, weil ich diese Stadt nicht verstehe. Es ist eine harte, kompromisslose Stadt.

Vielleicht wird mich die Tatsache, dass ich mich ihr stelle und dabei unbeschadet bleibe, stolz machen, die Freude darüber, überlebt zu haben, und mit diesem Stolz desjenigen, der gesiegt hat, habe ich erneut die Illusion, immer noch jung zu sein.

Wenn ich Chicago besiegt habe, kann ich nicht alt sein.

Nein, das ist es nicht. Chicago steht für die Einsamkeit in mir, eine spröde Einsamkeit, und steht für den Planeten Erde und dafür, dass ich, wie in einer Dystopie aus Hollywood, auf dem Planeten Erde wandele.

Ja, die Einsamkeit.

Chicago ist genauso gebaut wie meine Einsamkeit.

Wäre meine Einsamkeit eine Stadt, es wäre Chicago.

Wir betraten das Zimmer im siebten Stock. Es war komfortabel und groß, aber auch unpersönlich und fremd und vom Fenster aus sah man einen Wolkenkratzer, den Unterbau eines Wolkenkratzers. Ich sehnte mich so sehr nach Valdis Zufriedenheit, Begeisterung, Freude. Ich hoffte, dass Chicago ihn faszinieren, ihn glücklich machen würde.

Ich sah ihn an, um herauszufinden, wie ihm das Zimmer gefiel. Er war freundlich gestimmt.

Wir wuschen uns die Hände und blieben eine Weile auf dem Bett liegen. Die Klimaanlage war sehr laut. Ich sah, dass sie angeschaltet war. Ich stand auf und stellte sie aus.

Auf der Anzeige war ein riesiges und eindeutiges »Off« zu sehen.

Ich legte mich wieder hin, um mich ein wenig auszuruhen.

Valdi schrieb sich mit einem Freund WhatsApps. Der Lärm der Klimaanlage war auch nach einigen Minuten noch da. Ich versuchte, herauszufinden, was los war. Ich stellte fest, dass es um zwei verschiedene Dinge ging: die Klimaanlage, die ich hatte ausschalten können, und etwas anderes, das für den Lärm verantwortlich war.

Ich fuhr hinunter zur Rezeption, Valdi begleitete mich.

Dort erklärten sie mir, dass dieser Lärm von der Gebäudelüftung stammte.

»Sie ist in allen Räumen. Für die gute Luftqualität«, sagte der Mann an der Rezeption, der Spanisch sprach.

Er erzählte mir, dass die Fenster versiegelt seien, sodass es keine Luftzufuhr von außen gebe. Und dass die Stadt Chicago diese Art Innenlüftung zur Auflage mache.

Ich blickte ihn an. Dann blickte ich Valdi an. Ich sah sie beide: den Mann, der um die vierundzwanzig sein musste, höchstens, und

Valdi, der zwanzig ist. Ich dachte an die dumme Welt, die sie erben würden.

Die Fenster lassen sich nicht öffnen, weil die Leute die Hotels nutzen, um sich umzubringen, das war es, was der Mann mir nicht sagte. Die Menschen bringen sich in den Hotels um, sie stürzen sich aus den Fenstern. Das ist eine prima Möglichkeit, deiner Familie oder deinen Freunden den Anblick zu ersparen. Wenn du dich in einem Hotel umbringst, bist du für diejenigen, die deinen leblosen, auf dem Asphalt zerschmetterten Körper mit dem gebrochenen Rückgrat und dem Mund voller Blut sehen, ein Niemand. Du bist ein Niemand für die an der Rezeption und ein Niemand für die Passanten. Wenn deine Familie kommt oder wer auch immer kommt, wird der Leichnam bereits an einem anderen Ort sein, es wird bereits ein Schriftstück geben, das untersagt, dass diejenigen, die eine nähere Beziehung zu dem Leichnam haben, diese Scheußlichkeit zu sehen bekommen.

Das wird am Ende der einzige, wirkliche Schmerz der Männer und Frauen sein: die Beziehung, die sie zu den Leichnamen haben werden.

20

Wir gehen raus, um uns die Stadt anzusehen. Valdi und ich. Für mich war das wie Flitterwochen, weil es auch bei Eltern und Kindern Flitterwochen gibt. Ich glaube, dass mich seine Gegenwart so glücklich machte, weil wir beide allein waren, in einer Stadt voller Wut und Leben.

Ich glaube, dass das Betrachten von Valdi mich in einen Gott verwandelte, ich sah die Schönheit seines Gesichts, seine Schlankheit, seine Anmut, seinen unglaublich geschmeidigen Körper und war voller Freude.

Die Wut und das Leben, und der Monat August und Valdi und ich, der 24. August 2018, und ich wollte ihn nur glücklich sehen. Weil, wenn ich ihn glücklich sah, sah ich das Leben. Immer wieder wiederholte ich das Datum für mich: 24. August, im Jahr 2018, vergiss das nicht.

Ich stellte fest, dass ich ihn lieber fröhlich als glücklich sah. Weil die Freude besser als die Glückseligkeit ist.

Ich stellte fest, dass Valdis Freude der einzige Sinn meines Lebens auf der Welt war. Ich stellte fest, dass mich seine Freude heiter stimmte, mein ganzes Ich in Frieden, in Licht verwandelte; das ist das Wort: »Licht«.

Das entdeckte ich: die Überlegenheit der Freude.

Und dann immer wieder: 24. August, im Jahr 2018.

Vielleicht, weil ich dachte: 24. August, 1974.

24. August, Jahr 1974.

Und ich sah meinen Vater.

Wenn er nur hier wäre. Er könnte hier sein, er wäre achtundachtzig Jahre alt, wir drei wären hier, ich mit sechsundfünfzig Jahren, Valdi mit zwanzig, mein Vater mit achtundachtzig. Aber mein Vater war nicht da, und weil mein Vater nicht da war, war es, als wären Valdi und ich auch nicht da.

Dass es so irreal war, wie Valdi und ich über die Michigan Avenue von Chicago liefen, war der Abwesenheit meines Vaters geschuldet.

Das war seine Art, sich zu zeigen, indem er uns unsere Irrealität vor Augen führte, ein weiteres Mal kam er so aus dem Totenreich, mein Vater, und ich ließ es zu, dass er kam, und manchmal sagte ich zu ihm: »Schau, Papá, das ist dein Enkel, du hast ihn nicht aufwachsen sehen, du kannst dir nicht vorstellen, wie leid es mir tut, dass du ihn nicht hast aufwachsen sehen, schau ihn dir jetzt an, schau, wie hübsch er ist, du hast ihn nicht aufwachsen sehen, du hast nicht gesehen, wie er sich in einen Mann verwandelt hat, aber er ist hier und du bist auch hier, wir drei sind hier, in einem Sturm aus Liebe und Verzückung, als wären wir das große Spektakel des Universums, weil wir Lebensspender sind, wir gaben Leben, Leben zu geben, war unsere Mission, weil die Materie traurig war, weil die Belebung der Materie Freude brachte.«

Wie sehr ich meinen Vater liebte, mein Gott, und warum ich ihn so sehr liebte, und wie ich mir dessen nicht bewusst war, oder besser noch: Doch, ich war mir dessen bewusst, aber ich verschloss mein Herz.

Wie kann ich so viele Geheimnisse mit mir herumtragen und nicht um den Tod bitten.

Wer der Schönheit und dem Geheimnis derart nah ist, ist bereits mitten im Tod.

Bitte ich nicht in jeder Zeile, die ich schreibe, und mit jedem Schlag meines Herzens um den Tod?

Es geht nicht um irgendeinen Tod; es geht um den guten Tod, der daher kommt, dass man so viel Schönheit, so viel Liebe nicht ertragen kann.

Ich ging mit Valdi in einen Laden, den er sehr mag: T. J. Maxx in der State Street, fünf Minuten von unserem Hotel entfernt, und er fing an, sich T-Shirts und Sweatshirts anzusehen. Er fand es toll, dass die Markenkleidung um die Hälfte reduziert war. Ich dachte, dass er sich in dreißig Jahren an den heutigen Tag erinnern würde.

Ich sah ihn, wie er dreißig Jahre später den heutigen Tag zwischen Tausenden Erinnerungen sucht.

Und er wird ihn finden: Er wird diese beiden Tage, die wir zusammen in Chicago verbrachten, finden, natürlich wird er diese beiden Tage finden. Sie sind hier, ich schreibe sie für ihn, diese Seiten sind für dich, Valdi, damit du in dreißig Jahren nichts erfinden musst, wie ich das bei meinem Vater tun musste.

Und ich werde dir erzählen, was wir machten, damit du es dir nicht erfinden musst, wie ich mir so viele Dinge meiner Vergangenheit an der Seite meiner Mutter und meines Vaters erfinden musste.

Bei T. J. Maxx kauftest du dir einen Anorak. Du überlegtest zwischen einem Anorak und Parka, der teurer war. Der Parka kostete fünfzig Dollar und der Anorak zwanzig. Du schwanktest sehr, dabei warst du aufgeregt, dein Zweifeln hatte etwas Feierliches. Ich betrachtete dich. Ich beschrieb dir die Vorzüge ganz objektiv, ich versuchte, dir zu helfen, damit du für dich entscheiden konntest.

Das Leben spielte sich in diesem Augenblick ab.

Mir tat der Rücken so weh, weil ich ihn mir in diesem Sommer verrenkt hatte, und ich musste mit beiden Daumen auf die Wirbelsäule drücken, und so ging es etwas besser.

Du probiertest beide Kleidungsstücke mehrmals an. Ich sah, wie du strahltest und wie verletzlich du warst, so strahlend wie verletzlich. Und nervös. Und Sekunde um Sekunde sah ich, wie du immer verletzlicher wurdest. Aber du wusstest das Kleidungsstück, das du wolltest, auszuwählen.

Ich dachte: »Hoffentlich zweifelst du nie, wie ich immer gezweifelt habe, bis ich vor lauter Zweifel fast verrückt geworden bin.«

Ich sagte zu mir: »Guter Gott, gib ihm ein gutes Händchen bei seinen Entscheidungen, gib ihm Gewissheiten, wo du sie mir schon nicht gegeben hast, und da ich so viel bei dir guthabe, weil du mir einiges schuldest, gib es ihm mit Zinsen zurück und ich werde dir sagen, was die Zinsen sind: Mut und Lebenswille.«

21

Am nächsten Tag kehrten wir nach Spanien zurück. Ich sagte Valdi, dass er Geschenke mitnehmen müsse. Ich sagte ihm das mehrmals, um sein Herz dafür zu öffnen. Und natürlich musste er diese Geschenke bezahlen. Ich half ihm, sie auszusuchen. Es fiel ihm schwer, an jemand anderen als an sich selbst zu denken, deshalb musste ich sein Herz dafür öffnen. Und ich sah mich in ihm gespiegelt, als ich in seinem Alter war.

Er ist zweifellos mein Sohn, dachte ich.

Es fiel ihm schwer, an die anderen zu denken, aber ich schaffte es, dass er es tat. Und er kaufte ein Armband und ein T-Shirt. Er gab dafür wahrlich nicht viel aus, aber immerhin nahm er Geschenke mit.

Als ich in seinem Alter war, dachte ich weder darüber nach, meiner Mutter noch meinem Bruder ein Geschenk mitzubringen, meinem Vater aber schon. Zumindest seit 1990.

Bis 1990 war ich mir nicht bewusst, dass es Geschenke gab. 1987 machte ich eine Reise nach Paris. 1988 eine weitere nach London. Aus beiden Städten brachte ich weder meinem Vater noch meiner Mutter noch meinem Bruder etwas mit. 1990 jedoch machte ich eine Reise nach Lissabon, und auch wenn ich weder meiner Mutter noch meinem Bruder etwas kaufte, so brachte ich doch meinem Vater eine Flasche *Viño verde* von Mateus mit. Ich war stolz, ihm zeigen zu können, dass ich die große weite Welt kannte und in der Lage war, nach Lissabon zu reisen, wo er niemals gewesen war, und ihm eine Flasche Wein mitzubringen.

Ich wollte nur, dass mein Vater stolz war, ich wollte ihn glücklich machen, deshalb brachte ich ihm diese Flasche *Viño verde* mit. Ein Lächeln im Gesicht. Ein breites Lächeln. Ein freudiges Lächeln von ihm war für mich das Zeichen, dass alles auf einem guten Weg war.

Ich sehnte mich nach seiner Anerkennung.

Ich wollte seine Anerkennung, ich brauchte seine Anerkennung.

Lange Nacht der Welt, in der ein Sohn die Anerkennung seines Vaters sucht. Diese Suche hat sich in Luft aufgelöst. Diese Suche gibt es nicht mehr.

Er machte nicht viel Aufhebens wegen dieses Mateus. Er sah die Flasche an, aber die Form überzeugte ihn einfach nicht. Seit diesem Tag sind achtundzwanzig Jahre vergangen.

Achtundzwanzig Jahre weiter, 2046, wird sich Valdi an das Armband erinnern, das er für seine Mutter gekauft hatte, und an das T-Shirt für seinen Bruder Bra, und beide Dinge werden sich in Zärtlichkeit verwandeln.

Wir verließen den T. J. Maxx mit knurrendem Magen.

Ich schlug ihm vor, in einem Panda Express zu essen.

Valdi und mir gefallen dieselben Orte.

Wir fanden einen um die Ecke, in der Madison Street. Es war ein kleiner Panda: Es gibt ihn in unterschiedlichen Größen. Immer entscheiden wir uns beide für *noodles* und nicht für Reis. Bei den Beilagen unterschieden wir uns dann: Er wählte Orangenhühnchen und ich mongolisches Rindfleisch. Das mongolische Rindfleisch kostete einen Dollar fünfundzwanzig extra, was mich zögern ließ, aber da ich mit Valdi unterwegs war, dachte ich, dass es egal sei. Wenn ich allein gewesen wäre, hätte ich auf das mongolische Rindfleisch wegen des einen Dollar fünfundzwanzig mehr verzichtet, weil ich es nicht verdient habe.

Valdi bestellt sich immer eine Coca-Cola und ich Wasser. Und am Ende trinke ich von seiner Coca-Cola. Als ich klein war, liebte ich Coca-Cola und ich sehe, dass Valdi das geerbt hat. Wir freuen uns darüber, dass wir durch den kostenlosen *refill* beide Coca-Cola trinken, aber nur für eine zahlen, das macht uns ziemlich gute Laune, wir freuen uns darüber, dem sogenannten globalen Kapitalismus ein Schnippchen zu schlagen, unter dem die Menschen glauben zu leben und an sie sich angeblich erfreuen, aber in Wahrheit gehen sie daran zugrunde und verbrennen in der Leere.

Dreimal stand Valdi auf, um sein riesiges Coca-Cola-Glas aufzufüllen.

Dreimal waren wir schlauer als der globale Kapitalismus.

Den Kapitalismus muss man immer bestehlen, weil, so viel du ihm auch stiehlst, niemals kannst du ihm so viel stehlen, wie er dir stiehlt, weil er dir die Freude stiehlt, und die Freude hat einen unberechenbaren Preis.

Jedes Mal, wenn er mit seinem riesigen Glas voller Coca-Cola an den Tisch kam, schien er ein römischer Feldherr, der siegreich in Rom einzieht, nachdem er tausend Schlachten in Gallien, in Germanien, in Hispanien gewonnen hat.

So sah ich ihn.

Es waren nicht viele Leute da: Am anderen Ende des kleinen rechteckigen Raums saß ein einzelner Mann mit einem riesigen Glas Coca-Cola. Später kam ein Asiate in einem grauen Gewand, der wie ein Mönch aussah, oder er war ein Mönch, und setzte sich in unsere Nähe. Er aß den Reis mit Stäbchen, derart gewandt, dass ich einen Moment ins Nachdenken kam. Ich dachte an seine Eltern, die ihm das so beigebracht hatten. Nicht ein Reiskörnchen blieb übrig. Er war allein, aber er schien nicht unglücklich.

Er schien nicht unglücklich, es ging ihm mit seiner Einsamkeit gut.

Wie viel Licht in diesem Panda Express war.

Wie sehr Valdi und mir der Panda Express gefiel.

Wie viele Jahre ich noch leben mag, niemals werde ich vergessen, in welch außergewöhnlichem Maß ich in diesem Panda Express gerührt war, ein Tag Ende August 2018, in der Madison Street in Chicago, überwältigt von der körperlichen Vollkommenheit meines Sohnes.

Auch überwältigte mich die Tatsache, dass wir wie zwei Obdachlose aussahen.

Ein Vater und ein Sohn mit Problemen.

Ein Vater und ein Sohn, der eine so verletzlich wie der andere.

Ein Vater mit Problemen und ein Sohn, der dem Vater hilft.

Ich dachte an alle möglichen Kombinationen unserer beider Naturen.

Extrem dünn, mehr als dünn. Valdi war eine *noodle* in einem Restaurant mit *noodles*, mit seiner Kappe, den Sportschuhen, die wie Raumschiffe aussahen, seinen zu einem Zopf gebundenen langen Haaren, seinen großen und knochigen Händen (von welchem Großvater, welcher Großmutter, welchem Urgroßvater, welcher Urgroßmutter stammen diese Hände?), dem großen Rucksack, den er sich vor ein paar Tagen gekauft hatte, einer Kette mit einem Kruzifix für zwanzig Dollar und einem T-Shirt ohne Ärmel, riesig, das ihm bis zu den Beinen reichte, und einem Sweater, damit wir uns in den Geschäften mit den Klimaanlagen nicht erkälteten.

Ihm gefällt dieses Land, ihm gefallen die Vereinigten Staaten. Mir gefallen sie auch. Und sie gefallen uns aus denselben Gründen.

Ich bin niemals mit meinem Vater gereist: nur wir beide, meine ich. Immer sind wir zu viert gereist; mein Vater, meine Mutter, mein Bruder und ich. Niemals bin ich mit meinem Vater allein oder mit meiner Mutter allein verreist.

Niemals schliefen nur mein Vater und ich gemeinsam in einem Hotelzimmer. Es war nicht möglich, es gab keine Gelegenheit dazu. Warum gab es sie nicht? Wir machten niemals eine Reise, bei der wir ein Zimmer hätten teilen müssen.

Und ich spüre, dass ich irgendetwas zutiefst dankbar sein muss, irgendetwas, das keinen Namen hat und das sich über die Zeit erhebt, ein Meer von menschlichen Geistern, eine lange und glühende Nacht des Todes und die Verzweiflung der Menschen; diesem Irgendetwas gegenüber muss ich dankbar sein, diesem Irgendetwas, das es möglich gemacht hat, dass mein Sohn und ich in dieser Nacht hier in Chicago im selben Zimmer schlafen.

Bald schon kommt der Tag, an dem das nicht mehr möglich ist, entweder weil ich alt oder sehr alt sein werde oder weil es nicht mehr passt.

Unser Zimmer war herrlich: Wir hatten zwei Queensize-Betten. Valdi liebt amerikanische Hotels, weil die Zimmer in der Regel riesig sind. Ich weiß nicht, warum die Dimension des Zimmers bei uns ein so unglaubliches Gefühl von Freiheit und Freude erzeugt.

An diesem Nachmittag schlenderten wir durch Chicago.

Wir lachten zusammen. Aus vollem Halse.

Wir machten Witze.

Dieses Gefühl brauche ich von jetzt an: die Freude.

22

Valdi und ich, wir liehen uns direkt am See zwei Fahrräder und fuhren damit über den Navy Pier. Wir fuhren durch einen Tunnel und später den Kai entlang. Es war ein bisschen windig und das Wasser war bewegt, mit Wellen wie auf dem Meer.

Wir beide waren allein, aber ich glaube, dass wir glücklich waren. Mir tat weiterhin der Rücken sehr weh, obwohl ich so tat, als wäre nichts, weil ich nicht wollte, dass irgendetwas diese Momente trübte, die besten der letzten Zeit.

Im Laufe des Jahres sehe ich Valdi wenig, sehr wenig. Diese beiden Tage in Chicago gehörten ganz uns. Mehr mir als ihm, weil Valdi nicht wirklich bewusst ist (und es ist wunderbar, dass es so ist), dass die Gegenwart vorbeigeht. Dass ich mich derart danach sehnte, mit ihm zusammen zu sein, war nicht angemessen, so wie ich in den letzten Lebensjahren meiner Mutter nicht angemessen mit ihrer Sehnsucht danach, mit mir zusammen zu sein, umgegangen bin.

Meine Mutter hatte mehr Sehnsucht danach, mit mir zusammen zu sein, als mein Vater. Oder sie wechselten sich ab. Als ich Kind war, wollte mein Vater mit mir zusammen sein. In reiferem Alter meine Mutter.

An all das dachte ich, während wir mit unseren Mietfahrrädern zu je zehn Dollar die Stunde herumradelten. Ich nahm zwanzig Dollar aus meinem Portemonnaie und übergab sie einer jungen Frau, die das Geschäft führte. Es gab auch einen Mann, der sich um die Wartung der Fahrräder kümmerte. Er benutzte einen Apparat, um die Räder auf die Höhe seiner Arme zu bringen, sodass er sich nicht zu bücken brauchte. Das erinnerte mich an das Fahrrad, das mein Vater mir so um 1974 gekauft hatte.

Es war ein Rennrad, aber das Ganze ging nicht gut aus. Schon bald hatte es alle möglichen Probleme. Die Gangschaltung klemmte, der Lenker wackelte. Die Räder eierten. Das Schlimmste war, dass damals nicht wenige meiner Schulkameraden ebenfalls Rennräder geschenkt bekommen hatten, aber ihre hatten keine Macken, sie waren perfekt.

Ich verstand nicht, was da los war.

Ich verstand es nach und nach. Mein Vater hatte mir ein Fahrrad von minderer Qualität gekauft, und zu einem niedrigen Preis, einem sehr niedrigen Preis, einen vergifteten Ladenhüter. Ich erinnere mich, dass die Kette sehr oft absprang und ich unsäglich litt, wenn ich meine Freunde, mit denen ich am Samstag Fahrrad fuhr, in der Ferne verschwinden sah. Und ich musste mir die Finger schmutzig machen bei dem Versuch, das wieder in Ordnung zu bringen, was mir nicht möglich war, da ich keine Begabung dafür habe, etwas mit den Händen zu reparieren. Ich kann nichts reparieren. Ich war auf die Jungs neidisch, denen die Väter tolle Fahrräder gekauft hatten. Ich versuchte, die Marke meines Fahrrads herauszufinden, und stellte fest, dass es eine unbekannte spanische Marke war. Die anderen hatten ein BH. Diese beiden Buchstaben wurden zum Sinnbild für meine Kränkung: BH.

Ich hatte nie ein BH.

Ich hatte ein Fahrrad ohne einen Markennamen.

Es stand immer in einer Werkstatt für Motorräder, dort hatte mein Vater es auch gekauft. Und in der Werkstatt beachteten sie mich nicht besonders, weil sie dort Motorräder reparierten. Ich verstand nicht, warum mein Vater mir ein Fahrrad an einem Ort kaufte, wo Motorräder repariert wurden. Ich erklärte ihnen das mit dem wackelnden Lenker, aber niemand kümmerte sich darum. In dieser Werkstatt gab es kein BH. Sie beachteten mich nicht. Ich schämte mich. Ich bat meinen Vater, mit mir in die Werkstatt zu gehen, aber er tat es nie. Nie half er mir. Schließlich gab ich auf. Ich weiß jetzt, dass mein Vater mir einen Ladenhüter, ein gebrauchtes Fahrrad, gekauft hatte, deshalb beachtete der Mechaniker mich nicht und deshalb begleitete mich mein Vater niemals in die Werkstatt. Ich nehme an, dass er sich unnötige Ausgaben kaum leisten konnte, am wenigsten für ein Fahrrad, das nie funktionierte. Wirklich nie.

Ich hatte schließlich einen regelrechten Groll auf dieses Fahrrad. Ich fühlte mich einsamer und nichtiger als die Steine der Wege oder der Flüsse oder der Brachen. Aus diesem Grund habe ich gedacht – ein Streich meiner Erinnerung –, dass dieser Mann hier mir jenes Fahrrad von vor vierundvierzig Jahren reparieren könnte.

Die Wahrheit ist, dass man dieses Fahrrad nicht reparieren konnte. Es war ein minderwertiges Fahrrad. Ich wollte Valdi die Geschichte von meinem Fahrrad erzählen, aber am Ende habe ich es nicht getan.

Wie viele Fahrräder gibt es in der Erinnerung eines Menschen?

23

Wir liegen im Zimmer unseres Hotels in Chicago. Wir sind den ganzen Tag herumgelaufen. Ich sage zu Valdi, dass die Fahrräder zu leihen das Beste gewesen sei. Er sagt Ja. Mit Fahrrädern kennt er sich aus; sein Arbeitsgerät bei Glovo.

Jeder liegt auf seinem eigenen Bett; natürlich schauen wir auf unsere Handys. Wir sind im siebten Stock, er geht auf die Franklin Street raus. Es gibt zwei Fenster, ein nettes Paar, wie Valdi und ich, die wir beide auch zwei Fenster sind.

Ich suche in Valdi die Erinnerung an die Beziehung, die ich zu meinem Vater hatte, ich suche sie mit einer tönenden Verzweiflung, voller glänzender Ideen dazu, wer ich bin, zu meiner Identität.

Meine Identität altert.

Ich stehe vom Bett auf, unter Schmerzen, mein Rücken plagt mich. Und ich gehe zu den beiden Fenstern und schaue auf den Verkehr, und die Straße, und schaue auf das Gebäude gegenüber. Ich erzähle Valdi Dinge über meinen Vater.

Er versteht sie nicht wirklich, noch nicht einmal ich selbst verstehe sie. Es ist, als würden wir über Arten sprechen, die vor zweihundert Jahren ausgestorben sind. Mein eigener Vater scheint ein Wesen der Vorgeschichte.

Weder Bra noch Valdi haben ihn je bei seinem ganzen Namen genannt. Sie kürzten ihn ab. Sie machten ihn so kurz wie möglich, davor jedoch setzten sie das Wort »yayo«. Sie nannten ihn »yayo Manel«, wie sein Name auf Katalanisch heißt. Das Ergebnis war also nicht wirklich sein Name.

Er war niemals Großvater.

Er war niemals Großvater, aus dem Grund, weil mein Vater immer ein Dandy war. Das wird mir in diesem Augenblick klar.

Ein Dandy der unteren Mittelschicht, aber ein Dandy. Er hat sich sein Dandytum erfunden, und ich habe es geerbt.

Ich habe sein Dandytum geerbt, was bedeutet, dass du immer an etwas anderes denkst als an das, was du vor dir hast; es ist wie eine Abwesenheit; als würde man von dieser Welt in eine andere schreiten, die nur als Melancholie existiert.

Ich glaube, dass Bra und Valdi deshalb seinen Namen änderten, weil sie sein Dandytum damit anerkannten. Ihr Instinkt sagte ihnen, dass ihr Großvater nicht ihr Großvater sein wollte. Er wollte etwas anderes sein, aber sie hatten keine Zeit, herauszubekommen, was er sein wollte.

Er war kein Großvater, wie auch ich keiner sein werde, weil ich nichts mache, was mein Vater nicht gemacht hätte. Er war kein Großvater, weil mein Vater im Grunde seines Herzens niemals an die kleinbürgerlichen Werte glaubte, die die Welt ihm vorsetzte.

Das Wort »Großvater« gefiel ihm nicht. Damit hätte er sich selbst verraten. Das Wort »Großvater« gefällt uns nicht, weder mir noch meinem Vater. Wie konnte mein Vater zu dem feinen Herrn werden, der er war, wie machte er das? Aus Instinkt, allein aus Instinkt.

Darin waren meine Mutter und mein Vater gleich: Sie hatten dem Leben gegenüber denselben Instinkt. Das war das Einzige, was ihnen wichtig war: das Leben. Deshalb gefiel keinem von beiden das Wort »Großvater«.

Wie müssen wir uns vor unseren Kindern und deren Kindern nennen, damit die Eleganz und die Achtung vor den Leidenschaften des Lebens nicht verloren gehen?

Valdi hat sich die Kopfhörer aufgesetzt. Ich spreche ihn an und er hört mich nicht. Ich schaue wieder durch die beiden Fenster.

Wir schaffen einen Moment der Ewigkeit.

Genau: Das ist es, das ist ein heiliger Moment, ich möchte die Zeit, die ich mit meinem Sohn verbringe, küssen, während die Zeit noch bei uns ist. Mit meinem Vater hatte ich einen solchen Moment, nur dass ich diesen Moment mit meinem Vater an keinem Ort mehr finde, deshalb klammere ich mich an diesen Moment, den ich mit Valdi lebe, weil ich von dort aus die Rückkehr meines Vaters erbitte.

Ein Moment führt auf erstaunlichen Wegen zu einem anderen Moment und die Menschen täten gut daran, sie zu sehen und sich auf diese Pfade von gemeinsamem Blut zu begeben. Indem ich mit meinem Sohn zusammen war, konnte ich mit meinem Vater zusammen sein. Dies ein Wunder zu nennen, wäre wenig.

Ich wünschte, seine Stimme erklänge in diesem Zimmer 711 eines Hotels in Chicago. Es würde ihn erschrecken, dass wir so weit weg von Spanien sind.

Seine Stimme ist nirgendwo aufgenommen worden, das ist verstörend, ich höre seine Stimme in mir, aber es ist bereits ein vorgestellter Ton. Mein Vater und seine Stimme zersetzen sich.

Im Sommer 2004 hatte ich ein Stipendium, ich verbrachte zwei Wochen in New York. Ich rief ihn von dort aus an und er wusste nicht, was er mir sagen sollte. Auch meine Mutter sagte nicht viel. Sie wussten nicht so genau, wo ich war, noch, warum oder wofür. Woran dachte mein Vater wohl, als ich ihn aus New York anrief? Ein Jahr und drei Monate später starb er. Er zeigte nicht das geringste Interesse, weder für die Stadt noch für mich. Wir hatten uns bereits voneinander entfernt. Ich war traurig, als ich auflegte. Er hätte mir so etwas sagen sollen wie, was machst du da, so weit weg, du solltest hier bei mir sein, aber es hat auch nicht viel Sinn, dass du jetzt kommst, um bei mir zu sein, weil du vielleicht recht hast und du jetzt in Städten wie diesem New York sein solltest, von wo aus du mich anrufst, was mich kaum interessiert. Aber da das bedeutet hätte, dass er viel hätte sprechen müssen, machte er das, was er immer machte, und kommunizierte mit mir mittels seiner unverständlichen Einsilber und in diesen Einsilbern lag eine traurige Schönheit, aber immerhin Schönheit.

Ich brachte ihm von jener Reise nach New York eine Uhr mit.

Eine Casio.

Eine billige Casio, etwa dreißig Dollar hatte sie gekostet. Man sagt, Geld mache nicht glücklich, was für eine blödsinnige Behauptung. Diesen Satz könnte der Vorstandsvorsitzende aller Unternehmer dieser Welt gesagt haben. Diesen Satz könnte der Papst gesagt haben. Oder der große Ausbeuter. Ich konnte ihm noch nicht einmal eine dreihundert Dollar teure Seiko mitbringen.

Ich konnte nicht.

Wie auch er mir kein neues und gutes Fahrrad kaufen konnte.

Ich brachte ihm eine dreißig Dollar teure Casio mit und er wusste es. Er wusste, dass andere Söhne ihren Vätern dreihundert Dollar teure Seikos mitbrachten, so wie ich wusste, dass andere Väter ihren Söhnen BH-Fahrräder kauften.

Das Fahrrad, das er mir schenkte, und die Casio, die ich ihm schenkte, waren dasselbe Geschenk. Welche Treue zur Arbeiterklasse, welch enorme Treue, welch große Übereinstimmung zwischen meinem Vater und mir.

»Geld macht nicht glücklich« ist ein reaktionärer Satz, ausgesprochen von demjenigen, der Geld hat, und gesagt, um zu verhindern, dass andere es haben. Geld bringt dich in die Nähe von Luxus und Luxus ist Freude. Und ohne Freude ist das Leben nichts wert. Luxus ist Schönheit. Ich hätte meinem Vater keine dreihundert Dollar teure Seiko, die es für diese Summe gibt, mitbringen sollen, sondern eine Omega für fünftausend oder eine Rolex für zwanzigtausend.

Und mein Vater wäre glücklich gewesen.

Weil mein Vater ein Dandy war.

Weil ich ein Dandy bin, weil wir beide (er lebt ja in mir weiter) das Leben lieben, wir lieben es, aus dem Vollen zu schöpfen, das Beste.

Tolle Abendessen, tolle Reisen, tolle Hotels, tolle Autos, tolle Uhren und du und ich, wie wir die Schönheit und die Freude beherrschen.

Du und ich, zwei unglückselige Spanier, Söhne der Nacht der Geschichte Spaniens, aber mit Stil, immer mit Stil.

Du mit deiner dreißig Dollar teuren Casio; ich mit meinem kaputten Fahrrad.

24

Alles im Leben kommt zu spät, daran dachte ich, als Valdi bereits schlief. Ich schützte mich mit Ohrstöpseln gegen den schrillen Ton des Ventilators im Zimmer. Valdi brachte dieser Lärm ins Schlummerland. Innerhalb einer Sekunde war er eingeschlafen. Meine Nachttischlampe (diese großen amerikanischen Lampenglocken) war noch an und ich konnte sein schlafendes Gesicht sehen. Es war, als würde das Kind, das noch in ihm lebt, mit dem Schlaf auf den Plan treten und sich seines Gesichts bemächtigen. Er war nicht länger zwanzig Jahre alt, denn so alt war er, und sein Gesicht wurde so weich und verletzlich wie das eines Kindes.

Ich wollte das Baby, das er war, berühren. Und wie oft hatte ich das Baby berührt, das Valdi gewesen war, und war mir nicht bewusst, dass ich in diesem Moment die beste Zeit meines Lebens hatte, aus dem Vollen schöpfte, Gott, dem Mysterium der Materie, dem Herrn über das Geheimnis des Lebens nah war.

Das Geheimnis des Lebens heißt Schönheit.

Es heißt Einsamkeit.

Ich hatte Angstlöser genommen und war ruhig, ich war in Frieden mit mir und wollte diesen Frieden genießen. Ich stand auf und sah erneut aus dem Fenster. Es war fast zwölf. Erneut sah ich Valdi an. Ich öffnete die Minibar und trank Wasser. Wir hatten ein paar Dinge gekauft: Obst und Salt-and-Vinegar-Chips. All das hatten wir zusammen gekauft. Im Mülleimer lag die Verpackung einer gefrorenen Lasagne, die das Abendessen von Valdi gewesen war. Wir hatten sie in einem 7-Eleven gekauft. Es war ein vorgekochtes Gericht, ideal für die Mikrowelle. Und das Zimmer hatte eine. Valdi war von der Lasagne begeistert gewesen. Und er hatte es bemerkenswert gefunden, dass unser Zimmer eine Mikrowelle hatte. Ich verliebte mich in die Mikrowelle, weil ihr Vorhandensein in diesem Zimmer dazu geführt hatte, dass Valdi glücklich war.

Alles, was zur Freude von Valdi beiträgt, hat meine Bewunderung, macht mich zutiefst dankbar.

Jegliches, was meinen Sohn glücklich macht, erzeugt bei mir Dankbarkeit. Jegliches auf dieser Welt, das zur Freude der Zwanzigjährigen beiträgt, sollte bei uns Dankbarkeit erzeugen.

Ich dachte an die Millionen und Abermillionen zwanzigjährigen Söhne und Töchter.

Es war, als wären das alles meine Kinder, ich dachte, dass ich verrückt würde, aber ich konnte nicht anders.

Ich sah die Lasagneverpackung im Mülleimer, und da es die Lasagne von Valdi gewesen war, verliebte ich mich in diese Verpackung, die nur noch Müll war. Aber diese Lasagne hatte dazu geführt, dass mein Sohn glücklich gewesen war, und ich liebte sie.

Ich liebe alles, was bei Valdi Freude hervorruft, alle unwichtigen Dinge, alle materiellen und unwichtigen.

Mo rief aus Iowa an, um zu erfahren, wie es uns gehe, ob alles in Ordnung sei. Ich erzählte ihr von dem Tag. Sie erzählte mir von ihrem, aber mit etwas leiserer Stimme, um Valdi nicht aufzuwecken.

Mo gibt mir immer Ratschläge, weil sie durch die Ratschläge ihre Liebe zum Ausdruck bringt. Die Liebe zum Ausdruck zu bringen, ist komplex. Es reicht nicht, »ich liebe dich« zu sagen. Damit die Liebe sich vermittelt, muss sie sich materialisieren.

Alles im Leben muss sich in etwas versinnbildlichen. Und Mo gab mir Ratschläge zu praktischen Dingen, die mit unserer Rückreise nach Madrid zu tun hatten.

Das Leben, das reife Alter lehrt uns, unterscheiden zu können, wie Menschen ihre Liebe zum Ausdruck bringen. Nicht jeder macht das auf dieselbe Weise, will ich damit sagen. Es gibt ein riesiges Repertoire. Dieses Repertoire zu verstehen, heißt, mit den anderen zu leben.

Dann legte ich mich wieder ins Bett, schob mich zwischen die sauberen und glatten Laken. Ich hatte das Gefühl, diese Laken nicht verdient zu haben. Ich hatte das Gefühl, nichts im Leben verdient zu haben.

Im Spanischen gibt es kein Substantiv, das den Umstand, etwas nicht zu verdienen, beschreibt.

Nichts zu verdienen, und in diesem Nichts-Verdienen liegt der große Verdienst.

Die sauberen und knitterfreien Laken, die Laken, die auf die Arbeit eines Zimmermädchens verweisen, die ich nicht verdiene.

Dieses Gefühl, nichts zu verdienen, führte mich zu einer Erinnerung an meinen Vater.

Vor einigen Wochen signierte ich bei einem Buchfest in dem Pyrenäenstädtchen Jaca Exemplare meines Romans. Ich saß mitten auf einer Straße und neben mir gab es einen weiteren Stuhl für jemanden, der mein Buch kaufen würde. Eine Frau um die achtzig in Begleitung einer jungen Frau, die ihr bei allem half, setzte sich an meine Seite. Sie betrachtete mich. Ich betrachtete sie ebenfalls. Sie hatte blaue Augen und eine verbrauchte Haut. Kupferfarbenes Haar, Lippenstift, Lidschatten. Ich sah Armbänder an ihren Handgelenken. In ihrem ganzen Auftreten offenbarte sich ihr Wunsch, elegant sein zu wollen. Ein gepflegtes, einstudiertes Auftreten, das Kraft, Mut, Hoffnung ausstrahlte.

Es dauerte, bis sie sprach.

»Du kommst nicht auf deinen Vater«, sagte sie schließlich.

Sie stellte sich vor.

Es war Carmina.

Mein Vater hatte von ihr gesprochen. Ich kannte ihren Namen und er war für mich mit der Stadt Jaca verbunden. Als mein Vater begann, als Handelsvertreter zu arbeiten, war Carmina, die gerade ein Bekleidungsgeschäft eröffnet hatte, seine erste wichtige Kundin. Ich denke, dass das Mitte der Fünfzigerjahre gewesen sein musste.

»Ich habe deinen Roman gelesen«, sagt sie zu mir.

Und sie beginnt zu weinen.

»Das ist meine Nichte Araceli.«

Ich begrüße sie.

Ich sage zu Carmina, dass sie nicht weinen soll.

»Du weißt wenig über deinen Vater«, sagt sie zu mir. »Aber das ist normal. Ich habe deinen Vater kennengelernt, als er um die zwanzig war, als er deine Mutter noch nicht kannte. Als er eine andere Freundin hatte. Dein Vater litt, weil er, wie er sagte, die Freundin, die er hatte, sehr mochte, aber er hatte sich in deine Mutter verliebt. Er erzählte mir alles. Aber du kommst nicht auf deinen Vater. Du kommst überhaupt nicht auf ihn. Er hätte nie getan, was du gemacht hast. Du musst deiner Mutter ähnlich sein. Das sagte dein Vater. Du hast Kinder, oder? Er ist schon lange nicht mehr gekommen und dann hörte ich, dass er gestorben ist. Ich habe mich an so viel erinnert aus der Zeit, als wir jung waren. Kannst du dir vorstellen, dass ich einmal jung war? Du bist es ja schon nicht mehr. Wenn es so wäre, würdest du nicht so über deinen Vater schreiben. Du hast über deinen Vater geschrieben, weil du ihn sehr liebtest, das hat mich berührt. Die Vergangenheit bringt uns zum Weinen. Dein Vater war sehr elegant. ›Distinguiert‹ trifft es besser, das war dein Vater. Immer mit diesen so gut gebügelten Hemden, und als er jung war, sah er wie ein Schauspieler aus. Dein Buch ist wirklich wunderschön.«

Ich schaue in den Sommerhimmel der Stadt Jaca. Ich unterbreche das Gespräch, um die Wolken zu betrachten. Ich sehe, wie sich eine davonmacht, weiß und leicht ist sie. Ich schaue zu den Dächern der Häuser. Die Straße ist belebt. Wie diese Stadt wohl Mitte der Fünfzigerjahre gewesen ist, frage ich mich. Als Carmina und mein Vater jung waren und sich das Leben in einer mir unbekannten Art und Weise abspielte.

»Wie hieß diese Frau?«, frage ich Carmina.

Sie redet weiter.

»Diese Frau hatte einen Namen, aber was schert dich, wie sie hieß? Ich weiß sehr genau, wie sie hieß. Ich bin sechsundachtzig Jahre alt, ich wurde zweiunddreißig geboren, ich bin zwei Jahre jünger als dein Vater, ich wäre zwei Jahre jünger als dein Vater, also, wenn er noch leben würde. Warum sollte ich dir sagen, wie sie hieß.

Als dein Vater sie verließ, ging es ihr schlecht, aber dann heiratete sie und bekam zwei Kinder. Weil das Leben immer weitergeht, manchmal ist es wie ein schwarzes Loch, die Zeit vergeht und die Sonne geht wieder auf, und so geht das von Generation zu Generation, das Leben erneuert sich immer wieder, immer kommt es wieder. Sie war sehr verliebt in deinen Vater. Aber wen interessiert das schon, ich weiß nicht einmal, worüber wir sprechen, weil es das erste und letzte Mal sein wird, dass wir sprechen, das ist dir schon klar, oder? Wie wenig Raum die Vergangenheit doch einnimmt, und trotzdem ist sie alles; das heißt, wir erfinden uns die Gegenwart, um vor der Vergangenheit zu fliehen, weil das Einzige, das in meinem Alter Sinn hat, ist, sich zu erinnern, aber wenn ich mich erinnere, vergehe ich vor Traurigkeit, deshalb erfinde ich mir die Gegenwart. Sie hieß María und sie war groß und hübsch. Brünett. Deine Mutter dagegen war blond. Dein Vater sagte mir, dass er nicht wisse, was er machen solle. Das wiederholte er: dass er sie sehr mochte, aber dass er die kennengelernt hatte, die später deine Mutter sein würde. Eines Tages nahm er all seinen Mut zusammen und sagte es ihr. Ich riet ihm, es ihr sofort zu sagen, sobald er eine Entscheidung getroffen hätte, es María zu sagen. Ich sagte ihm sogar, wie er es ihr sagen sollte. Das alles erzählst du nicht in deinem Roman. Wie solltest du es auch erzählen, wenn du es nicht wusstest. Ich weiß nicht, ob deinem Vater dein Buch gefallen hätte. Warum sollte ich dir was vormachen: Ich glaube, so wie ich deinen Vater kannte, hätte ihm dein Buch überhaupt nicht gefallen. Aber überhaupt nicht. Er war sehr stolz, selbstbewusst. Wenn er in das Geschäft kam, war er wie eine Erscheinung, weil er sehr groß war und sehr schlank, als er jung war. Er kam mit dem Seat 600 und arbeitete für Vitos. Er war so groß, wie er diskret war. Das erste Mal, dass ich ihn sah, dachte ich, schau an, was für ein hübscher und schweigsamer Kerl. So war dein Vater, das hast du gut gemacht, ihn so zu lieben. Jaja, ich weiß, dass ich viel rede, aber wie sollte ich auch nicht von deinem Vater reden, er war nämlich auch ein geheimnisvoller Mann, das glaube ich inzwischen. Aber das mit dieser Freundin, was für eine unglaubliche Geschichte, oder? Und diese Freundin wohnt nicht weit von hier. Sie heiratete und bekam zwei Kinder, das habe ich dir schon erzählt, sie werden in deinem Alter sein. Möchtest du sie kennenlernen? Aber das ist Quatsch. Wie seltsam das Leben doch ist, wenn es auf das Ende zugeht. Solange das Leben dauert, leben wir einfach, aber wenn es auf das Ende zugeht, wird es sehr seltsam. Es wird sehr seltsam, weil es zurückkommt, und es scheint anders als das, was wir gelebt haben, es kommt mit vielen neuen Untertönen zurück und verwirrt uns sehr, aber ich glaube, davon verstehst du mehr als ich.«

Ich habe diesen Namen seit mehr als fünfundzwanzig Jahren nicht mehr gehört, daran denke ich. Ich höre Carmina nicht mehr zu, weil das Wort »Vitos« mir wie ein Fleischermesser in die Erinnerung schneidet. Das war eine Bekleidungsfirma, für die mein Vater arbeitete. Sie ging 1973 pleite und mit ihr war der wirtschaftliche Erfolg meines Vaters dahin. Er und meine Mutter verehrten dieses Wort: »Vitos«. Ich habe schon lange nicht mehr gehört, dass es jemand ausgesprochen hat.

Meine Eltern hörten auf, dieses Wort zu sagen.

Dieses Wort war der Name einer Firma, die ihr wirtschaftliches Glück bedeutete und die plötzlich verschwand. Wir lebten dank dieses Wortes. Wir aßen dank dieses Wortes. Ab dem Zeitpunkt, als Vitos schloss, verdiente mein Vater niemals mehr etwas. Es war nie viel Geld gewesen. Er hat niemals richtig gut verdient, aber als er für Vitos arbeitete, konnten wir uns ein Leben mit ein bisschen Freude leisten.

Carmina und ich sehen uns lange an.

Sie erwartet der Tod und mich, ein wenig länger durch die Welt zu ziehen, in Begleitung von Arnold, der meine Ängste schürt.

Wir verabschieden uns mit einem Kuss voneinander. Die Enkelin lächelt.

»Mein Vater sprach immer mit überaus großer Zärtlichkeit von dir«, sage ich zu Carmina.

Ich signiere ihr das Buch.

»Ich kenne es fast auswendig«, behauptet Carmina. »Es waren andere Zeiten. Sie lassen sich nicht erklären. Alles war anders. Lass die Vergangenheit ruhen«, sagt sie und geht an der Hand ihrer Enkelin fort.

»Lass deinen Vater in Frieden ruhen. Wie wenig du ihm ähnelst«, hat sie noch Zeit, mir zu sagen.

Ich schaue sie schon nicht mehr an.

Ich werde sie nicht wiedersehen, das ist die einzige Gewissheit, aber es ist auch gewiss, dass ich sie gesehen habe, und das ist sehr wichtig gewesen, weil wir etwas Heldenhaftes geschafft haben: Wir haben uns wiedergesehen, und ich denke auch, dass mein Vater sie durch meine Augen wiedergesehen hat.

Papá, es ist nicht so schlecht, dass ich die Geschichte deines Lebens in einem Buch beschreibe, weil dieses Buch dazu geführt hat, dass Carmina sich von ihrem Stuhl erhoben und gesagt hat: »Ich muss den Sohn meines Freundes, der dieses Buch geschrieben hat, treffen.«

Plötzlich bist du für einen Moment aus der Dunkelheit getreten, Papá.

25

Am nächsten Tag fuhren Valdi und ich zum internationalen Flughafen von Chicago O'Hare, um nach Madrid zu fliegen. Wir fuhren mit der U-Bahn zum Flughafen, sie war sehr alt und schmutzig. Es gab eine Haltestelle in der Nähe des Hotels, darüber waren wir sehr froh. Alles ging gut, bis wir in die U-Bahn-Station kamen, weil Valdi sich darüber aufregte, dass es keine Rolltreppen gab und wir gezwungen waren, die Koffer über sehr enge Treppen nach unten zu schleppen. Das war äußerst anstrengend.

Valdi regte sich nach aragonischer Art auf und ich lachte mich tot. Die Aragonier regen sich auf sehr besondere Art auf, es ist eine Mischung aus irrer Komödie und tiefsinniger Philosophie. Aus Solidarität regte ich mich ebenfalls auf. Wir redeten sehr laut spanisch, betonten die Silben falsch, bis nur noch ein launiges Grummeln zu hören war, eine seltsame Art, das Leben zu feiern wie auch die Hoffnungslosigkeit zu leben.

Eine aragonische Liturgie in der U-Bahn von Chicago.

Es war nahezu unmöglich, jene Treppen mit Koffern herunterzugehen, es war reiner Selbstmord.

Wenn die Metro in Madrid genauso schmutzige und enge Stationen und Bahnsteige und Treppen hätte wie die U-Bahn in Chicago, hätte es in Spanien längst eine Revolution gegeben. Ich bemerkte, dass Valdi sich das klarmachte, also, dass sein Land ganz in Ordnung war. Zumindest in ein paar Dingen.

Dann, im Flughafen, beklauten wir noch einmal den Kapitalismus und besprühten uns, wo wir konnten, mit Eau de Cologne. Unsere Maxime lautet, den Kapitalismus ohne Erbarmen zu plündern. Manchmal kam eine Angestellte, um uns zu fragen, ob sie uns helfen könne, um zu sehen, ob wir mit den ausgestellten Düften duschen wollten, wir zwei beschränkten uns dann darauf, ihr aufmerksam und mit einem sehr freundlichen Lächeln zuzuhören, und verteilten dabei weiter 100-Dollar-Düfte auf den Händen, im Gesicht, auf den T-Shirts und sogar auf dem Handgepäck.

Selbst in meine Laptoptasche sprühte ich teures Eau de Cologne.

Unsere Maßgabe war sehr klar: Wir nahmen die teuersten Düfte. Und es gab einen einhundertachtzig Dollar teuren von Tom Ford, den mag ich am liebsten, und den Flakon machten wir komplett leer.

In den Duft von teuren Herrenparfüms gehüllt, gingen wir in den McDonald's des Flughafens und aßen dort zwei gigantische Hamburger. Wir gingen zu McDonald's, weil wir keinen Panda Express fanden.

Danach, an Bord, schaute Valdi die ganze Reise lang Filme.

Manchmal lachte er.

Ich fragte ihn, ob ihm die Filme, die er sah, gefielen.

Nein, sagte er, sie sind alle scheiße.

Ich sagte: Das stimmt, diese Scheißfilme sind alle eine verdammte Scheiße.

Und so überquerten wir den Atlantik, inmitten der Euphorie der Geschwindigkeit, der Schwerelosigkeit des Luftraums, des Lärms der Motoren, der schlafenden Leute, der müden Stewardessen, der Toiletten mit einer Schlange davor, zwischen Menschen jedweder Hautfarbe und den Gängen voller Decken und Pantoffeln, so überquerten wir den alten Nordatlantik, überquerten ihn ohne den gebotenen Respekt, schließlich hatten wir Menschen die Ozeane gedemütigt.

Bei der Landung in Madrid wurde ich traurig: Wir würden uns trennen müssen. Am Abend fuhr Valdi zurück nach Barcelona. Aber die Erinnerungen an die Reise machten mich einige Tage glücklich.

Ich hatte in Chicago unzählige Fotos geschossen. Manchmal sah ich, dass Valdi eins der Fotos, die ich von ihm gemacht hatte, für WhatsApp nutzte, und das bescherte mir eine unendliche Freude.

26

Ich habe einen Traum. In diesem Traum komme ich in ein Hotel. Dort findet eine Tagung von Autoren statt. Ich kenne einige von ihnen, sie begrüßen mich freudig. Umarmungen. Bekannte Gesichter. Auf einmal sehe ich eine Frau mit Brille, die an der Seite einer Jugendlichen sitzt. Ich setze mich auf einen freien Stuhl. Es ist Mittag. Ich weiß nicht, warum, aber wir sind in der Karibik. Man spürt die Feuchtigkeit, die Hitze und die Sonne auf der Haut. Die Menschen sind zufrieden. Ich setze mich neben diese Frau. Sie nimmt die Brille ab. Es ist Teresa Rivalles, eine Frau, die ich dreißig Jahre lang nicht gesehen habe.

In dem Traum gehe ich mit ihr um, als würde sie leben. Trotzdem werde ich mich, als ich zehn Minuten nach dem Traum wach werde, daran erinnern, dass sie vor zwei Jahren gestorben ist. In dem Traum nimmt sie sich die Sonnenbrille ab und wir reden über unsere Familien, sie erzählt mir von ihren Söhnen. Im Traum trug ich schwarz. Später, wach, werde ich verstehen, warum ich schwarz trug.

Mein Gespräch mit Teresa Rivalles dauert eine ganze Weile. Irgendwann bemerke ich, dass an der Rezeption des Hotels keine Autoren mehr sind. Alle sind in ihren Zimmern. Ich schaue in eine Ecke und sehe meinen Koffer, einsam, verlassen. Ich werde nervös, das Gespräch hat mich vergessen lassen, warum ich hier bin.

Ich gehe zur Rezeption, um einzuchecken, und dann passiert das Wunder. Der Mann, der mich bedient, begrüßt mich herzlich. Er sagt zu dem Kollegen an seiner Seite: »Stell dir mal vor, welches Zimmer der Herr bekommt«, und zeigt ihm die Nummer. »Das ist unglaublich«, sagt der Kollege vom Empfang. Dann schaue ich dorthin, wo ich mit Teresa Rivalles gesprochen habe, und dort ist niemand mehr. Ich schließe die Augen. Ich öffne sie erneut und sehe, wie mein Vater zusammen mit Teresa Rivalles an mir vorbeigeht, ich will sie gerade ansprechen, aber in diesem Moment erklären mir die beiden Männer vom Empfang, warum ich so viel Glück habe.

»Ihr Zimmer ist ein Palast, es hat ein Schwimmbad mit Meerwasser nur für Sie allein, es ist das beste Zimmer der Welt«, sagen sie. Dann kommt ein dritter Mann. Die Überraschung der drei besteht darin, dass sie dachten, dass dieses ungewöhnliche und spektakuläre Zimmer niemals mehr einem Kunden angeboten werden würde.

Alle drei beschreiben mir das Zimmer.

Sie betrachten mich, um herauszufinden, was der Grund dafür ist, dass ich für diese Suite auserwählt wurde.

Als ich das Zimmer betrete, sehe ich das Meer, das bis an meine Füße heranschwappt, und da wache ich auf.

Ich habe von einer toten Frau geträumt, die ich in meiner Jugend kannte. Träume können die Toten für uns erreichbar und lebendig machen. Sie sprach in meinem Traum. Wir redeten über unsere Kinder, sie war ja Mutter.

In der realen Welt starb sie mit nur vierundfünfzig Jahren. Sie starb sehr jung. Es sterben Leute, die mit mir Abitur gemacht haben. Als ich von ihrem Tod hörte, war ich sehr betroffen. Ich erinnerte mich daran, dass ich sie, als wir zwölf oder dreizehn Jahre alt waren, geküsst hatte. Hatte sie sich wohl je an diesen Kuss erinnert? Ich werde ihn niemals vergessen. Damals war sie blutjung, voller Leben und Energie, sie war sympathisch und offen, immer war sie dabei, wenn wir uns irgendwo getroffen haben.

Ich habe keine Ahnung, was ich mit diesen ganzen Erinnerungen machen soll. Warum scheinen sie mir so unabgeschlossen. Deshalb schreibe ich sie auf, um zu versuchen, sie abzuschließen, damit sie einen Sinn bekommen und damit Würde.

Dass die Erinnerungen in Würde sterben können, das ist mein Anliegen.

Ich glaube, dass ich verliebt in sie war. Und ich wusste, dass sie sich nie in mich verlieben würde. Tatsächlich verliebte sie sich in einen Jungen, der fünf oder sechs Jahre älter als sie war und älter als ich, weil Teresa und ich gleich alt waren.

Das Überraschendste an dieser ganzen Geschichte ist, abgesehen davon, dass ich von ihr geträumt habe, dass ich ihren Tod vergaß. Ich war sehr mitgenommen, als ich davon hörte, aber ich vergaß ihn. So weit, dass in einem anderen Gespräch das Thema ihres Todes noch einmal aufkam und ich mich nicht erinnerte, dass man es mir bereits gesagt hatte. Sodass ich ihren Tod noch einmal fühlte. Dann, nach einer Weile, wurde mir klar, dass ich bereits von ihrem Tod gewusst hatte. Das machte mich baff.

Ich fühlte es zweimal, dass sie starb.

Und das ist etwas, was ich nicht verstehen kann. Es ist, als könnte ich meine Vergangenheit nicht loslassen.

Wie konnte ich vergessen, dass Teresa gestorben war. Ich kann es mir nur folgendermaßen erklären: Ich hatte es unbewussst überhört, als es mir zum ersten Mal gesagt wurde. Deshalb verarbeitete mein Gehirn diesen Tod nicht.

Man musste mir von dem Tod von Teresa Rivalles zweimal erzählen, damit ich schließlich akzeptierte, dass sie tot war.

Ich sprach mit meinem Therapeuten darüber, es scheint, dass ich nicht der Einzige bin, dem das so geht, dass er den Tod nicht akzeptieren kann, dass die Nachricht des Todes zweimal überbracht werden muss.

Die Nachricht des Todes muss dann zweimal überbracht werden, wenn die Dimensionen der Vergangenheit nicht verstanden werden, sagt mein Therapeut.

Ich bin gerade aufgestanden.

Ich muss mich anziehen, weil ich verabredet bin. Ich weiß nicht, wie ich mich anziehen soll, noch weiß ich, was ich anziehen soll. Es gibt niemanden, den ich fragen könnte, was ich anziehen soll. Wenn du niemanden hast, den du fragen kannst, was du anziehen sollst oder ob dieses Hemd oder diese Hose gut sitzt, riecht dein Leben nach Scheitern. Du stinkst nach Scheitern.

Gestern Nacht schlief ich mit Gedanken an Teresa Rivalles ein.

Nicht zu wissen, was man anziehen soll, kann einen verrückt machen. Vielleicht ging es ihr genauso. Womöglich gehören wir einer Generation an, die mit fünfzig Jahren von allen verlassen ist.

Als Teresa Rivalles jung war, nahm sie Drogen. Alle wussten es, alle, außer ihre Eltern. Damals nahmen alle jungen Spanier Drogen. Wir nahmen alle Drogen. Bestimmt wusste sie am Ende ihres Lebens nicht, was sie anziehen sollte.

Wie ich jetzt, an diesem Oktobermorgen, hier, in Madrid. Wenn ich die Augen schließe, kann ich mich erinnern, wie Teresa mit zwölf Jahren war. Ich sehe sie ganz genau. Sie beachtete mich nie, ich wusste nicht, was ich machen sollte, um ihre Aufmerksamkeit zu erregen, und all das, was ich machte, um ihre Aufmerksamkeit zu erregen, machte ich vor mehr als vierzig Jahren. Und es hat sich nicht viel geändert: Ich versuche, durch meine Kleidung etwas herzumachen, ich versuche, mir Jeans anzuziehen (sie waren damals der letzte Schrei), ich versuche, in ihrer Gegenwart etwas Originelles zu sagen, ich versuche, anzugeben oder interessant zu sein oder etwas Unflätiges zu sagen, damit ich ihr auffalle. Genau jetzt gerade ziehe ich die Jeanshosen in meinem Zimmer an, ich schaue mich im Spiegel an: Ja, bestimmt, sie wird mich bemerken.

Mehr als vierzig Jahre später mache ich dasselbe. Ich versuche, mich anzuziehen. Inzwischen nicht mehr mit dem Ziel, interessant zu wirken, aber das, was ich mache, ist dasselbe: Ich schaue mich im Spiegel an und versuche, zu beurteilen, ob ich gut angezogen bin, ob ich es verdient habe, dass mich jemand anschaut.

Was gäbe ich dafür, herauszufinden, ob sie sich jemals daran erinnerte, dass wir uns einmal küssten, oder ob sie sich dann und wann daran erinnerte oder ob sie es vollständig vergaß.

Ich vergaß es niemals. Ich hätte ihr das zu irgendeiner Gelegenheit sagen sollen. Wenn ich es ihr gesagt hätte, wäre sie vielleicht noch am Leben, weil alles wichtig ist.

Unsere Eltern waren befreundet, und das führte dazu, dass ich sie mit einer gewissen Regelmäßigkeit sah. Jetzt ist, soweit ich das weiß, nur noch ihre Mutter am Leben. Sie lebt in einem großen Haus, weil sie sich ein großes Haus bauten, außerhalb von Barbastro, mit Swimmingpool. Ich stelle mir jetzt ihre Mutter vor, wie sie durch das Haus streift, wenn sie überhaupt noch gehen kann. Teresa hatte einen älteren Bruder, der ganz plötzlich verstorben war.

Ich erinnere mich an ihren älteren Bruder, weil er einen Opel Corsa mit Gepäckträger hatte, und mir schien das folgerichtig, einen Gepäckträger auf einen Opel Corsa zu montieren. Das dürfte Ende der Siebzigerjahre gewesen sein.

Ich hätte gerne ein solches Auto gehabt, weil ich es perfekt fand: Es hatte etwas Sportliches, aber trotzdem hatte es einen Gepäckträger, und es war wesentlich, dass es einen Gepäckträger hatte, weil mein Vater den Gepäckträger bei einem Auto sehr schätzte, woraus ich schloss, dass, wenn ich irgendwann einmal ein solches Auto hätte, mein Vater mir seinen Segen dazu geben würde.

Sie mussten in dem Haus glücklich gewesen sein.

Wo ist dieses Glück heute hin?

Der grausame Zyklus des Lebens, und ich denke jetzt an mein Altern, es vollzieht sich unerbittlich.

27

Ich erinnere mich, dass Teresa und ich in der Oberstufe denselben Lateinlehrer hatten. Es war ein Priester, er hieß Don Luis Castilla. Er sagte immer dieses eine Wort: »unerbittlich«. Ich verstand dessen Bedeutung nicht ganz oder, besser, mir erschloss sich nicht, warum er es manchmal übertrieben dramatisch, manchmal übertrieben komisch aussprach.

Er stellte sich auf das Podest an der Tafel, wo er umso größer und autoritärer wirkte, und wenn es nur noch eine Minute war, bis dass die Glocke ertönte und wir unsere Arbeiten abgeben mussten, sagte er: »Die Zeit ist unerbittlich.« Wie er das sagte, hatte auch mit ihm persönlich zu tun, das spürte ich. Es war klar, dass Don Luis Castilla seine eigene Existenz in dieses Wort packte. Er war ein groß gewachsener Mann mit feinen Zügen, immer gut angezogen mit einem Schlips und einem blauen Pullover. Ein von sich selbst eingenommener Priester mit einer Mission, sehr beschäftigt, mit vielen Versammlungen und Engagements. Er war speziell. Er sonnte sich in seiner physischen Erscheinung. Er hatte ein ausgeprägtes Gesellschaftsleben, er ging bei der Bourgeoisie von Barbastro ein und aus. Die feinen Leute luden ihn zum Essen ein. Sie luden ihn in ihre Privathäuser ein, wo man ihn hofierte. Er hatte ein politisches Verständnis von Gott, das mir weiter entwickelt schien als das seiner Glaubensbrüder. Das war Mitte und Ende der Siebzigerjahre. Und er beherrschte das Lateinische sehr gut, aber nicht perfekt. Es gab in der Grammatik Dinge, die er nicht vor der Klasse erklären konnte, vielleicht aus Faulheit, oder vielleicht lag es auch daran, dass ich seinen Erklärungen nicht gut folgen konnte. Ich war besessen von den Bedeutungen von *quod* auf Lateinisch und ich löcherte ihn zu dieser Besonderheit der lateinischen Syntax und ich erinnere mich, dass ich nie ganz zufrieden war.

Das *quod* verfolgte mich, weil es verschiedene Dinge sein konnte, und ich wollte vorbereitet sein, auf der Hut sein, damit mich das *quod* nicht unvorbereitet erwischte. Das *quod* war eine Herausforderung für meinen Geist, weil es unberechenbar war. Die Unberechenbarkeit der lateinischen Syntax war wider meinen Sinn für Logik. Ich war von dem lateinischen *quod* besessen, aber auch die Bedeutung von *cum* machte mich fertig. Ich wollte ganz genau wissen, was jene Sätze, die vor zweitausend Jahren gesprochen worden waren, bedeuteten. Jetzt ist mir klar, dass es unmöglich war, das, was vor zweitausend Jahren gesagt wurde, zu übersetzen. Es ist mir klar, dass das, was wir in der Klasse machten, passable Annäherungen an etwas waren, das damals gesagt wurde, aber dass niemand mehr sagen konnte, was wirklich gesagt wurde, zumindest nicht zu hundert Prozent, bis hin zu allen möglichen Nuancen. Die Nuancen waren unübersetzbar oder nicht auflösbar oder die Zeit hatte sie hinfort getragen. Und das *quod* war das Überbleibsel dieses Schiffbruchs, des Schiffbruchs einer ganzen Sprache, die mir wunderschön und gleichzeitig schrecklich schien.

Ich kann mich sehr gut an diesen Mann erinnern. Ich kann mich sehr gut erinnern, weil er elegant war, weil er seine Kleidung sorgfältig auswählte. Weil er immer gut angezogen war. Inzwischen weilt er auch schon unter den Toten.

Teresa ist bei ihm.

Sie war keine gute Schülerin, sie schaffte oft die Prüfungen nicht und lernte nicht besonders viel. Auch das machte einen Teil ihres Charmes aus.

Eines Tages sah ich Don Luis in Begleitung eines Greises. Als ich sah, dass Don Luis einen Vater hatte, erstarrte ich zu Stein. Er war so erhaben, so besonders, dass ich annahm, er habe keinen Vater. Genauso dachte ich, dass er ein Engel sei. Ich glaube, er hatte sein Antlitz vergöttlicht, deshalb überraschte es mich, ihn mit seinem Erzeuger zu sehen.

Später erfuhr ich, dass sie zusammenlebten.

Ich denke an das Leid des Vaters von Don Luis Castilla, eines Tages zu verstehen, dass mit dem Tod seines Sohnes alles verschwinden würde. Weil er der einzige Sohn war. In dem Zusammenleben eines Greises und seines Priestersohnes muss es auch Schönheit gegeben haben. Ich weiß nicht, wann der Vater von Don Luis Witwer geworden war.

Auch beunruhigte mich die Tatsache, dass Don Luis groß und sein alter Vater klein war. Ich denke jetzt, in diesem Moment, dass der Vater von Don Luis sehr oft großen Stolz empfunden haben musste, und ich möchte mich auf dieses Gefühl konzentrieren, damit dieses Gefühl nicht stirbt.

Er hat mir all das Latein, das er kannte, beigebracht und er wusste viel. Das Latein hat nach und nach diese Welt verlassen. Ich bin einer der Letzten, die bleiben, einer der letzten Menschen, für die die Bedeutungen des lateinischen *quod* wichtiger sind als die Größe des Universums.

Ich stelle mir vor, wie Don Luis die Geschichte seines und des Lebens seines Vaters zu einem Wort verdichtete, das er mit der Anmut und der Macht aller Dämonen und aller Engel aussprach.

Das Wort »unerbittlich«.

Ein Priester, ein eleganter Lateiner, mit seinem Schlips und seinem gesitteten Benehmen, und sein greiser Vater. Die beiden, wie sie zusammenleben. Ich sehe jetzt, wie die beiden zusammen am Tisch sitzen.

Vielleicht wurden sie in derselben Grabstätte beigesetzt.

Ich sehe sie in der Tür ihres Hauses: Don Luis, sehr groß, und sein kleiner Vater. Dieses Detail, dass Vater und Sohn von der Statur unterschiedlich waren, kommt mir jetzt in den Sinn wie ein Rätsel, das ich nicht mehr lösen werde, weil ich glaube, dass ich der Einzige auf dem Antlitz der Erde bin, der sich an Don Luis Castilla und seinen Vater erinnert, seinen anonymen Vater, weil Don Luis in Barbastro berühmt war, jeder kannte ihn, sein Vater dagegen scheint mir jetzt von einem Geheimnis umgeben, von Dunkelheit, von gelbem Gebet.

Ihr drei seid Heilige: Teresa, Don Luis und der unbekannte Greis. Ihr drei seid in diesem Moment schön.

Ihr seid Freude.

Ich vergesse euch nicht.

Ich schreibe für euch, um euch zu sagen, dass eure Leben bedeutend waren und wahr waren und voller Gutherzigkeit.

28

Jetzt gerade habe ich Sehnsucht nach den Vereinigten Staaten. Sehnsucht nach der Willenskraft. Sehnsucht nach den riesigen Prärien des Mittleren Westens. Sehnsucht nach den riesigen Hamburgern und den Hotelzimmern, die noch riesiger als die Hamburger sind.

Mo war diejenige, die mich von Spanien weglockte und in dieses Land brachte, und mein Leben fing noch einmal an. In den Vereinigten Staaten war ich niemand. Ein anonymes Wesen. Ein Vogel am Himmel. Ich hatte keine Identität. Ich machte mich so klein und unsichtbar wie möglich. Ich genoss die materiellen Gegebenheiten. Mo hatte ein sehr schönes Haus, das wir uns eine Zeit teilten, bis sie es verkaufte.

Die ersten Tage, die ich in diesem Haus verbrachte, fielen in den Winter 2014. Das Haus stand in einem Wald, fünf oder sechs Kilometer von Downtown Iowa City entfernt. Es war, als sei ich vor der Wirklichkeit geflüchtet. Vier Jahre später, das heißt heute, in diesem Jahr 2018, zieht mich dieses Land wegen politischer Dinge und der Angriffe des Präsidenten Trump auf die Latinos nicht mehr so an, noch spüre ich diese Begeisterung, die ich damals gespürt habe. Aber wenn ich mir diesen Winter 2014 in Erinnerung rufe, meinen ersten langen Winter außerhalb von Spanien, durchströmt mich Freude.

Mo fuhr zum Arbeiten in die Universität und ich blieb in dem Haus. Ich verbrachte den Morgen damit, die amerikanischen Küchengeräte auszuprobieren, ich war von dem Kühlschrank und den amerikanischen Lebensmitteln fasziniert. Alles war riesig, und das machte mich glücklich. Ich hatte den ganzen Tag Herzklopfen. Die Größe der Dinge war ein Fest: die Autos, die Häuser, die Brücken, die Autobahnen, die Supermärkte, alles war wundervoll.

Ich dachte an meine Mutter, ich dachte daran, woran meine Mutter denken würde, wenn sie die Küche, die Mo hatte, sähe. Wir hätten einige der Gerichte, die sie am besten konnte, kochen können. Ich dachte über die Gerichte nach, die sie gut konnte: mit Fleisch gefüllte Kartoffeln, Paella, Fischtopf, Cannelloni, überbackene Auberginen, Kardone mit Stockfisch an Weihnachten. Vielleicht waren die überbackenen Auberginen ihr größter Coup. In der Küche von Mo sitzend, dachte ich an die Küche meiner Mutter.

Ich wurde mir bewusst, dass ich niemals mehr eines der Gerichte, die meine Mutter gekocht hatte, kosten würde. Ich dachte, wo ich nun keines der Gerichte, die meine Mutter gekocht hatte, mehr kosten konnte, dass sich alle Küchen der Welt in meinen Augen in fremde, feindliche und feindselige Küchen verwandelten. Ich hasste alle Küchen der Welt, weil in keiner von ihnen jemals wieder eines der Gerichte meiner Mutter gekocht werden würde.

Ich begann, neben einem Wald zu schreiben.

Ein wilder Truthahn näherte sich dem Haus.

Ich taufte ihn auf den Namen »Fermín« und zeichnete ihn auf ein Blatt Papier, das ich später auf einer Korkplatte befestigte. Ich sprach mit Fermín und stellte mir vor, dass er mir antwortete. Ich stellte mir vor, Fermín sei Spanier und Aragonier und aus demselben Städtchen wie ich und sei aus persönlichen Gründen in die Vereinigten Staaten immigriert, vielleicht um vor einer enttäuschten Liebe zu fliehen oder wegen Veruntreuung, und wir wurden Freunde.

Fermín und ich, verloren in den Vereinigten Staaten, und beide Aragonier. Ich sprach mit einem starken aragonischen Akzent, wenn ich mit Fermín redete. Das Lustige ist, dass Fermín mir mit einem noch stärkeren aragonischen Akzent antwortete.

Ich dachte an Aragón.

Fermín und ich schienen die letzten Aragonier auf dem Antlitz der Erde zu sein. Ich dachte auch an Francisco de Goya, an Joaquín Costa und an Luis Buñuel. Nach diesem Trio von berühmten Aragoniern würden Fermín und ich kommen.

An jenen Tagen dachte ich oft an Joaquín Costa. Der verzauberte Truthahn Fermín brachte mich auf das Leben von Costa. Ich konnte sein seelisches Leid sehen. Und all das sah ich von Iowa aus, an der Seite von Fermín.

Joaquín Costa war ein Aragonier mit einem großen Gespür für die politische und wirtschaftliche Rückschrittlichkeit Spaniens. Er ist nicht so berühmt wie Goya oder Buñuel, aber er berührt mein Herz, weil er die Idee hatte, dass die spanische Mittelschicht vorankommen müsse, und diese Idee scheint mir weiterhin eine der revolutionärsten und modernsten zu sein.

Ich sehne mich nach Aragón, nach Barbastro, nach meiner Heimat, und ich sehe in diesem unbekannten Joaquín Costa ein Symbol für das alles. Costa wurde am 14. September 1846 in einem Ort namens Monzón geboren, das ist achtzehn Kilometer von Barbastro entfernt. Mein Vater hatte viele Kunden in Monzón. Wenn er dort hinfuhr, freuten meine Mutter und ich uns sehr, weil wir wussten, dass er zum Mittagessen zu Hause sein würde.

So bedeutete Monzón gute Nachrichten. Costa starb in Graus, einem anderen Ort in der Nähe von Barbastro, am 8. Februar 1911. Er wurde im Sommer geboren und starb im Winter. Er wurde später »León de Graus« genannt. Mein Vater hatte auch in Graus Kunden und mit einem von ihnen war er sogar befreundet. Deshalb begleitete ich ihn manchmal nach Graus. Dort gibt es eine Statue von Joaquín Costa, die ich als Kind mit so etwas wie Befangenheit oder Angst betrachtete: die Büste eines ernsten Mannes mit dichtem und langem Bart. Ich fühle Hochachtung vor Costa, vor meinem Vater ebenso. León de Graus ist heute absolut unbekannt. Niemand erinnert sich an seine intellektuelle Größe. Joaquín Costa ist genauso vergessen wie die Geschichte meiner Familie und wie die Geschichte dieser Gegend im Norden Spaniens, dieser Gegend in der Provinz Huesca.

So verhalf mir der Truthahn Fermín zu Erinnerungen an meine Heimat, dort in der Küche im Haus von Mo.

Mo ist zehn Jahre jünger als ich. Damit gehören wir verschiedenen Generationen an, was sich zusehends bemerkbar macht. Wir wuchsen unter unterschiedlichen Vorzeichen auf. Zum Beispiel lacht sie nicht über die Dinge, die ich ausgesprochen lustig finde.

Deshalb dachte ich, dass Fermín über meine Witze lachen würde.

Wenn Mo in die Universität zum Arbeiten fuhr, blieb ich am Küchentisch sitzen, neben einem riesigen Fenster, und wartete darauf, dass Fermín kam, der immer kam. Wenn er auf sich warten ließ, stellte ich ein bisschen Brot mit Butter auf die Fensterbank und schon tauchte er auf.

Ich begann, mein Leben Revue passieren zu lassen, und das machte ich an der Seite von Fermín, der sehr lange vor meinem Fenster blieb, auch wenn es kein Brot mit Butter gab.

Fermín führte mich zu einer Erinnerung von 1980, zu Weihnachten 1980, als mein Vater einen Truthahn mit nach Hause brachte. Einer seiner Kunden hatte ihn ihm geschenkt. Meine Mutter kaufte mir damals ein Paar sehr moderne Hosen, die mich total begeisterten und mir auch halfen, meine Schüchternheit in der Öffentlichkeit zu überwinden.

Ich rauchte, ein wenig, um mich zu trösten, aber auch, um nicht aufzufallen, weil es in dieser Zeit allgemein üblich war zu rauchen. Ich rauchte sehr viel. Damals rauchten alle sehr viel und Rauchen war, wie heute auf das Handy zu starren, eine schnelle Hilfe, die uns beruhigt. Damals wussten wir nicht, dass Rauchen tötet. Ich denke, zwanghaft alle dreißig Sekunden auf das Handy zu starren, tötet auch, aber wir wissen es heute noch nicht, wir werden es um 2040 wissen.

Früher rauchten wir.

Heute starren wir auf ein Telefon.

Wir machen dasselbe.

Trotzdem gibt keine zwei Menschen, die sich auf dieselbe Weise erinnern.

Ich erinnere mich, dass ich damals vollkommen unachtsam war.

Wir sind viel im Laufe unseres Lebens gewesen: Es macht keinen Sinn, dass wir uns immer mit demselben Namen ansprechen.

Der, der ich 1980 war, ist, glaube ich, tot, auch wenn ich manchmal mit ihm rede. An irgendeiner Stelle meines Herzens liegt, schläft er, ruht sich aus. Er möchte nichts mehr von mir wissen. Er ist in der Vergangenheit geblieben, wo er gleichzeitig herrscht und schläft.

Er ist ein Toter ohne Totenschein, jedenfalls existiert er nicht auf dem Antlitz der Erde.

Niemand kann mit den toten Ichs sprechen, die er in sich trägt. Sie sind nicht wirklich tot, aber gewandelt.

Also muss es so sein, dass es in meinem Leben einen Schutzengel gab, weil ich noch am Leben bin. Als hätte jemand für mich einen Plan.

Güte ist eines der Wunder, die mich am meisten gerührt haben, manchmal hat die Güte der anderen mir gegenüber dazu geführt, dass ich mich schuldig fühlte.

Alles ist so gewesen, als hätte meine Mutter hinter dem, was passierte, gestanden. Bestimmt tat sie das, ich bin von ihren übernatürlichen Kräften absolut überzeugt.

Du wirst keine hundert Jahre alt werden, sage ich mir immer.

Was ich sagen will, ist, dass ich nicht mehr so viel vor mir habe. Das weiß ich sehr genau, diesen Gedanken habe ich jeden Morgen, wenn ich angesichts des neuen Tages die Augen aufschlage. Diese Gegenwart des Endes verwandelt mein Leben in reine Schönheit.

Auch in Güte.

Ich bemerke, dass ich gerade all das Fermín erzählt habe, der immer noch auf der anderen Seite des Fensters steht, darauf hoffend, dass ich ihm noch mehr Brot mit Butter hole.

29

Wie wichtig es war, miteinander zu schlafen, und trotzdem wussten wir nicht wirklich, worin dieser Akt bestand. Er belebte unsere Leben. Er führte dazu, dass wir uns beglückt fühlten. Aber er war auch in seinen dunkelsten Formen grausam, dort in der Tiefe des Herzens.

Er war schrecklich.

Wie viel Gewalt es dort gab und wie viel Schmerz.

Niemals schien er er selbst zu sein. Seine Natur veränderte sich. Er bewegte sich in unseren Seelen.

Vom Begehren und der Leidenschaft ging er über zu Zärtlichkeit und Vertraulichkeit. Wir schliefen miteinander, weil wir uns vertrauten.

Niemals machten wir es auf dieselbe Art.

Wie wichtig er für jeden von uns war, für all uns Menschen, die wir Liebe gemacht haben.

Uns alle veränderte er.

Uns alle verletzte er.

Und wenn wir aufhören, daran zu denken, mit jemandem zu schlafen, sterben wir ganz einfach.

Wir haben tausend Dinge erfunden, um uns von dieser einen Sache abzulenken, von der wir, andrerseits, nicht wissen, was sie ist.

Niemand hat es jemals gewusst. Manchmal sind wir frivol gewesen, dann wieder ernst; dann wieder spielerisch; dann wieder unersättlich; dann wieder tugendhaft. Und das ist es, um was uns die Angst bei dem anderen bittet, sie bittet, dass wir tugendhaft werden. Niemals versteht man die Tugendhaftigkeit so gut, wie wenn sich dir der Schrecken der Erotik enthüllt. Weil die Erotik eine Schlachtbank menschlicher Wesen ist. Die Liebe führt zu Erotik, wenn es Liebe ist, und die Erotik ist Schmerz, Angst und manchmal pervers.

Liebe zu machen, ist wie die Berge oder das Meer: ein Mysterium.

Es ist eine Gegenwärtigkeit.

Wir werden niemals wissen, was es ist. Wir werden viele Theorien dazu hören, und viele Überlegungen und viele Beweisführungen, aber all das wird unbrauchbar sein. Weil Liebe zu machen, bedeutet, in die Nacht der Spezies zurückzukehren, die eine schreckliche Nacht war.

Wer denkt, dass es keinen Schrecken im Liebesakt gibt, hat nicht gelebt. Vielleicht hat er existiert, aber nicht gelebt.

Liebe zu machen, ist die Dunkelheit, die größtmögliche Dunkelheit. Es gibt einen Spiegel, in dem du dich ansiehst, einen Spiegel, der von Melancholie und Elend kündet.

Die Leute verwenden obszöne Wörter, um den Liebesakt zu beschreiben, und ich benutzte sie seinerzeit auch und ich schrieb sie und sprach sie aus, ich mache das nicht mehr. Ich sage diese Wörter, die die Liebe beschmutzen, nicht mehr.

Wie rätselhaft all das ist, was mir passiert ist, von dem ich nicht erlöst werden kann.

Der Liebesakt sollte, trotz alledem, nur Freude sein.

30

Wie kann es sein, dass du dich hier aufhältst, Papá?

Das dachte ich, als ich mit dem Flugzeug in der peruanischen Stadt Arequipa landete, und meine Augen betrachteten die 5.822 Meter Höhe des Berges namens Misti.

Ich sah dich dort, in hohe Erde verwandelt, in eine Frage verwandelt.

Der Misti steht in der gleichen Form dort, wie du weiterhin in meinem Herzen bist, wie eine Gegenwart, die sich in Stummheit verwandelt. Die Stadt Arequipa ist so schön wie schwer zu verstehen. Ich war zu einem Literaturfestival eingeladen worden, das war der Grund, warum ich dort war.

Aber ich sah die Menschen nicht, ich schaffte es nicht, mich mit dem, was mich umgab, zu verbinden, weil ich von deiner Metamorphose besessen war. Weil ich fühlte, dass du dich in einen Vulkan verwandelt hattest, weil Misti abgesehen davon, ein Berg zu sein, auch ein Vulkan ist, weil man beide Dinge gleichzeitig sein kann, wie du das auch warst, weil du Mann und Vater warst.

Ich fragte, wie ich dich berühren könnte.

Ich würde nur drei Tage in der Stadt bleiben. Es gab organisierte Ausflüge auf den Gipfel des Misti und sie sagten mir, dass man dafür körperlich fit sein sollte, weil man viele Stunden gehen müsste. Ich sah dich von überall in der Stadt aus.

Man hatte mich in einem angenehmen Hotel untergebracht, aber das Zimmer, das sie mir gaben, war dunkel. Es hatte fast kein Tageslicht. Ich bat um ein anderes Zimmer. Sie gaben mir ein anderes, das mehr Tageslicht hatte. Nachts, als ich schlafen ging, war ein leichtes und durchaus nicht eingebildetes elektrisches Summen in dem Zimmer zu hören. Ich musste Ohrstöpsel benutzen.

Meine Ohren fingen fast an zu bluten, so sehr drückte ich mir die Stöpsel in die Gehörgänge.

Ich dachte, dass die Stille die Welt verlassen hatte.

Ich dachte, dass du, dort oben, auf dem Gipfel des Misti, die Stille genießen würdest. In der zukünftigen Welt werden nur die reichsten Männer und Frauen, die wirtschaftlich potentesten, sie genießen können.

Die Stille ist eine Utopie. Die Stille gibt es vielleicht gar nicht.

Manchmal habe ich es geschafft, dass es um mich herum fast still war.

In den einfacheren Hotels gibt es oft Stille, weil sie weder komplizierte Elektroinstallationen noch Klimaanlagen noch hoch entwickelte Rauchmelder haben.

Unsere Abhängigkeit von der Elektrizität überlädt die Welt mit Lärm, der die natürliche Stille verhindert, aus der das Leben geboren wurde, mit der den Menschen das Leben geschenkt wurde.

Ich nahm zwei Tabletten, um schlafen zu können. Es ist nicht nur der Lärm, es ist auch das, wofür der Lärm steht. Er steht für eine feindliche Kraft, die dafür da ist, mich fertigzumachen. Weil es in der Stille Vergebung gibt, alle Aggressionen gegen mich oder von mir ausgehend lösen sich auf.

Nur die Musik hat das Recht, die Stille zu beenden.

In Arequipa begann ich, über die Art Mensch, die ich bin, nachzudenken. Ich bin kein Mensch. Ich bin ein Körper, das ist eine Offenbarung. Deshalb habe ich mich immer jenseits der Debatten und Machtkämpfe zwischen Männern und Frauen gefühlt. Ich bin kein Mann. Ich bin keine Frau. Ich bin ein Körper, der alt wird, ein Körper, der tausenderlei Pflege braucht.

Um sich als Mann oder Frau zu fühlen, muss man eitel sein.

Ich bin nicht eitel.

Die nötige Eitelkeit, um zu sagen, »ich bin ein Mann«, oder um zu sagen, »ich bin eine Frau«. Die Eitelkeit, die wir alle akzeptieren, damit es Nachkommenschaft, Kampf, Bewegung, Aggression, Verbrechen, Leidenschaft, Ungerechtigkeit gibt.

Ich habe nur mein Leben, ein Leben ohne Zugehörigkeit, ein Leben ohne Streit, ein Leben ohne Eitelkeit.

In Arequipa frage ich mich, wie viele Lebensjahre mir bleiben. Davon bin ich besessen. Ich bin nicht in der Lage, die einfache Tatsache zu genießen, am Leben zu sein, weil ich denke, dass ich in drei Minuten tot sein werde.

Bei diesem Literaturfestival ist auch ein berühmter Nobelpreisträger, den ich sehr bewundere. Ich habe ihn beim Frühstück gesehen. Ich beobachte ihn in der Absicht, dass sein Beispiel mir mit meinem Leben hilft. Er ist in den Achtzigern und erfreut sich guter Gesundheit. Er sieht gesund aus und stark. Er ist elegant, attraktiv, intelligent, das Leben liebt ihn. Er ist zweiundachtzig Jahre alt. Ich rechne im Kopf, ich gehe mathematisch daran. Er ist sechsundzwanzig Jahre älter als ich. Ich beginne, diese sechsundzwanzig Jahre zu füllen, ich begehre diese sechsundzwanzig Jahre. Mein Herz füllt sich mit Wut. Wut auf das Leben, darauf, dass es so kurz und zerbrechlich ist, dass es so unbedeutend ist, so wechselhaft und so hart. Plötzlich schaut mich der Autor an. Und dieser Blick ist voller Geheimnisse. Er weiß, was ich denke. Er möchte sich vor mir schützen. Er möchte sich vor Menschen schützen, die an den Tod denken, weil er den Tod vor sich hat, aber er wendet ihn ab, weil er diese natürliche Gabe besitzt, dem Tod zu trotzen.

Die Gabe, dem Tod zu trotzen, ist ein Talent, ein Talent, das auf eine bestimmte Art und Weise mit einer fast trivialen Schlichtheit daherkommt. Dem Tod zu trotzen, ist ein Erfolg, ja, aber es ist auch ein Betrug, der dich angesichts der Ungeheuerlichkeit der Dinge, der Ungeheuerlichkeit deines eigenen Lebens, in Verruf bringt.

Ich gehe in mein Zimmer in meinem Hotel in Arequipa und ich bekomme einen Wutanfall. Was passiert in meinem Herzen?

Es ist der Wahnsinn.

Es ist Arnold, Arnold Schönberg, der wieder da ist: die schwachen Nerven, die undeutlich ausgesprochenen Silben, der Neid auf was auch immer.

Arnold immer in meinem Herzen.

Ich habe ihn tagelang nicht gesehen, aber heute ist er wieder da.

Ich habe die Tochter und den Sohn des Autors gesehen. Ich habe in ihren Gesichtern die Gesichter meiner Kinder sehen wollen. Sie haben glücklich ausgesehen und voller Liebe zu ihrem Vater. Ich habe mir gewünscht, dass es bei meinen Kindern genauso ist.

Ich habe die physischen Ähnlichkeiten des Autors und seiner Kinder gesehen und studiert. Ich habe das Wesen des Erbes verstanden. Die Tochter hat die Form des Gesichts, den Kiefer und den Hals geerbt. Der Sohn hat das gleiche Haar geerbt.

Ich denke daran, was meine Kinder geerbt haben. Ich vermisse sie durch die Kinder des Autors, der dem Tod trotzt.

Es scheint, als wollte er mir sagen, »Ignorier den Tod, es ist nichts an ihm dran und du kannst nichts gegen ihn tun; den Tod zu ignorieren, heißt nicht, ihn abzuweisen, er ist folgerichtig, er ist Schönheit, er ist Eleganz«.

Ich habe gesehen, wie glücklich sie darüber sind, mit ihrem Vater zusammen zu sein, sodass ich Neid empfunden habe. Wie schafft man das?

Das ist der Erfolg.

Ich habe mich nicht an seinem literarischen, professionellen, gesellschaftlichen, kulturellen, historischen Erfolg gerieben, sondern an seinem Lebenserfolg, den fand ich beneidenswert, weil es der einzige beneidenswerte Erfolg ist, der einzige, der mich interessiert.

Der Erfolg, die feste Absicht zu haben, weiterzuleben und dabei von deinen Kindern maßgeblich unterstützt zu werden, das habe ich in diesem Mann gesehen.

Plötzlich hat das Telefon geklingelt. Ein Anruf von der Rezeption. Sie fragten mich, ob ich gut geschlafen habe, und boten mir einen Zimmerwechsel an. Ich habe abgelehnt, ich habe gesagt, dass es jetzt egal sei, dass ich nur noch eine Nacht bleiben würde und dass es unbequemer sei, zu wechseln. Zwei Minuten später habe ich es bereut und angerufen, um der Dame am Empfang zu sagen, dass ich den Wechsel akzeptieren würde.

Ich kam in die vierte Etage, ich war vorher in der zweiten. Es ist bezeichnend, dass die Hotels ihre besten Zimmer meistens in den höchsten Etagen haben. Die vierte war die letzte. Ich kam in das Zimmer 402.

Ich weiß nicht, welche Bedeutung Hotels für mich haben, ich weiß nicht, was mit mir in ihnen passiert. Ich habe geglaubt, dass es dabei um eine Art Besessenheit oder Wahn geht. Ein weiterer Wahn in meinem Leben als Wahnsinniger, in meinem von Arnold dominierten Leben. Aber so ist es nicht.

Das Leben spielt immer mit uns und es sagt dir die Dinge dann, wenn es will. Sodass ich in die Stadt Arequipa kommen musste, um das zu erfahren. Um zu erfahren, dass ich eigentlich mein Zuhause suche, das in der Zeit und im Raum verloren gegangen ist.

Ich suche das Zuhause meiner Kindheit.

Ich suche in den Dutzenden von Hotelzimmern, in denen ich versucht habe zu schlafen, mein Zimmer. Ich suche nach einem Gefühl von Gelassenheit und Frieden und ich suche nach der Wiederherstellung eines Kinderzimmers und ich mache das auf der ganzen Welt, in allen Städten und Ländern, die ich besuche.

Es gibt einen schwammigen Grund, der erklärt, warum wir dort geboren werden, wo wir geboren werden, an welcher Stelle des Erdballs, an welchem Ort der weiten und alten Erde. Man wird nicht per Zufall in Spanien, in Frankreich, in Russland oder in Peru geboren. Es gibt einen Grund, der mit den Sternen, den Planeten, den Bäumen, den Meeren, den Höhlen, den Dinosauriern zusammenhängt.

Hör diese Stimmen.

Wenn du diese Stimmen nicht hörst, wirst du verloren sein, werde ich verloren sein. Ich weiß nicht, ob ich erste oder zweite Person bin. Noch höre ich diese dunklen Stimmen, die das Einzige sind, was ich habe, das Einzige, was verhindert, dass ich verrückt werde.

Mein ganzes Leben lang habe ich gegen den Wahnsinn gekämpft, gegen diesen unglückseligen Arnold, und er weiß, dass er gegen mich gewinnen wird, aber ich kämpfe, kämpfe mit all meinen Kräften gegen ihn. Wenn mein Leben mit so etwas wie Nachsicht und

Milde betrachtet werden könnte, dann wäre das wegen des titanischen Kampfs gegen Arnold.

Arnold hat viele Menschen getötet.

Die Freunde von Arnold, die Psychiater, die Ärzte, die Richter, die Politiker, die Schamanen, wissen das. Die Psychiater und die Priester kennen das, was Arnold mit dem Verstand macht, gut.

Die Entfernung von hell zu dunkel ist sehr kurz.

Es ist nicht wirklich der Wahnsinn. Es ist keine Psychose, nein, das sind beides einfache Formen von Arnold. Wenn Arnold sich mir in seinem üblichen Gewand zeigen würde, wäre alles einfacher. Arnold offenbart sich mir wie ein Zustand sehnsüchtiger Unruhe. Eine verrückte Lust zu leben, die in Frustration endet. Ein Zustand schneidender Erregung. Als ob riesige Messer vom Himmel fallen würden, wie Springmesser aus Licht. Das Tropfen der Sterne, die Blut und bösen Geist tropfen. Ein Zustand ständiger Frustration, einer abstrakten, metaphysischen Frustration.

Arnold schenkt mir seine seltsamsten Pfeile. Arnold setzt mir die dunkelsten moralischen Gleichungen in den Kopf. Arnold wird mich Millimeter für Millimeter und auf eine kunstvolle Art und Weise zerstören.

31

Ich bin wieder in Madrid. Ich habe heute ein Paar Schuhe zur Reparatur gebracht. Ich entdeckte einen Schuhmacher in der Nähe des Hauses, wo Mo und ich wohnen. Ich entdeckte ihn durch Zufall gestern, als wir einen Spaziergang machten. Er repariert nicht nur Schuhe, sondern schleift auch Messer und ändert Kleidung; er macht auch Schlüssel und eine Menge anderer Dinge. Dieser Ort faszinierte mich. Die Vorstellung allein, dass etwas repariert wird, begeistert mich.

Heute, am Montag, bin ich zu diesem Schuhmacher gegangen.

Ich bin mit einer Menge Dinge in dem Geschäft vorstellig geworden. Ich habe alte Schuhe dabeigehabt, ein Paar kaputte Hosen und zwei Messer, die überhaupt nicht schnitten. Wir haben uns angesehen. Welche Art Mensch wird in einem Geschäft wie diesem um zwölf Uhr mittags mit einem so gewöhnlichen Auftrag vorstellig.

Allein die Vorstellung, mich getäuscht zu haben, hat mich wahnsinnig gemacht. Mich mit diesen Reparaturen getäuscht zu haben. Es war sinnlos, diese Schuhe zu reparieren oder diese Hose nähen zu lassen. Plötzlich ist mir bewusst geworden, dass der einzige Auftrag mit einer gewissen Berechtigung das Schleifen der Messer war, aber da ist es bereits zu spät gewesen.

Er hat mir zwei Optionen für die Schuhe vorgeschlagen: eine Ledersohle, die zweiunddreißig Euro kostete, oder eine aus Gummi, die zwanzig kostete. Er hat mir Zeit gelassen, damit ich darüber nachdenken konnte. Ich habe mir die beiden Optionen anhand zweier Muster angeschaut. Dann habe ich ihn angeschaut. Er kam aus irgendeinem lateinamerikanischen Land, aber er hatte fast keinen Akzent. Er war klein, sehr braun, hatte eine Narbe auf der Stirn und einen heiteren Blick. Die Hände schwarz, die Nägel kaputt.

Ich habe mir vorgestellt, wie er sich jeden Abend nach der Arbeit zu Hause die Hände wäscht. Wo wird er leben? Er wird eine sehr starke Seife brauchen, um diese fürchterlichen Flecken von Bitumen, Reinigungsmittel, Lösungsmittel und seiner Hände Arbeit abzukriegen. Ich bin kurz davor gewesen, ihn nach der Marke oder dem Namen dieser Seife zu fragen, es wird mit Sicherheit eine Spezialseife sein, der Name dieser Seife wird die vielen Stunden Suche nach einer Seife, die auf eine wundervolle Weise reinigt, widerspiegeln.

Ich habe mich für die Gummisohlen entschieden und ich habe mich beim Verlassen dieses Ladens in einem Gefühl unerträglicher Einsamkeit verflucht. Seit dem 9. Juni 2014 trinke ich nicht mehr. Heute habe ich mich ans Trinken erinnert, nachdem ich mich für die Gummisohlen entschieden hatte.

Warum hatte ich diese Schuhe nicht wegwerfen können?

Ich war frustriert, als ich zu Hause ankam. Ich wusste nicht, was ich machen sollte. Ich trank hintereinander zwei Kaffees und aß ein paar Kekse dazu. Ich sah die Kekse lange an. Da ich mehr als zehn Kilo abgenommen habe, rutschen all meine Hosen. Dieses Gefühl hat etwas sehr Schönes: dass dir die Kleidung runterrutscht. Ich habe das Haus wieder verlassen. Ich habe das Auto genommen und bin in ein Einkaufszentrum gefahren, mit der Idee, mir Hosen in meiner neuen Größe zu kaufen.

Das erste Kleidergeschäft, in das ich gegangen bin, war teuer und die Verkäuferin hat sofort gewusst, dass ich nichts kaufen würde. Aber ich habe ein paar graue Hosen anprobiert. Ich habe mich unendlich allein geführt. Ich habe mich mit den neuen Hosen im Spiegel angesehen und ich fand, dass ich sehr alt geworden war.

Die Alten brauchen keine neuen Hosen, habe ich gedacht, oder eher ist es Arnold gewesen, der für mich gedacht hat.

Ich habe das Geschäft verlassen, aber ich bin weiterhin in dem Einkaufszentrum geblieben. Ich habe gezögert und schließlich bin ich in ein anderes, billigeres gegangen. Dort habe ich anfangs keine Verkäuferin gefunden.

Ich habe an meine Eitelkeit gedacht. Warum neue Hosen kaufen, wenn ich schon welche habe, die aber so alt sind. Meine Mutter und mein Vater holten mich früher aus diesen Abgründen.

Aber sie sind tot.

Jetzt holt mich niemand mehr da heraus, weil Mo diesen Ort, an dem ich mich befinde, nicht versteht, und niemand ist verpflichtet, ihn zu verstehen. Ich selbst verstehe ihn nicht. Es ist der Ort der Verzweiflung.

Der Ort, an dem mein Großvater war, der sich umbrachte.

Schließlich hat mich eine Frau bedient. Sie war noch ganz jung, ich nahm an, dass es ihre erste Anstellung war. Und mittels dieser Annahme bin ich zu der Erinnerung an meine erste ernsthafte Anstellung gelangt. Mein Vater und meine Mutter, meine für immer verlorenen Bach und Wagner, waren glücklich, als ich meine erste richtige Arbeit gefunden hatte.

Meine erste richtige Anstellung war eine Art Stipendium, das ich von einer Institution erhielt, die Nationale Fernuniversität hieß und heißt. Es war nicht viel Geld, aber sie beide, meine Eltern, waren hochauf begeistert.

Ich habe mich selbst in der Verkäuferin gesehen und ich bin nett zu ihr gewesen in dem Versuch, genauso nett zu dem Gespenst meiner Vergangenheit zu sein, das bei unserem Aufeinandertreffen zum Vorschein gekommen ist.

Diese Arbeit hatte ich in Barbastro, aber ich lebte in Saragossa. Ich musste einmal in der Woche zum Unterrichten dort hin. Ich fuhr immer dienstags. Wenn ich fertig mit der Arbeit war, fuhr ich zu meinem alten Zuhause, um dort mit Bach und Wagner zu Abend zu essen, wofür meine Mutter eine Tortilla mit Spargel aus dem Umland von Barbastro zubereitete. Das war 1988. Mein Bruder studierte anderswo, in einer anderen Stadt, sodass wir nur zu dritt zu Abend aßen, aber sie waren glücklich, weil das schon eine gute Arbeit war. Es war eine Arbeit, die einen Bezug zu dem Studium hatte, das ich absolviert hatte, und man hatte sie mir wegen meines akademischen Abschlusses gegeben, den ich mit Auszeichnung bestanden hatte. Was ich sagen will, ist, dass es eine Arbeit war, die eine Befreiung für die Familie bedeutete, die erste Befreiung seit mehreren Jahrhunderten, und das wusste mein Vater instinktiv.

Aber was ihnen am meisten gefiel, war, dass diese Arbeit in Barbastro war, und so konnten Bach und Wagner mit ihrem Sohn angeben und nebenbei besuchte ich sie jeden Dienstag. Ich weiß, dass, wenn ich durch die Tür trat, alles wie immer war, und auch wenn ich nicht mehr bei ihnen wohnte, schien es dienstags so zu sein, als würde ich auf geheimnisvolle Weise wieder in dem Zuhause meiner Kindheit wohnen.

An diesen Dienstagen wurde eine Ordnung wiederhergestellt, die bereits in der Auflösung begriffen war, aber immer noch da war. An diesen Dienstagen setzten wir drei uns zum letzten Mal hin und ich aß Tortilla mit Spargel. Jetzt scheint mir das eine Szene voller Geheimnis. Für meinen Vater war die Tortilla mit Spargel das Maß aller Dinge. Näher betrachtet, ging es um etwas Einfaches, ein schlichtes Gericht: eine Tortilla mit Spargel. Das war mein Vater: ein Erforscher des Einfachen der Welt.

Allerdings musste es dünner Spargel sein und er musste aus dem Umland von Barbastro kommen. Wenn es ein anderer Spargel war, wenn er aus einer anderen Gegend oder aus einer anderen Stadt kam, probierte mein Vater die Tortilla nicht einmal.

So war er.

Ein großer Erforscher, ein Rätsel.

Eine uneingeschränkte Treue seinem Barbastro gegenüber, allem gegenüber, was aus Barbastro kam, weil das der wichtigste Ort des ganzen Universums war. Jenseits von Barbastro war alles verwüstet, verdorben, hässlich, kaputt und schmeckte nicht.

Ich denke genauso wie er.

Ich habe mir die junge Verkäuferin vorgestellt, wie sie nach Hause kommt, nachdem sie ihr Tagwerk vollbracht hat; ich habe gesehen, wie sie mit ihren Eltern zu Abend isst; ich habe die Gespräche gehört. Sie erzählt ihnen von ihrer Arbeit, von ihren Kolleginnen, von der Firma, von den Gehältern, den Überstunden, wie viel sie einmal verdienen würde, von der Freude darüber, Geld zu verdienen, weil Geld zu verdienen, heißt, im Leben einen Platz zu haben.

Und ihre Mutter hat ihr, wenn nicht eine Tortilla mit Spargel, dann eine Tortilla mit Kartoffeln zubereitet.

Alles, was uns widerfahren ist, kehrt an anderer Stelle und in anderen Menschen zurück.

Für mich hat diese Rückkehr etwas Versöhnliches und ist ein Grund zur Freude.

Die junge Frau hat mich geduldig bedient. Ich habe ihr erklärt, dass ich Hosen brauchte, dass ich aber bei der Wahl der Modelle und Größen verloren sei. Sie hat mir erklärt, dass es grundsätzlich drei Formen gibt: Skinny, Slim und Straight. Meine Größe war eine Vierzig.

Ich habe nichts gekauft.

Ich habe die Schuhe abgeholt. Man hat ihnen eine Gummisohle verpasst. Ich habe an ihnen gerochen und sie stinken nach Kleber.

Die Reparatur dieser Schuhe schien mir das schlechteste Geschäft der Welt.

32

Ich träume davon, dass ich nach meinem Tod meinen Vater wiedersehen werde.

Am 17. Dezember 2018 wird er dreizehn Jahre tot sein. Wenn ich an ihn denke und die Augen schließe, kommt er zu mir.

Er macht das neuerdings in einem grauen Anzug und mit einem Schlips mit weißen Streifen und mit einem Einstecktuch.

Er kommt im Alter von ungefähr fünfundvierzig Jahren.

Er sieht noch nicht aus wie Johann Sebastian Bach, sondern wie Elvis Presley.

Elvis Presley in seinen letzten Jahren, der Elvis, der *Unchained Melody* sang, während er der Welt ein trotziges Lächeln entgegenwarf.

Er kommt, um mich in die Vergangenheit zurückzubringen, und er vollbringt ein Wunder: Er verwandelt meine Gegenwart, meine Gegenwart von 2018, in etwas Irreales und verwandelt die irreale Vergangenheit in etwas Beständiges.

Er vollbringt dieses Wunder für mich.

Und danach lege ich mich hin, ich gehe ins Bett.

Ich versuche zu schlafen, mit Angstlösern, die Arnold in der Hand hält. Mo ist nicht da, sie macht eine Dienstreise. Wenn ich allein in der Wohnung bin, widme ich mich meinem Vater, ich rufe ihn.

Jemand hat angerufen, aber ich bin nicht ans Telefon gegangen. Ich fühlte mich derart einsam, dass ich mit niemandem sprechen konnte. Ich fühle mich oft so, dass ich mit niemandem sprechen kann, dass ich nicht ein Wort sagen kann, ohne dass Arnold mir Nadeln in die Zunge sticht. Die Foltermethoden von Arnold sind ausgeklügelt und alle sind sie wirksam und erreichen ihr Ziel.

Das Lustige ist, dass ich selbst Arnold bin, es hat mich Jahre, viele Jahre gekostet, das herauszufinden.

Ich bin in ein Einkaufszentrum gefahren, um Schuhe anzuprobieren.

Es hat mich fertiggemacht, Schuhe auszusuchen. Arnold stand hinter jedem Paar Schuhe.

Ich habe ein paar anprobiert, ich mochte keine. Die Verkäuferinnen waren müde. Sie hatten keine Lust mehr auf weitere Kunden.

Es ist eine Nacht eines 2. Novembers.

In einer Nacht wie dieser, vor siebenundfünfzig Jahren, war ich noch nicht auf dieser Welt. Wo war ich? Ich war nicht. Ich existierte nicht. Es gibt so viele schöne Dinge, auf die die Leute aus Scham verzichten. Die Leute denken für gewöhnlich nicht an den Sexualakt, der dich aus der Dunkelheit holt und in die Welt bringt.

Wenn meine Mutter leben würde, würde ich sie sofort anrufen, um sie zu fragen, was ich mit den reparierten Schuhen machen soll, weil sie nach Industriekleber riechen, und dieser Geruch ist der Vorbote des Elends.

Wenn ich diesen Anruf machen könnte, wenn ich eine Minute lang mit ihr sprechen könnte, eine Sekunde, nur eine Sekunde. Ich würde sie nach den Schuhen fragen. Und es könnte sein, dass sie mir sagt: »Das mit den Schuhen fragst du am besten Elvis Presley.«

33

Meine Mutter war in ihren letzten Jahren nicht nett zu ihrer Umwelt. Sie konnte sehr hart und grausam sein. Ich wusste nicht, was ich machen sollte. Es machte mich fertig, sie so zu sehen. Es machte uns beide fertig, Mutter und Sohn.

Im Alter krallte sie sich auf eine bestimmte Weise an meinen Bruder und mich und wollte, dass wir ihr Leben regelten.

Mein Bruder regelte mehr für sie als ich, auch wenn es sie nicht besonders begeisterte, wie mein Bruder etwas regelte. Für meine Mutter sollte immer alles groß sein, sie wollte Luxus, Festlichkeiten, die Fiesta und die Rückkehr der Jugend.

Aber das war unmöglich.

Mein Bruder bot ihr mit gesundem Menschenverstand Schadenersatz an. Aber meine Mutter war weit von gesundem Menschenverstand entfernt, das war ihr Markenzeichen, ihr Stil, ihr Temperament.

Ich war deprimiert, Arnold immer neben mir. Meine Mutter rief mich an, um mir von ihrer Einsamkeit zu erzählen. Ich war damals nicht auf diese Anrufe vorbereitet. Weil ich damals nur für Arnold Schönberg lebte: Was habe ich nur für einen hervorragenden Namen für meine Ängste gefunden, vielleicht sind Bücher dazu da, unserem Leid Ausdruck zu verleihen.

Jetzt, wo ich es bin, wo ich voll und ganz auf diese Anrufe vorbereitet bin, gibt es nicht einmal mehr einen Anruf.

Ich war nicht in der Lage, die Einsamkeit meiner Mutter zu beheben, ich hatte nicht die Kraft, es zu tun.

Diese Einsamkeit brach 2007 über sie herein, weil sie bis 2007 nicht bemerkt hatte, dass sie Witwe war. Sie wurde am 17. Dezember 2005 Witwe, aber sie war sich damals dessen nicht bewusst, weil der Tod eines Ehemanns so gewaltig, so verheerend ist, dass er ein Fest scheint.

Der Tod verkleidet sich als Fest, das weiß ich sehr gut.

Er kommt von ganz oben zu uns und verführt uns, so ist der Tod desjenigen, den wir lieben, wir verwechseln ihn mit einem Festtag.

Meine Mutter brauchte Zeit, um zu begreifen, dass danach das Schlechte kommt, und ich war nicht da, weil ich damals mitten in einer Depression steckte.

Es war normal, dass meine Mutter und ich deprimiert waren, weil wir ein- und dasselbe waren.

Wir fühlten ein- und dasselbe.

Wir sind eine Art verkümmerte Melancholie, meine Mutter und ich.

Arnold besuchte uns beide.

Bach hatte recht, er hatte immer recht: Ich kam nicht nach ihm, ich kam nach meiner Mutter. Ich war wie meine Mutter.

Ich musste einen Roman schreiben, um zu begreifen, dass es so ist.

Ich hacke auf die Buchstaben der Tastatur ein, in der Hoffnung, dass sich alle Gespenster zeigen und mir sagen, was wir jetzt machen.

Identisch bis zur Verwechslung, sodass wir am Tag der Auferstehung miteinander verwechselt werden, wenn niemand weiß, wer von uns beiden auferstanden ist. Derselbe Instinkt. Dasselbe Blut. Derselbe Blick. Derselbe Schrecken. Dieselbe Einsamkeit. Dieselbe Lebensgier. Dieselbe Liebe zum Leben.

Wir sahen die anderen durch die Brille unserer Interessen und unserer vielschichtigen Sehnsucht. Weil, wenn wir unsere Sehnsucht nicht befriedigt hätten, wir gestorben wären. Und wir wollten nicht sterben. Aber unsere Sehnsucht war kindlich.

Jetzt, wo ich seit viereinhalb Jahren ihre Stimme nicht mehr höre, scheint mir, dass ich derjenige bin, der tot ist. Da ihre Stimme meinen Namen nicht mehr ausspricht, weiß ich nicht, wer ich bin. Jeder, der mich ein wenig aufmerksam beobachtet, wird die Nervosität desjenigen bemerken, der seine Identität verloren hat, weil seine Mutter seit viereinhalb Jahren seinen Namen nicht mehr ausspricht.

Diese Nervosität ist Arnold.

Menschen, die leiden, habe ich sehr viele in meinem Leben gesehen, sie haben immer mein Mitgefühl gehabt. Ich trage diese Menschen immer im Herzen. Ich erkenne Menschen, die leiden, direkt. Das ist eine Gabe. Sofort bemerke ich ihr Leiden. Das ist keine Geißel. Es ist nicht schlecht. Es ist nicht anstößig. Es ist noch nicht einmal traurig. Es ist kein Fluch.

Es ist ganz einfach Bewusstheit und Respekt.

34

Meine Hochzeit mit Mo fand ohne meine Eltern statt. Zuerst dachte ich nicht an dieses Detail, ich kam nicht darauf.

Wie hätten sie denn auch zu dieser Hochzeit kommen können, wo sie doch tot waren Das war doch offensichtlich. Trotzdem, für mich war das nicht offensichtlich, sondern ein großer Anlass zu großer Sorge. Wie konnte ich einen solchen Schritt tun, ohne das meiner Mutter und meinem Vater zu sagen. Meine Hochzeit fand in Iowa City statt, in den Vereinigten Staaten, zu weit weg von Spanien.

Mit der Zeit hat dieses Nichterscheinen an Bedeutung gewonnen, weil sie mein neues Leben weder ablehnen noch anerkennen konnten. Und so ist eines der großen Probleme, die ich mit Mo habe, dass meine Eltern sie nicht kennen, ein Argument, von dem Arnold profitiert, um erbarmungslos mein Herz und mein Selbstvertrauen anzubohren.

Wenn sie sie nicht kennen, gibt es deine Ehe nicht, sagt Arnold. Er ist ein beharrlicher Typ. Wenn ich tot bin, wird er weiterleben, der große Arnold.

Wenn sie nicht anwesend waren, erfindest du dir deine Ehe, sagt Arnold. Alles ist Lüge, wenn sie nicht da sind. Sie sind allmächtig. Du kannst keine wichtigen Entscheidungen treffen, ohne dass sie Bescheid wissen. Du kannst nicht wissen, was dir guttut, wenn sie dir keine Richtung geben. Du kannst nichts tun, wenn sie dich nicht mit ihren Ratschlägen unterstützen.

Du kannst nichts ohne ihre Zustimmung machen.

Was hätten meine Eltern über Mo gedacht? Diese Frage stelle ich mir ständig. Dieselbe Mo versteht, was mit mir los ist, und manchmal sagt sie etwas dazu. Sie wägt ab und sagt, was ihr durch den Kopf geht, sie weiß, wie meine Eltern waren, aufgrund dessen, was ich ihr erzählt habe, und aufgrund der ausführlichen Antworten, die ich ihr auf ihre Fragen gegeben habe. Sie sagt, sie hätte sich gut mit meiner Mutter verstanden, wenn sie das sagt, macht mich das froh und mein Selbstvertrauen, meine Selbstsicherheit steigen. Meine Mutter scheint ihr nah, in allem, was ich ihr erzähle.

Darin zeigt sich ein Abgrund.

Mo teilt keine Vergangenheit mit meinen Eltern, niemals wird es so sein. Sie wird eine Vergangenheit mit mir teilen. Dies wird mich in ein Spiegellabyrinth führen, in eine Verdopplung, ich werde schließlich zwei Personen sein.

Oder zwei historische Epochen: Barock und Renaissance, zum Beispiel. Auch wenn ich denke, dass es keine der beiden Epochen gab. Es gab weder Barock noch Renaissance noch Mittelalter noch Romantik.

Was es gab, war das Leben.

Das Leben und die mageren Erinnerungen, die es in diesem unendlichen Ozean der Vergangenheit hinterlässt.

Wenn ein Mensch die Vergangenheit, die er lebte, und die Gegenwart, die er lebt, nicht verbinden, vereinen kann, wird er melancholisch, sein Blick wird bitter, aber sein Leben reift auch auf andere Weise und diese Reife lohnt.

Die Hochzeit gefiel mir, weil sie etwas Unverstelltes hatte. Wir erledigten den offiziellen Teil auf dem Amt und mein Trauzeuge war Paul, ein großartiger Amerikaner, ein großzügiger Mann. Paul ist Rentner, er war ein angesehener Chirurg, ein Mann um die siebzig, groß, schlank, schweigsam und mit langem Haar. Paul hatte viele Geheimnisse und sprach selten über seine Vergangenheit.

Manchmal denke ich an ihn, an den Zufall, dass er Trauzeuge bei einem Mann über fünfzig wurde, der sich im Mittleren Westen der Vereinigten Staaten niedergelassen hatte. Das ist das Roulette des Lebens. In diesem gänzlich willkürlichen Kommen und Gehen entscheiden sich die glücklichsten Momente unseres Lebens.

Nach der Hochzeit machten wir eine kleine Feier in einem historischen Gebäude von Iowa City, einem Haus vom Beginn des zwanzigsten Jahrhunderts, das einer Freundin von uns gehörte. Bereits beim Durchschreiten der Vorhalle weißt du, dass du in einem Zeittunnel bist. Das Haus war noch so wie vor hundert Jahren. Ich schlenderte durch die Räume wie jemand, der ein Geschichtsbuch betritt.

Es war Oktober.

Ich wählte ein unvergessliches Datum für die Hochzeit: unseren Nationalfeiertag, den 12. Oktober. Selbstverständlich wählte ich dieses Datum nicht wegen seiner historischen Bedeutung, sondern weil es ein bekanntes Datum war. Wenn es Januar gewesen wäre, hätte ich den 1. Januar oder den 6. gewählt, ebenfalls bekannte Daten. Und jetzt weiß ich, warum ich dieses bekannte Datum wählte.

Ich glaube, dass diese Wahl meinem persönlichen Kampf gegen das Vergessen aller Dinge und aller Gegebenheiten, die das Leben eines Menschen ausmachen, entspricht.

Ich dachte, dass, wenn ich ein hinfälliger, von Alzheimer oder einer der Varianten, bei denen das Gehirn gelöchert und zerlegt wird, gepeinigter Alter bin, die Bekanntheit dieses Datums eine Hilfe wäre; ich dachte, wenn ich, ein Gefangener der Amnesie, hören würde, wie jemand mit lauter Stimme dieses Datum nennt, ich mich an irgendetwas erinnern würde.

Deshalb wählte ich den 12. Oktober. Ich hätte wie gesagt geradeso den 25. Dezember wählen können. Was sind die unabänderlichen Daten, die unvergesslichen Daten der Geschichte der Menschheit? Daran dachte ich.

Jener Tag meiner Hochzeit in Iowa war sehr persönlich und auch festlich und ich weiß, dass jenes Festliche im Laufe der Jahre so weit zunehmen wird, bis der Tag vollends unwirklich scheint. Es war ein Herbsttag, man muss die Großartigkeit des Herbstes im Mittleren Westen einmal gelebt und gesehen haben. Man muss diese nackten Bäume gesehen haben und die mit Gelb gefluteten Straßen und die Hirsche, die wegen der einsetzenden Kälte verloren umherziehen.

Freunde kamen zum Festessen.

Es ist schon interessant, dass ich mit zeitlichem Abstand an einige spanische Freunde, die zu der Feier kamen, keine so gute Erinnerung habe und an die amerikanischen Freunde schon. Das betraf nicht wirklich viele, aber ein paar der sogenannten spanischen Freunde, die gekommen waren, schenkten uns absolut nichts. Anfangs misst du dem keine Bedeutung bei. Mit der Zeit jedoch wird dir klar, wie bedeutend das ist. Die Details sind immer bedeutend, weil das Leben nur aus Details besteht. Das Leben an sich zeigt sich im Großen und Ganzen durch winzige Details. Deshalb bin ich besessen von Details, meinem Vater ging es genauso, wir beide wussten, dass in den Details die Wahrheit liegt, die wir nicht auszuposaunen wagten. Die Wahrheit versteckt sich in solchen kleinen Gesten, niemals in den großen Erklärungen. Und jene paar Spanier, die zu dem Festessen kamen und uns nichts schenkten, hatten uns daran erinnert, dass sie niemals unsere Freunde waren. Auch ließen sie keinen Zweifel daran, dass sie Kanaillen waren, da sie sich vollstopften, sich ständig wiederholten, sich betranken, Dinge in dem Haus zerstörten, die Mo und ich zahlen mussten, und sie schenkten uns nichts.

Sie schenkten uns einfach nichts, nicht einmal eine hübsche Kaffeetasse oder ein Buch oder eine Vase, was auch immer, nicht einen Dollar haben sie ausgegeben.

Mo hatte ein typisches amerikanisches Festessen organisiert. Es gab Humus, kleine Hamburger, Salate, mexikanische und orientalische und arabische Gerichte, ich weiß es nicht mehr so genau. Ich erinnere mich an eine hervorragende Buttercremetorte, die Helen, eine Freundin von Mo, gemacht hatte, die uns auch traute, weil sie eine Lizenz dazu hatte.

Mich begeisterten und begeistern die Buttercremetorten, die man in den Vereinigten Staaten macht. Es sind mehrschichtige Torten aus Biskuit und Buttercreme, die an den Seiten und obendrauf ebenfalls mit einer dicken Schicht Buttercreme bedeckt sind.

Wie ich bereits gesagt habe, waren die spanischen Freunde, die uns nichts schenkten, diejenigen, die am meisten aßen. Ich sah sie essen und dachte an Spanien. Mein geliebtes Spanien. Eine ziemlich seltsame Liebe.

Eine Liebe zu Leuten, die essen und dir am Tag deiner Hochzeit nichts schenken.

Aber es ist egal.

Weil Mo sehr glücklich war.

Wie ein Kind.

35

Als wir klein waren und meine Mutter nicht wusste, ob mein Bruder oder ich Fieber hatten, wandte sie sich an meinen Vater. Er legte uns seine riesige Hand auf die Stirn, drückte sie zwei Sekunden und bestätigte oder verneinte. Er war so unanfechtbar wie sicher. Er hatte diese Gabe: Er erfühlte die Hitze in den Körpern seiner Söhne.

Ich habe mich ganz plötzlich daran erinnert, einfach so, hier, in Nashville, wo Mo und ich zwei Tage unserer Hochzeitsreise verbringen. Sie hat sich erkältet und denkt, dass sie Fieber hat. Ich lege ihr eine Hand auf die Stirn und erkläre, dass sie keins hat.

Dieselbe Geste, dieselbe Beteuerung, dieselbe Macht über fremde Körper, wie mein Vater sie vor fast fünfzig Jahren hatte.

Wir sind in einem Zimmer im Hyatt Place Hotel, im vierzehnten Stock. Man sieht eine riesige Brücke und mehrere Wolkenkratzer und Lichter in der Ferne, weil es Nacht geworden ist. Mo liegt im Bett. Diese überfallartige Erinnerung an meinen Vater macht mich fassungslos. Sie ist mit einer erschreckenden Intensität über mich gekommen, so kommt er, so kommt die Vergangenheit, mit einem Messer im Mund.

Vielleicht ist Mo heute Morgen kalt geworden, als wir das Grab von Johnny Cash besucht haben. Als wir aufgewacht sind, haben wir, vor dem Frühstück, den Standort des Grabes mit GPS gesucht. Dann haben wir alles Mögliche gefrühstückt, als Vorbereitung auf unseren Besuch des Grabes von Johnny Cash. Das GPS gab eine Entfernung von 20,9 Meilen an, die Fahrzeit im Auto wurde mit fünfundzwanzig Minuten berechnet. Es war nah.

Alles schien rundzulaufen. Aber nach zwanzig Minuten Fahrt stellten wir fest, dass uns das GPS den falschen Ort anzeigte. Wir mussten einen Umweg fahren, der uns an einen Platz mit dieser typischen Ansammlung von Geschäften führte, die von der Unterwelt der amerikanischen Vorstädte geprägt sind.

Auf jeden Fall hat mich dieser Zwischenfall sehr übellaunig gemacht. Wir hatten uns von dem Grab von Johnny Cash entfernt. Und jetzt zeigte uns das GPS eine Entfernung von dreißig Meilen und eine Fahrzeit von vierzig Minuten an.

Ich war derart außer mir, dass ich auf das Handschuhfach einschlug. Immer mache ich aus blödem Zufall, kleinstem Unglück eine Tragödie, ich kann nicht anders. Eine weitere Art und Weise, wie sich Arnold in meinem Herzen zeigt.

Vielleicht, weil ich in diesem kleinen Unglück Hinweise auf ein größeres Unglück sehe, ein dunkles Unglück, das eher einem aufkommenden Gefühl von Scheitern entspricht, das der Nacht der Zeiten entspringt, der alten Angst vor dem Leben, der Natur, dem Tod und dem Nichts.

Arnold in seiner ganzen Pracht.

Deshalb habe ich am Abend nach der Fahrt zum Grab von Cash in dem stillen Hotelzimmer eine Hand auf Mos Stirn gelegt und ich bin ruhig geworden, als ich mich an meinen Vater erinnert habe, als ich mich daran erinnert habe, wie er dieselbe Geste machte, wenn er meinem Bruder und mir vor vielen Jahren, in einer Wohnung und einer Familie, die nicht mehr existieren, Fieber maß.

Ein Sturm von Zärtlichkeit, von der ich dachte, dass sie ausgelöscht sei, hat mich erfasst.

Ich schaue aus dem Fenster unseres Zimmers im vierzehnten Stock und diese Erinnerung verwandelt sich angesichts der Architektur von Nashville in bittere Melancholie.

Schließlich und endlich fanden wir das Hendersonville Memory, ein ziemlich großer Friedhof. Eine Frau mit einem mütterlichen Lächeln empfing uns. Sie sagte uns, dass viele berühmte Menschen dort beerdigt seien, und erklärte uns, wo genau das Grab von Cash war, aber ich hörte nicht zu, ich ging davon aus, dass Mo das tat. Auf jeden Fall irrten wir dann plötzlich beide über den Friedhof von Hendersonville und wieder war ich unglücklich, verzweifelt und ich warf Mo vor, dass sie den Erklärungen der Frau an der Leichenhalle nicht zugehört hatte.

Wütend, wie wir beide waren, machten wir uns auf die Suche nach dem Grab. Und als hätte das gerade noch gefehlt, kam ohne Vorankündigung ein eiskalter Wind auf und schlug uns ins Gesicht. Ein Mann und eine Frau, die ein Grab suchen.

Mo bittet darum, dass ich noch einmal überprüfe, ob sie Fieber hat. Erneut sehe ich die Hand in der Luft, es ist nicht mehr meine, ich erinnere mich an meine Kindheit. Wir haben alle Lichter im Zimmer angemacht. Gut, ich bin es gewesen, der sie angemacht hat. Mo liegt im Bett, ihrem Schnupfen und einem beharrlichen Husten ausgeliefert. Ich habe den Eindruck, dass es nicht hell genug ist, deshalb mache ich alle Lampen an. Trotzdem bleiben Ecken des Zimmers im Halbdunkel, weil es kein ausreichend starkes Deckenlicht gibt. In den Hotels gibt es keine Deckenlampen mehr. Nur noch Tischlampen oder indirektes Licht. Die Lampen in den Hotels scheinen ein Symbol für das heutige Leben zu sein.

Da wir uns aus den Augen verloren hatten, weil schließlich jeder für sich nach dem Grab suchte, rief sie mich auf dem Handy an.

»Ich habe es gefunden«, sagte Mo an diesem Morgen.

Da standen wir nun beide wütend vor dem Grab. Ich war zornig, ich wusste nicht, was wir dort wollten. Ich war dort stehend auf Mo wütend, ohne dem besonderen Ort Aufmerksamkeit zu schenken, ohne an den berühmten Toten, der dort lag, zu denken, ohne daran zu denken, dass das vielleicht ein Mangel an Respekt war: ein Paar, das sich vor Johnny Cash anschrie und sich gegenseitig unsinnige Vorwürfe machte.

Dann sah ich plötzlich den Grabstein von Johnny Cash und sein Geburtsdatum. Er war zwei Jahre nach meinem Vater zur Welt gekommen. 1932. Sie hatten also zur selben Zeit in ziemlich unterschiedlichen Ländern gelebt.

»Schau, sie sind zusammen beerdigt«, sagte Mo. Es stimmte, es waren zwei Gräber. Johnny Cash ruhte neben seiner zweiten Frau, June Carter.

»Sie liebten sich ein Leben lang«, sagte Mo.

Ich betrachtete die beiden Gräber und ich erinnerte mich an Bach und an Wagner.

Mein Zorn über den Verdruss, nicht als Erster das Grab gefunden zu haben, flaute ab, ich beruhigte mich langsam. Ich schaute mir die Grabsteine von Cash und Carter an, auf beiden war ein Bibelspruch eingraviert, eine Botschaft für die Ewigkeit, die es nicht gibt, aber die beiden waren gläubig und sie mussten gedacht haben, dass es die Ewigkeit doch gibt, die Erlösung, die Liebe jenseits des Todes.

»Möchtest du, dass ich dir noch einmal die Stirn fühle, um zu sehen, ob du Fieber hast?«, frage ich noch einmal.

36

Bei meiner amerikanischen Hochzeit gab es für die Brautleute keinen Alkohol, weil weder Mo noch ich trinken. Für die Gäste, ja. Für die Brautleute, nein.

Natürlich würde ich gerne wieder anfangen zu trinken; ich denke oft daran. Ich denke daran, wenn es zum Essen außergewöhnliche Weine gibt. Vor ein paar Monaten war ich bei einer Weinprobe, die die Verbindung von Wein und Literatur feierte. Vor meinen Augen wurden hervorragende Weine ausgeschenkt. Ein Sommelier beschrieb die Vorzüge jedes einzelnen Weines. Ich roch sie und betrachtete sie.

Ich dachte an etwas, das man »der gute Weintod« nennen könnte.

Aber genau das war eine Hölle: mein Leben im Alkohol, das war eine Hölle. Mein Gott, diese Monate, diese Zerstörung, aber auch diese Euphorie, weil, wenn ich jetzt genauer darüber nachdenke, es in jedem Moment meines Lebens eine Form der Freude gegeben hat.

Wie unbegreiflich ist die Freude, die sich manchmal auch die Maske der Verzweiflung aufsetzt.

Die Hölle zeigt sich immer mit dem Dekor des Paradieses. Es ist ein Klassiker im Leben. Du betrittst die Hölle in dem Glauben, es sei das Paradies. Der Wein ist russisches Roulette spielen.

Du trittst dem Tod gegenüber in der Erinnerung daran, dass du ein großer Trinker warst. Und der Tod kann dir nichts mehr antun, was dir nicht vorher das Leben angetan hätte.

Du kannst die Augen schließen und dich, während du stirbst, an den Wein erinnern.

Das werde ich tun, mit großer Geste.

Dass Mo nicht trinkt, war entscheidend dafür, dass ich aufgehört habe zu trinken. Ohne sie wäre es unmöglich gewesen, damit aufzuhören. Es sind bereits mehr als viereinhalb Jahre vergangen, seit ich aufgehört habe, und ich denke daran, wie mein Leben verlaufen wäre, wenn ich früher aufgehört hätte, viel früher.

Wir können die Vergangenheit in der Vorstellung verändern, einige Minuten lang Möglichkeiten ausloten, bis wir feststellen, wie banal diese geistigen Übungen sind, mit denen wir lediglich Zeit totschlagen. Wir können nichts ändern, diese Übungen haben ihren Ursprung in unserer Unreife. Wir müssen akzeptieren, wohin auch immer wir im Leben gelangt sind. Wir müssen die Verantwortung dafür übernehmen.

Meine Mutter schickte mich in eine Bodega in der Nähe unserer Wohnung, damit ich dort für meinen Vater Wein kaufte. Ich mochte es nicht, Besorgungen zu machen. Ich hasste es. Immer beschwerte ich mich bitterlich über diese Besorgungen. Meine Mutter schickte mich Sachen kaufen. Das muss etwa 1972 gewesen sein. Ich war um die zehn Jahre alt.

Ich ging mit einem Krug von etwas mehr als zwei Litern zu dieser Bodega. Wir kauften Fasswein. Die Bodega war für mich ganz anders als andere Orte, sie war voller intensiver Gerüche. Es gab große Weinfässer, die mir Angst machten, und Hähne und neben den Hähnen hingen Preisschilder für jeden Wein. Ein Angestellter füllte meinen Krug. Ich hatte einen Zettel dabei, auf dem stand, welchen Wein mein Vater wollte; in der Faust hatte ich das abgezählte Geld. Ich erinnere mich an die Tasche, in der ich den Krug transportierte.

Wie ist es möglich, dass ich mich an diese Tasche erinnere.

Ich sehe sie, als gäbe es sie immer noch.

Schwarze Riemen und der Rest ganz gelb.

Sie war groß.

Die Geheimnisse eines Rausches mit Gin, Whisky, Wein, Bier, Wodka sind bedeutender als die Geheimnisse des Universums. Ich war sehr glücklich, all das zu trinken. Das Geräusch der Eiswürfel im Whiskyglas. Der Geruch und der Geschmack und die Verwandlung deines Lebens in einen Hurrikan.

Und jetzt kann ich bei meiner amerikanischen Hochzeit nicht mal ein Glas Champagner trinken.

Was für ein toller Kerl ich war, als ich trank, denke ich jetzt mit bitterer Ironie und Humor, viel Humor, mir gefiel es, mir dabei zuzusehen, das mächtige Glas in den Händen zu halten, das breite, eingefrorene Lächeln, das in dem Glas herumkollernde Eis, die zahlreichen Freunde, das dröhnende Lachen.

Der Alkohol hilft bei der Gestaltung des Lebens als politischer Raum. Mit Alkohol intus glauben die Menschen sogar daran, dass ihnen keine Grenzen gesetzt sind und dass das Leben einen Sinn hat.

Manchmal denke ich darüber nach, was passieren würde, wenn ich zu ihnen zurückkehrte, zu den Weinen und den Whiskys, wenn ich erneut zulassen würde, dass sie in mein Leben treten.

Sie würden mich natürlich wieder fertigmachen.

Die einen hoffen auf die Ankunft Gottes, andere auf die Revolution, andere auf den Untergang des Kapitalismus, andere auf das Ende der Welt. Ich bin bescheidener, ich hoffe auf oder fürchte den Tag, an dem ich wieder anfange zu trinken, den Tag, an dem diese vergessene Erregung, dieser quälende Wahnsinn zurückkehrt.

Weil alles wiederkommt.

37

Ich bin gerade in einem Hotel in einer spanischen Stadt, ich erhalte in dieser Stadt einen Preis für den Roman, den ich geschrieben habe. Ich ziehe die Schuhe aus, parke sie parallel nebeneinander unter einem Tischchen, das wie eine Schuhgarage aussieht, und lege mich ins Bett. Plötzlich sehe ich eine Ansammlung von winzigen Flusen, die die Bettdecke beschmutzen. Diese Flusen stammen, wie ich entsetzt feststelle, von meinen Strümpfen. Voller Verzweiflung versuche ich, die Flusen wegzumachen. Es scheint, als wäre am Ende immer alles mangelhaft, auch wenn man es am wenigsten erwartet, weil diese Strümpfe, um den Hohn noch zu steigern, neu sind.

Sie sind neu?

Sechs Paar Strümpfe für drei Euro, so viel habe ich in einem weltbekannten Geschäft bezahlt.

Jetzt bereue ich es, sie gekauft zu haben. Meiner Mutter ging es genauso: Sie ließ sich von der Schnäppchenwelt verführen und stopfte die Wohnung mit ungeheuerlichen Geräten voll.

Sie würde mir in diesem Moment helfen, in diesem Moment der Wut, der Herrlichkeit der Wut, sie könnte dieses verletzte Hirn heilen. Ich mache weiter die Flusen meiner Strümpfe weg. Sie werden mir einen Preis für das Buch verleihen, das ich über meine Eltern geschrieben habe. Ich habe einen Anzug dabei, im Angedenken an meinen Vater.

Mein Vater mochte es sehr, wenn ich einen Anzug trug.

Unser Aussehen ist wichtig.

Wir sind Körper.

Eleganz zeigt sich nicht in dem Preis dessen, was du anhast. Eleganz ist eine Gabe. Mein Vater hatte sie. Eleganz ist ein Bewusstsein deiner selbst, ein Fluss des Lebens.

Die Eleganz meines Vaters hat sich auf mich übertragen.

Die Eleganz ist eine Geste, eine Art und Weise, vor dem weltumfassenden Spiegel der Zeit zu stehen.

Was wird das Zimmermädchen denken, wenn es beim Reinigen meines Zimmers all die schwarzen Flusen auf dem Boden und der Bettdecke sieht? So gut es geht, mache ich sie weiter weg. Wo sind die Strümpfe meines Vaters nach seinem Tod hingekommen? Ich habe ihnen damals keine Aufmerksamkeit geschenkt, bestimmt sind sie in einer Tüte gelandet und dann im Müll. Ich würde sie jetzt gerne sehen. Die Wäsche derjenigen, die sterben, wird zu einem moralischen Problem. Mein Vater hat nicht viel hinterlassen, einen roten Schrank mit ein paar alten, aus der Mode gekommenen und fadenscheinigen Anzügen, aber die reichen Leute hinterlassen unzählige Meter Schrank mit teuerster, neuer Kleidung – die manchmal nur einmal getragen ist; einige Teile sind gar nicht getragen –, die keinen Zweck mehr erfüllt, außer dass sie daran erinnert, wie eitel jemand war, der lieber Abertausende Euros für Kleidung verschwendet hat, anstatt dieses Geld denjenigen auf dieser Welt zu geben, die vor Hunger sterben.

Diese teure Kleidung, die die Reichen hinterlassen, ist ein Beweis für die Verdammnis. Diese Kleidung zeugt von dem Bösen, dem Wahnsinn, dem Egoismus und sie ist traurig, weil viele dieser Leute ihre Dummheit einsehen und alles weggeben würden, wenn sie eine zweite Chance hätten und ihre Schränke und ihre Ankleidezimmer eine Minute nach ihrem Tod sehen könnten. Sie würden alles verkaufen und den Millionen Menschen überlassen, die nichts zu essen haben, und dann würden sie im Licht der Freude sterben. Aber so ist es nicht. Weil die Freude nicht von dieser Welt ist. Sie ist eine Kunst des Herzens, die sich immer versteckt, eine Kunst der Gutherzigkeit.

Manchmal ziehe ich Strümpfe von Mo an, die hervorragend sind, weil sie nicht diese schwarzen Fussel erzeugen. Sie weiß nicht, wo sie sie gekauft hat. Ich frage sie solche Dinge. Sie weiß, dass sie für mich wichtig sind. Anfangs verstand sie nicht, wie sie einen Typen hatte heiraten können, der solche Fragen stellte, dann hat sie sie, so gut sie konnte, beantwortet. Sie hat gesehen, dass sich für mich darin das Mysterium der Materie zeigt, und sie hilft mir, sie hilft mir mit dem Kreuz, mit diesem Kreuz, das die Materie ist.

Ich ziehe den Anzug an, ich ziehe das weiße Hemd an, das auch neu ist. Es hat fünf Euro fünfzig gekostet. Ich dachte, dass es keinen Sinn mehr macht, Wäsche zu waschen und zu bügeln. Dem Preis schien eine Revolution innezuwohnen. Wie sehr es uns Menschen gefällt, was auch immer für Dinge einzuweihen.

Weiße Kleidung ist niemals ganz weiß, und das tut mir weh. Mein Vater wusste es, er bügelte seine Hemden wie ein Gott, der die Welt mittels seiner starken und zupackenden Hände besser macht.

Der Wille, die weißen Hemden ganz weiß sein zu lassen, das war mein Vater.

Es ist nicht leicht, weiß angezogen zu sein, weil ein weißes Hemd oder weiße Hosen sofort schmutzig werden. Deshalb überkommt mich, sobald ich einen Mann oder eine Frau sehe, die ein weißes Hemd oder eine weiße Bluse tragen, das Gefühl, einem Helden gegenüberzustehen. Weiß ist eine Bejahung des Lebens, eine einfache, schlichte Bejahung, ohne überflüssiges Tamtam.

In der Farbe Weiß zeigt sich Bescheidenheit.

Es ist meine bevorzugte Farbe, aber ich leide sehr darunter, weil man, damit ein Hemd nach der Wäsche noch weiß ist, geradezu Magie anwenden muss.

Was normalerweise passiert, ist, dass die Leute glauben, Weiß zu tragen, es in Wirklichkeit aber ins Gelbe geht. Weil sich die weiße Farbe der Hemden oder Blusen sofort verliert. Die Waschmaschinen sind die Feinde der weißen Farbe.

Wenn ich einen Mann mit einem weißen Hemd mit gelbem Stich sehe, bekümmert mich das, aber gleichzeitig fühle ich mich in Gesellschaft, weniger allein in der Dunkelheit. Wenn ich jemanden mit einem Hemd so weiß wie Schnee sehe, fühle ich mich schlecht, wie ein minderwertiges Wesen. Manchmal sehe ich nur eine Möglichkeit: jeden Tag ein weißes Hemd einzuweihen. Es scheint, als wäre das die einzige Möglichkeit, diese dunklen Fasern, diese schwarzen Punkte oder diese gelblichen Verfärbungen, die auftreten, wenn man ein Hemd zum ersten Mal wäscht, zu besiegen.

Was machte mein Vater, um in Weiß gekleidet zu sein? Weil Weiß ihn begeisterte: die weißen Hemden, die weißen Sakkos. Es wäre so schön, ihn jetzt danach zu fragen, damit er mir sagt, was seine Kniffe waren, damit weiß blieb, was weiß war.

Ich habe festgestellt, dass viele Männer und Frauen dem absoluten Weiß entsagt haben und sich mit einem partiellen Weiß begnügen. Letzten Endes ist das Bewusstsein für radikales Weiß in dieser Welt selten, weil es engelhaftes Weiß nicht mehr gibt, da alle Welt beleidigt, kleine Vergehen begeht, kleine Sünden, kleine Fehler macht, und all das beschmutzt das Weiß dieser Hemden, dieser Blusen, dieser Unterhemden.

Der Schweiß der Männer und Frauen fällt bei weißen Hemden viel mehr auf. Dieser Schweiß macht einen gräulichen Fleck unter den Achseln, den weder eine Waschmaschine noch ein Deo beseitigen kann. Wenn du auf jemanden in einem blendend, strahlend weißen Hemd, ohne die geringste Verfärbung, triffst, ist es deshalb sehr wahrscheinlich, dass du vor einem Engel, vor einer übernatürlichen Kreatur stehst, weil in diesem Leben niemand mehr Weiß trägt.

Das Hemd zu fünf Euro fünfzig ist perfekt gefaltet und hat einen kleinen Bügel und ist mit ein paar Klammern an einem Karton befestigt. Auf einem kleinen runden Aufkleber steht der Preis. Ich traue mich nicht, den Aufkleber wegzuschmeißen. Er klebt mir an den Fingern. Wenn mein Vater hier wäre, würde er mir sagen, was ich mit dem Aufkleber für fünf Euro fünfzig machen soll.

In einem Anfall von Albernheit entschließe ich mich, mir den Aufkleber auf die Stirn zu kleben. Ich schaue mich im Spiegel an und lache.

Ich koste fünf Euro fünfzig.

Die Komödie des Lebens verschlingt mich, reißt mich mit sich.

Dieser Aufkleber ist unzerstörbar.

Ich lache darüber, wie billig ich bin. Ich lache über mich als Sonderangebot.

Mir wird bewusst, dass ich jemanden brauche, der mir sagt, was ich mit der Unermesslichkeit der Welt, die ich nicht verstehe, die ich nicht verstehen kann, tun soll, ich zerbreche mir den Kopf in dem Versuch, die Welt zu verstehen, und ich verstehe nichts. Ich betrachte mich immer noch mit dem Aufkleber auf der Stirn im Spiegel. Ich möchte ihn nicht wegwerfen. Ich möchte nicht, dass es Müll gibt.

Weil alles Müll ist.

Wir haben alles in Müll verwandelt.

38

Mo und ich treten aus dem Hotel und spazieren zu dem Ort, wo der Preis übergeben wird. Es ist ein Nachmittag im Dezember. An dem Ort, wo der Preis vergeben wird, treffe ich auf viele Bekannte und Freunde. Ich begrüße viele Leute. Aber es gibt jemand Besonderen, als ich ihn erkenne, gehe ich auf ihn zu, um ihn zu begrüßen. Es ist Don Nicolás. Er war der Direktor der Schule, auf die meine Söhne Bra und Valdi gingen. Er ist bereits seit Langem pensioniert. Er erzählt mir, dass er gesundheitliche Probleme gehabt habe, ich sehe es. Ich sehe es, weil er nicht mehr der Mann ist, den ich kannte. Vor fünfzehn Jahren war er ein Wirbelsturm, ein Energiebündel von einem Lehrer, der mit aller Leidenschaft unterrichtete. Er opferte sich für seine Schule auf.

Vor fünfzehn Jahren begleitete ich meine Söhne bis zur Eingangstür der Schule. Ich schaute zum Hof und dort stand Don Nicolás, der alle Schüler seiner Schule kannte. Für alle hatte er ein aufmunterndes Wort und ein sanftes und freundliches Lächeln. Ich schaute, wie meine Söhne in den Hof traten, und Don Nicolás schaute mich an und ich konnte beruhigt gehen.

Ich ging nicht, bis Don Nicolás mir in die Augen gesehen hatte. Die Tatsache, dass er mich anblickte, hatte eine große Bedeutung: Er nahm meine Söhne in Obhut, es war wie eine Vereinbarung zwischen ihm und mir.

Indem er mich anschaute, schien er mir zu sagen: »Ich kümmere mich um sie, geh ruhig, lebe; das Beste deines Lebens bleibt bei mir, in meiner Obhut.« Weil er wusste, wie wichtig es war, die Verantwortung zu übergeben. Weil er wusste, dass diese beiden Kinder das Wichtigste waren, was mir im Leben widerfahren war. Ohne diese beiden Kinder hatte mein Leben keinen Sinn.

Es war eine Liturgie.

Bra bemerkte es irgendwann und entschied, mich ebenfalls anzusehen. Schließlich schauten wir alle drei uns an. Ich erinnere mich an das Lächeln von Bra, das Lächeln eines siebenjährigen Kindes, und heute weiß ich, dass dieses Lächeln nur in meiner Erinnerung existiert, weil Bra zu einem Mann herangewachsen ist.

»Wusstest du zufälligerweise vor fünfzehn Jahren, dass dies hier passieren würde, dass wir uns hier treffen würden?«, liegt mir auf der Zunge, Don Nicolás zu fragen, aber ich mache es nicht. Don Nicolás beglückwünscht mich zu dem Preis und ich verharre neben ihm, ich versuche, an seiner Seite zu bleiben, weil das der einzige Ort ist, wo ich mich am Abend der Preisverleihung wohlfühle, weil er mich in jene Zeit führt, in der Bra und Valdi Kinder von sechs und sieben Jahren waren.

Ich sehe in Don Nicolás so etwas wie einen mächtigen Baum, einen Baum der Vergangenheit. Er organisierte Ausflüge. Wir fuhren mit ihm in den Schnee, Eltern, Schüler, Lehrer. Wir fuhren Ski. Er organisierte Skier und Skischuhe für bedürftige Schüler. Er demokratisierte den Ausflug. Einmal fuhren wir zur Skistation Candanchú und übernachteten in einer Berghütte. Wir waren sieben oder acht Familien. Don Nicolás hatte alles arrangiert. Alle zusammen kümmerten wir uns um das Abendessen: Trockenwurst, Eier, Würstchen. Weihnachten stand vor der Tür, es muss der 21. Dezember gewesen sein, ein Wochenende. Auch jetzt ist bald Weihnachten, es ist ein 11. Dezember.

Das nahende Weihnachtsfest trägt meine Gedanken zu meinem Vater, da er an einem 17. Dezember starb. Es ist eine Zeit Gottes auf Erden. Niemand glaubt mehr an Gott, aber mir scheint es, dass sich der Himmel zu Weihnachten weiß wie der Körper Gottes färbt, mir scheint, dass Gott in den gefrorenen Flüssen und in dem kalten Morgenwind Fleisch wird, und er besetzt das Lächeln der Leute, er stärkt ein wenig das Herz des Bettlers; es scheint, als würde Gott die Vorhängeschlösser der Geschichte öffnen, er tobt auf den Feldern, er tobt in den Städten.

Natürlich weiß ich, dass Gott nicht existiert. Aber die Vorstellung, dass es ein allmächtiges Wesen gibt, das dich liebt, ist schön. Wer auch immer dich liebt, aber dass dich jemand liebt. Es ist besser, dass dich eine fiktionale Gestalt liebt, als dass dich niemand liebt.

Natürlich weiß ich, dass es etwas aus der Zeit gefallen ist, Gott zu erwähnen, es ist eines Autors des einundzwanzigsten Jahrhunderts unwürdig. Aber das ist mir egal.

Da Gott nicht existiert, entscheide ich, dass mein Vater zu Weihnachten allerorten präsent ist. Als hätte er dem Gott der Bibel die Herrschaft des Himmels und der Erde geraubt.

Wie arm dran ich doch bin, wie viel Schönheit ich sehe und wie wenig mir das nützt.

Aber ich sehe sie.

Als sich Don Nicolás verabschiedet, sagt er zu mir: »Wann fahren wir wieder Ski?«

Und diese Frage erschüttert mich.

Irgendwo habe ich gelesen, dass Gott eine Liste mit allen Namen der existierenden Wesen (Tiere und Menschen), die jemals gelebt haben oder seit Anbeginn der Zeiten leben, führt.

Niemand geht verloren.

An diese Liste denke ich, als Don Nicolás geht, ich weiß, dass ich ihn nie mehr wiedersehen werde.

Oder ich werde nur noch seinen Namen auf der Liste sehen.

Don Nicolás, ein großer Mann, einer der größten Menschen, die ich in diesem Leben kennengelernt habe, ich sehe, wie er sich entfernt.

Ich werde ihn niemals wiedersehen.

Wir wissen es beide.

Niemals mehr werden wir zusammen Ski fahren.

39

Die trügerischste Geschichte, die sich die Menschheit erträumt hat, bleibt die Auferstehung von Jesus Christus. Schon längst glaubt offensichtlich niemand mehr daran. Übrig geblieben ist ein Mythos, dessen viele Menschen überdrüssig sind, und das zu Recht, weil er einmal ein unverrückbares Dogma war, und als solches diente er als Entschuldigung, um Menschen umzubringen. Aber wenn du lediglich die Geschichte betrachtest, die erzählt wird, offenbart sich dir vielleicht etwas von dem, was wir sind: eine Sehnsucht nach Rückkehr, erneuter Fleischwerdung.

Mich fasziniert der Mythos der Auferstehung, weil es um die Auferstehung von den Toten geht. Er erstaunt mich, weil zweitausend Jahre vor den Ideen über die Unsterblichkeit, die jetzt im Zusammenhang mit den neuesten technologischen Entwicklungen auftauchen, und der sich auftuenden Möglichkeit, unsere Gehirne (Gedächtnis, Intelligenz und Willen) einer anderen Aufbewahrung, die weder organisch noch menschlich ist, zuzuführen, all dies und auf eine schönere Weise bereits in dem Mythos der Auferstehung enthalten war.

Von den Toten aufzuerstehen, war menschlich und schön.

Dein Gehirn einem Computer zu überlassen, ist schäbig und traurig, und genau das wird letzten Endes passieren. Ja, wir werden unsterblich sein, es aber nicht so nennen können; wir werden eher so etwas wie stetig oder fortdauernd sein.

Man könnte von »fortdauerndem Leben« sprechen. Und es wird ein garantiertes, funktionelles, angenehmes, erreichbares, beliebtes Fortdauern sein, aber es wird nicht glorreich sein.

Ich habe plötzlich all diese Gedanken, weil es gerade Weihnachten ist, weil heute der 25. Dezember 2018 ist.

Weil ich zwei Tage in Barbastro verbringe, habe ich Folgendes gemacht: Ich bin zu der Eingangstür des Wohnhauses gegangen, in dem Bach und Wagner als Ehepaar lebten. Ich habe mich durcheinander gefühlt. Das kenne ich natürlich schon. Aber es ging auch um ein zeitliches Durcheinander. In diesem Haus lebte mein Vater fünfundvierzig Jahre, aber meine Mutter lebte vierundfünfzig Jahre dort.

Eine Weile habe ich darüber nachgedacht: über die Differenz der in dem Haus gelebten Jahre.

Da war ein verliebtes Spiel zwischen der Vier und der Fünf. Mein Vater fünfundvierzig Jahre und meine Mutter vierundfünfzig Jahre. Mich erstaunen diese neun Jahre, in denen dieses Haus ohne meinen Vater war.

Das Haus, diese Zahlen, diese Ziegel.

Ich habe an der Gegensprechanlage geklingelt.

Niemand hat sich gemeldet.

Sie haben die Wohnung wohl nicht erneut vermietet, zum Glück, habe ich gedacht. Von der Straße aus habe ich die grüne Markise betrachtet, die grüne Markise des Wohnzimmers. Sie war eingerollt, in die Jahre gekommen.

Sie schien die Fahne der Vergangenheit zu sein.

Ich habe meinem Sohn Valdi einen Mantel geschenkt und dann habe ich gelitten, fühlte mich ganz krank bei dem Gedanken daran, dass er ihn vielleicht einfach in seinem Zimmer in den Schrank hängen und ihn nie wieder tragen würde.

Das Wichtigste für mich in diesem Moment ist, zu wissen, dass er diesen Mantel anzieht. Vielleicht ist dieser Mantel meine Haut, die ich meinem Sohn anbiete. Die Angst von Jesus Christus entsteht in dem Moment, an dem er glaubt, dass sein Vater ihn verlassen hat.

Einmal brachte mir mein Vater aus der Stadt Jaca einen Lammfellmantel mit. Ich war damals vierzehn Jahre alt. Es war der beste Mantel, den ich je im Leben besessen habe.

Jedes Mal, wenn ich ihn anzog, fühlte ich die Kraft der Liebe meines Vaters. Irgendwann in unserem Leben verschwand dieser

Lammfellmantel. Immer wieder suchte ich ihn in der Wohnung meiner Eltern. Als wir nach dem Tod meiner Mutter die Wohnung ausräumten, suchte ich ihn immer noch.

Jedes Mal, wenn ich ihn anzog, wusste ich, dass mein Vater mich nicht verlassen hatte.

40

Mo musste wegen ihrer Arbeit Anfang Januar 2019 wieder in den Vereinigten Staaten zurück sein. Deshalb entschieden wir uns, die Rückreise vorzuverlegen und Silvester in Chicago zu verbringen, wo wir am 30. Dezember ankamen.

Es sind mehr als neun Stunden Flug von Madrid aus gewesen. Natürlich: Economy class. Ich habe geschlafen, weil ich mich zudröhne: Ich nehme eine Pille, ein Muskelrelaxans, sodass ich sofort einschlafe. Arnold schläft so auch und redet nicht mehr auf mich ein. Mo hat nicht geschlafen und auf dem Bildschirm des Vordersitzes Filme gesehen.

Das hat unseren Rhythmus verändert, sodass ich, als wir in Chicago angekommen sind, frisch wie der junge Morgen war und Mo wegen des *jet lag* müde.

Sie ist auf dem Bett des Hotelzimmers eingeschlafen. Ich habe eine Decke über sie gelegt, eine Decke aus dem Schrank. Ich habe die Lichter ausgemacht und bin auf die Straße hinuntergegangen.

Ich hörte Weihnachtslieder und sah Menschen, die Geschäfte betraten und aus ihnen herauskamen. Die Temperatur fiel immer weiter, es war sechs Grad unter null. Hin und wieder fing es an zu schneien.

Ich mochte diese Kälte. »Noch kälter«, schrie ich gen Himmel.

Ich bin bis zu den Brücken gelaufen und auf einer bis genau zur Mitte gegangen, mit der Idee, dass die Mitte der Brücke dem tiefsten Punkt des Flusses entsprechen müsste. Ich habe mich über das Geländer, das voller Schnee war, gebeugt und in die Schwärze des Wassers geblickt.

Als ich klein war, habe ich das bei dem Fluss in Barbastro gemacht, später habe ich das bei allen Flüssen in allen Städten, in denen ich war, gemacht: Ich habe von der Brücke aus die Mitte des Flusses gesucht, die tiefste Stelle des Wassers, und ich verharrte dort in Gedanken versunken, in dem Versuch, den Geist des Wassers zu sehen. Es gab einen englischen Dichter, der dasselbe machte und der glaubte, dass die Flüsse eine Seele hätten. Ich glaube es ebenfalls. T. S. Eliot meditierte über die Flüsse. Er sagte, dass der Fluss in uns sei, dass der Fluss ein unserer Menschlichkeit ähnlicher Strom sei und zum Bau von Brücken verpflichte. Fast dasselbe dachte fünfhundert Jahre früher Jorge Manrique.

Die Flüsse sind unsere Besessenheit. Was Jorge Manrique im fünfzehnten Jahrhundert in den Flüssen sah, sah auch Eliot im zwanzigsten Jahrhundert und sehe ich jetzt.

Ich habe darüber nachgedacht, mich in diese Fluten zu stürzen.

Mich nackt auszuziehen und zu springen. Ich habe angenommen, dass ich nichts spüren würde. Die Höhe, der Fall, die extreme Kälte des Wassers, all das würde dazu führen, dass ich sofort das Bewusstsein verlöre. Und ich würde ohne Schmerz aufhören zu leben. Dann habe ich an Mo gedacht, daran, wie sie die Nachricht aufnehmen würde und wie diese Nachricht weitere Menschen erreichen würde.

Wer wären diese anderen Menschen, abgesehen von Mo?

Ich sah niemanden.

Niemanden.

Und darin lag Freiheit, als hätte ich jegliche Bande mit den Menschen gelöst.

Die Schwärze des Wassers war sehr anziehend. Es könnte ein süßer Tod sein. Hätte mein Vater jemals solche Dinge wie diese gedacht, die ich auf der Brücke im Schnee dachte?

Hätte er jemals an Selbstmord gedacht?

Niemals.

Er, niemals. Und in diesem Niemals sehe ich Hoffnung.

Ehrlich gesagt, hatte ich Lust zu sterben, aber dieser Wunsch wurde diesmal nicht von dem elenden Arnold noch von irgendeiner unüberwindlichen Traurigkeit ausgelöst. Diese Lust, mich in das

Wasser zu stürzen, hatte ihren Ursprung in dem Impuls, mich auszulöschen.

Welche Zufriedenheit sich wohl nach einem bis zum bitteren Ende durchgezogenen Abschied einstellt.

Ich habe an meine Mutter gedacht.

Noch ist nicht die Zeit, zu ihr zu gehen.

Noch ist nicht die Zeit, liebe Mutter. Noch ist nicht die Zeit, Mutter und Sohn für die Zeitalter der Zeitalter zu werden, bis die Sonne auf die Erde herabstürzt und zerschellt und die Entropie die Schlacht gegen das Universum gewinnt.

Vaterschaft und Mutterschaft bedeuten den Sieg über die Entropie, über die Zerstörung des Lebens und der Materie. Weiß das irgendein Physiker? Ich weiß es, der ich als fünfzehnjähriges Bürschchen nicht die Geometrie der Punkte in den gleich weit entfernten Ebenen einer Geraden verstand. Ich hatte keine Ahnung von Mathematik. Ich hatte keine Ahnung von der Parabelgleichung. Ich erinnere mich an jene komplizierte Mathematik in dem ersten Jahr der Oberstufe. Und jetzt bin ich der beste Mathematiker, der König der Mathematik, weil ich hier, im Chicago River, an Silvester 2018, gerade entdeckt habe, dass Vaterschaft und Mutterschaft die Gravitationsachse der Freude und der Schönheit sind, sie sind eine unverwüstliche Kraft, die sich ohne Gewalt, aber mit Liebe gegen die teuflische Entropie durchsetzt.

Ich bin weiter über die Brücke gegangen.

Als ich auf dem Rückweg ins Hotel war, bin ich noch einmal umgekehrt und zu derselben Stelle zurückgegangen, mit derselben Idee im Kopf.

Ich war allein, dort, auf der Mitte der Brücke. Eine Vielzahl von Erinnerungen kam mir in den Kopf. Mir war nicht kalt, ich wollte nur unbedingt wissen, wie es sich wohl anfühlte, in den Chicago River zu stürzen. Ich schätzte, dass es an die fünfzehn Meter Höhe waren. Genug, damit mich das Gewicht meines Körpers bis zum Grund zöge, wo Schlamm und Steine sein würden, ein gespenstischer und zur Unsichtbarkeit verdammter Raum.

Wenn weder mein Vater noch meine Mutter sich in irgendeinen Fluss gestürzt hatten, würde ich es auch nicht tun.

Am Ende dieser ganzen Aufeinanderfolge von Gedanken habe ich meinen Vater gesehen. Er trug einen grauen Anzug und eine Krawatte. Es musste 1975 gewesen sein. Er sprach zu mir von 1975 aus und er sprach mit seinem Sohn, in der nahenden Silvesternacht 2018.

Im Grunde waren wir bereits einander fremd.

Ich habe dich seit dreizehn Jahren nicht gesehen, habe ich zu ihm gesagt.

Geh ins Hotel zurück, hat er zu mir gesagt.

Dreizehn Jahre, ohne dass wir uns gesehen haben, dreizehn Jahre, die von den dreizehntausend Jahren künden, die kommen werden, ohne dass wir uns sehen.

Werden wir füreinander Fremde sein, Papá? Ist das möglich? Sag du es mir, der du schon alles weißt.

Werden wir uns misstrauisch beäugen?

Die Stadt Chicago war ein Gespenst aus Stahl, Glas, Eisen und Zement; sie war eine unmenschliche Masse, die trotzdem von menschlichen Herzen konstruiert worden war. Zement, Eisen, Glas und Beton bei sechs Grad unter null.

Ich dachte an die Tausenden Familien, die in diesen letzten hundert Jahren hier lebten, seitdem es mit der Stadt bergauf gegangen war; auch wollte ich die Gespräche der Menschen, die hier gelebt hatten, hören; Gespräche von 1920, von 1930, von 1940.

Aber auch Gespräche von Familien, die es 1890, 1900, 1910 gegeben hatte. Ich war wie ein Medium. Männer und Frauen, die hier im Jahr 1900 geboren worden waren, die im zwanzigsten Jahrhundert geboren worden waren und heranwuchsen und Väter und Mütter wurden, das ist die Stadt Chicago, ein Fluss der Freude in der Vergangenheit.

Ich möchte die Freude sehen, die es in der Vergangenheit gab: den Moment der Geburt des ersten Kindes, den Moment einer Hochzeit, den Moment einer beruflichen Beförderung, den Moment eines Hauskaufs im Jahr 1918.

All das, was der Fluss noch in seinem Wesen trägt.

All diese dunkle Energie, die wir über das Leben austragen, während wir leben, und deren Überbleibsel nur ein Spiritist, ein Medium oder ein Dichter sehen kann und ich aufgrund des Erbes von Wagner, meiner Mutter.

Sie hat diese Gabe an mich weitergegeben, diese Gabe, die auf einem Sinn für Logik beruht: Die menschliche Energie erschafft sich nicht, noch zerstört sie sich, sondern sie verwandelt sich.

Ich bin Beispiel für dieses physikalische Prinzip. Das Erbe ist genau das.

Auf der Straße waren Bettler kurz davor, in dieser grausamen Kälte zu sterben. Ich habe ihnen allen ein paar Dollars gegeben. Einem habe ich fünf gegeben, weil ich keine Eindollarscheine mehr übrig hatte.

Sie schenkten mir ein erschrockenes Lächeln. Ich hätte ihnen mehr geben sollen. Ich hätte ihnen mein ganzes Geld geben sollen. Ich hätte wissen sollen, wie ich mich von der Angst, kein Geld zu haben, frei machte, und ihnen alles geben sollen, was ich hatte, aber ich war dazu nicht in der Lage, aus Angst, wie sie zu enden. Und trotzdem enden wir alle wie sie, weil wir alle sterben müssen. Wir sind alle Sklaven des Geldes. Wir merken es nicht. Wir sind nicht in der Lage, die allergrößte Sklaverei zu begreifen.

41

Ich bin in das Hotel zurückgekehrt und Mo schläft immer noch.

Das Zimmer ist voller elektrischer Geräusche, die Mo glücklicherweise nicht hört.

Ich höre sie alle. Darunter war ein unergründliches und gespenstisches: Es war ein Lärm wie von einer U-Bahn, der in einem Intervall von wenigen Minuten im Zimmer zu hören war.

Die Mangelhaftigkeit des Lebens rechtfertigt den Selbstmord, sie rechtfertigte ihn früher, sie rechtfertigt ihn heute und sie wird ihn morgen rechtfertigen, sagt Arnold und er sagt das mit Bestimmtheit. Wie aus jemand so Schreckhaftem und Ängstlichem wie mir Arnold geboren wurde, frage ich mich. Und Arnold selbst fragt das.

Arnold der Chaot. Arnold der Entstellte, Arnold der Depressive, Arnold der Große.

Arnold, der König der Welt.

Die Mangelhaftigkeit des Lebens hat mir zu allen Zeiten meiner Existenz das Herz zerrissen.

Die Mangelhaftigkeit des Lebens, sie zu fühlen, sie bis zum Erbrechen zu fühlen, das hast du mir geschenkt, Mamá, sie begleitet mich, sie ist Dein. Wenn ich die heilige Mangelhaftigkeit des Lebens vor Augen habe, habe ich dich ebenfalls vor Augen und du küsst mich, endlich.

Du bist Arnold.

Arnold stammt von dir ab.

Mein Großvater mütterlicherseits brachte sich um, weil sein Sohn im Alter von siebzehn Jahren bei einem Verkehrsunfall mit einem Lastwagen starb. Mein Großvater konnte das nicht verwinden und erhängte sich.

Etwas von ihm geht auf mich über.

Deshalb ist Arnold an meiner Seite, um an meinen Großvater zu erinnern und an jenen Onkel, der sich vollständig auslöschte, weil es weder von meinem Großvater noch von meinem Onkel ein einziges Foto gibt.

Ein Unfall auf einer Straße, Vierzigerjahre, Ende der Vierziger, nehme ich an, weil ich auch das nicht mit Sicherheit weiß.

Ich konnte nicht schlafen, weil mir die elektrischen Geräusche an den Nerven zerrten, und ich begann, an meinen Vater zu denken, und sein Gesicht tauchte aus der Dunkelheit auf, es war, als würde es in der Strömung, die ich in dem Fluss gesehen hatte, Form annehmen. Als könnte mein Vater an allen Orten sein, wo ich gewesen bin, bin und sein werde. Dieser Gedanke, dass er und sie, meine Mutter, mich hier auf der Erde, bei dieser Abdrift, in die sich mein Leben verwandelt hat, begleiten können, machte mich ruhig, aber einschlafen konnte ich weiterhin nicht.

In diesem Zimmer eines Chicagoer Hotels war es nicht still. Stille gibt es nicht mehr. Ich hatte einen Essay von Erling Kagge über die Stille gelesen und alles, was ich dort las, eignete ich mir sofort an. Der norwegische Forscher war zum Südpol gefahren: In der Kälte, im Schnee, in der Abwesenheit von menschlichen Wesen sehnte Erling Kagge sich danach, Stille zu erfahren.

Vielleicht ist Stille Freude.

Arnold ist Lärm.

Für meinen Großvater war Arnold der Lärm eines Lastwagens, der gegen einen Baum fährt.

Ich habe bemerkt, dass ich wie ein Besessener Stille suche, weil ich nur in der vollkommenen Stille die Toten, meinen Vater und meine Mutter und mich selbst hören kann.

Konnte Erling Kagge dort am Südpol seine Toten hören?

Ich ahne, dass es immer mehr Lärm geben wird, weil unsere Zivilisation vor allen anderen Dingen Lärm erzeugt.

Die Natur erzeugt Klänge und die Menschen Lärm.

Den tschechischen Autor Franz Kafka hat der Lärm verrückt gemacht.

Wenn sich Klang in Lärm verwandelt, wird das Leben schlechter. Deshalb ertrage ich keinen Lärm.

Von hier aus, in diesem Moment der Angst und Verwirrung, erinnere ich mich an Bra und Valdi, die in Spanien sind.

42

Ich stehe auf, ich weiß jetzt, woher der Lärm kommt: Es ist der Aufzug, der verfluchte und herzlose Aufzug. Warum stört mich dieser Lärm so und warum sehnte ich mich vor über fünfundvierzig Jahren so sehr danach, ihn zu hören? Weil mir vor fünfundvierzig Jahren, wenn ich nicht schlafen konnte, weil meine Eltern ausgegangen waren, der Lärm des Aufzugs ihre Rückkehr ankündigte und dadurch konnte ich endlich Ruhe finden.

Ein geliebter Lärm und ein verhasster Lärm und beides ist derselbe Lärm. Natürlich haben sich Technologie und Konstruktion der Aufzüge sehr stark verändert. Aber grundsätzlich ist es dasselbe Prinzip: Elektrizität und Rollen, Getriebe, Schrauben, Drahtseile und Bremsen.

Alle schlafen, alle schaffen es, zu schlafen, nur ich nicht.

Ich erinnere mich an meine Zeit beim Militärdienst.

Es war dasselbe: Wenn Schlafenszeit war, wurde das Licht ausgeschaltet und meine Zimmerkameraden schliefen in drei Sekunden ein.

Ja, in drei Sekunden.

Ich konnte das nicht begreifen, wie sie das machten.

Eine schlaflose Nacht war besonders. Es war Sommer und es war entsetzlich heiß, wir schliefen mit geöffnetem Fenster. Ab und zu zog ein Lüftchen durch den Raum und das Licht des Mondes fiel herein; ich war gerade dreiundzwanzig Jahre alt geworden. Alle meine Kameraden waren erschöpft, kaputt wegen der körperlichen Anstrengungen des Tages. Ich war es auch, aber ich konnte kein Auge zumachen.

Es war eines der ersten Male, dass ich es ganz bewusst darauf anlegte, dass sich meine Gedanken gegen meinen Körper behaupteten.

Meine Gedanken haben immer über meinen Körper gesiegt. Das ist eine bedenkliche Leistung, es ist eine von Arnolds Heldentaten: Es war egal, in welchem Zustand mein Körper war, meine Gedanken (der große Arnold) beherrschten ihn und sie beherrschen alles, wie auch jetzt, wo meine Gedanken erlassen haben, angeordnet haben, dass der Lärm des Aufzugs die Toten auf den Plan ruft und ich wach sein muss, das Nichts bewachen, weil meine Eltern bereits das Nichts sind, wie ich es sein werde, wie ich es vor dreißig Minuten hätte sein können, wenn ich mich in den Chicago River geworfen und so die Tradition fortgeführt hätte, die mein Großvater begründet hatte.

Alle, neben denen ich geschlafen habe, sind immer vor mir eingeschlafen. In der Kindheit mein Bruder. Die Mitschüler, die Freunde in der Jugend.

Alle schliefen sie vor mir ein.

Und da sind Arnold und ich nun, immer wach, als hielten wir Wache. Und vielleicht halten wir ja auch Wache.

Arnold erinnert mich an den Schrecken zu leben, erinnert mich daran, dass es die Leere und das Nichts gibt, dass es das Scheitern gibt. Arnold Schönberg, der Musiker derjenigen, die wir an allen seelischen Störungen der Welt leiden.

Der große Arnold, ein erhabenes Wesen, ein Wesen, das an meiner Seite ist, ein Wesen, das von ihnen beiden kommt, das auch ein Sohn von Bach und von Wagner ist. Und von meinem Großvater, vor allem von ihm.

Arnold, der große Arnold, den die Leute »Depression« nennen, »schwere Depression«, »endogene Depression«, »innere Unruhe«, »Beklemmung«, »Neurose«, »Zwangsstörung«, »bipolare Störung«, Namen, über die Arnold lacht.

Weil Arnold der Klang der Raserei ist.

Das ist mehr als die traurigen Namen der zeitgenössischen Psychiatrie.

Arnold ist ein Künstler des Chaos, des Terrors, des Missgestalteten, der Mangelhaftigkeit und der Wahrheit.

Arnold der Wilde.
Arnold, der Mörder von Gehirnen.
Arnold, eine nackte Wahrheit.

43

Seitdem meine Söhne geboren sind, bin ich nicht in der Lage, Geld für mich auszugeben. Wenn ich mir ein Hemd kaufen muss, wähle ich das billigste. Ich bin nicht in der Lage, mir eine Verrücktheit zuzugestehen, auch wenn die Ausgaben dafür noch so gering wären. Ich versage mir alles, und das ist nicht so, weil ich mich schuldig fühle, es ist so, weil ich es nicht verdiene, weil niemand es verdient.

Manchmal denke ich darüber nach, ob ich als letzten Akt meines Lebens eine Banküberweisung machen soll. Ihnen all mein Geld überweisen und verschwinden. Alles Geld, das ich sparen konnte, ihnen überweisen und anschließend Bettler werden. Vielleicht gäbe mir das schon Frieden.

Und wenn ich es nicht mache, liegt das daran, dass ich wie alle auf dieser Welt geisteskrank bin.

Wenn du nicht in der Lage bist, Bettler zu werden, weißt du nichts, hast du nichts verstanden, bist du ein Narr, wenn du nicht in der Lage bist, allem zu entsagen, verweigert dir das Leben sein Wissen, so einfach ist das.

Die Wahrheit kennen nur die Bettler.

Das Leben ist Bettlertum.

Ich bin nicht in der Lage, mich in einen Bettler zu verwandeln.

Im Hotelzimmer gibt es hauseigene Pantoffel. Ich mache das Licht an und Mo schläft weiter, das Licht macht ihr nichts aus, was für ein Glück sie hat, dass sie weiterschlafen kann. Ich mache das Plastik ab, das sie umgibt, und ziehe sie mir an. Sie sind flauschig, von guter Qualität. Dann fällt mir ein, wie ich das letzte Mal mit Valdi in Madrid war, ich hatte keine Hausschuhe für ihn. Sie sind superbequem und ich denke daran, dass sie ihn begeistern würden, dass er beim Hineinschlüpfen lächeln würde, und ich berausche mich an diesem Gedanken, an der Verwandlung der Hausschuhe in die Freude meines Sohnes.

Ich betrachte die Hausschuhe.

Sie sind kein Einwegprodukt; jemand in der Abteilung für Materialbeschaffung in diesem Hotel, in dieser Hotelkette, hat diese Art von Hotelhausschuhen entworfen, die anders sind als die in anderen Hotels, die sich dadurch auszeichnen, dass sie keine Sohle haben, dass sie keinen Halt bieten, dass sich der Fuß in ihnen nicht wohlfühlt; im Gegensatz dazu haben diese Schuhe eine dicke, weiche Sohle und sie sind angenehm, deshalb würde es mir gefallen, dass Valdi hier ist.

»Hier, Valdi, diese Hausschuhe sind für dich«, und er würde sie neugierig betrachten und es wäre ihm bewusst, wie mir, weil wir uns sehr ähneln, dass diese Hausschuhe ein wahres Fest sind.

Und er würde sie anziehen.

Und wir würden gemeinsam lachen.

Weil die Art und Weise, wie Valdi und ich zusammen lachen, dazu verdammt ist, aus dieser Welt zu verschwinden.

Und sie wird verschwinden, wie die Art und Weise, wie mein Vater und ich zusammen lachten, verschwunden ist.

44

Ich habe Valdi von Chicago aus angerufen, morgen ist Neujahr und sein Geburtstag. Ich habe das Zimmer verlassen und bin nach unten in die *Hall* gegangen, es war früh, aber überall waren eine Menge Leute: in den Sesseln, in der Cafeteria, in den Geschäften. Die *Hall* dieses Hotels ist fast eine kleine Stadt.

Ich musste ihn zweimal anrufen, beim zweiten Mal hat er abgenommen. Er hat mir gesagt, dass er den Mantel tragen würde, den ich ihm vor ein paar Tagen geschenkt hatte.

Das hat mir gereicht.

Aber dann habe ich auf dem Handy nachgeschaut, wie lange unser Gespräch gedauert hat, es waren eine Minute und eine Sekunde.

Ich musste mich mit aller Macht an den Gedanken klammern, dass er den Mantel trägt, den ich ihm geschenkt hatte, wie kann sich ein menschliches Wesen mit einer solchen Leidenschaft an diese Art von Tatsachen klammern. Wie wichtig manche Geschenke werden können, sie haben die Fähigkeit, uns ein geliebtes Wesen gegenwärtig zu machen.

Deshalb waren mein Vater und meine Mutter derart besessen gewesen, zu erfahren, ob ich die Mäntel oder andere Kleidungsstücke, die sie mir gekauft hatten, trug.

Ich verstehe sie jetzt.

Zu spät.

Wir verstehen alles zu spät.

Auch Valdi weiß nicht, was diese Besessenheit soll, zu wissen, ob er den Mantel trägt oder nicht; er kann nicht verstehen, dass dieser Umstand von immenser Bedeutung für seinen Vater ist, wie auch ich niemals verstand, dass mein Vater mich tausendmal nach einem Mantel fragte, den er mir geschenkt hatte.

Wenn ein Vater oder eine Mutter dem Sohn einen Mantel schenkt und der ihn trägt, berühren dieser Vater oder diese Mutter den Körper ihres Sohnes durch dieses Kleidungsstück und sind auf diese Weise beruhigt. Mittels des geschenkten Mantels sind sie bei ihrem Kind, das ist das Wunder.

Die Amerikaner verkleiden sich zu Silvester. Das ganze Hotel feiert. Die Leute sind elegant gekleidet. Wie dankbar ich für Eleganz, egal an welchem Ort, bin. Wir haben vor, uns das Feuerwerk von unserem Zimmer aus anzusehen. Immer mehr Gäste kommen im Hotel an, beladen mit Reisegepäck, Koffern, weihnachtlicher Dekoration; sie tragen die Kostüme in Kleidersäcke gehüllt über dem Arm, es gibt eine gesellschaftliche Verpflichtung, sich zu verkleiden.

Im Restaurant des Hotels gibt es ein Silvestermenü, ein Büfett, bei dem alle Gerichte gleich schmecken.

Die amerikanischen Restaurants sind immer schlecht beleuchtet. Das verleiht ihnen etwas Irreales, was sich auch auf das Essen überträgt und dir an die Seele greift.

Wir schauten uns das Büfett an, weil wir zu Abend essen wollten.

Leben heißt zu wählen, dachte ich, während ich die verschiedenen Gerichte beäugte, und beobachtete im Vorbeigehen, was ein Paar neben uns gewählt hatte und dass sie dem Essen keine Aufmerksamkeit schenkten, sie mussten demzufolge frisch verliebt sein.

Ich beneidete sie überhaupt nicht, es interessierte mich lediglich, für was sie sich entschieden hatten. Das Fleisch, das auf ihren Tellern kalt wurde, interessierte mich mehr als die heißen Küsse, die sie sich gaben.

Ich entschied mich dafür, das Fleisch auf einem Teller zu betrachten, das traurige Fleisch eines tödlich verwundeten Tieres, vor zwei Wesen angerichtet, die es verschmähten.

Wir sind uns unserer Wahl nicht bewusst. Das sagte mir einmal ein Psychoanalytiker, der auch Theaterschauspieler ist. Er sagte mir, dass die wichtigsten Entscheidungen, die ein Mann oder eine Frau im Leben trifft, unbewusst getroffen werden.

Es sind die geheimen Entscheidungen und sie sind geheim oder sogar unaussprechlich, weil ihre Moral nicht sozial, sondern biologisch ist, sozusagen animalisch, instinktiv, uralt, nicht überlegt.

Das Gespräch mit Valdi hat nur eine Minute gedauert. Aber ich weiß, dass es mindestens zehn Minuten hätten gewesen sein müssen.

Man muss immer auf die größten Enttäuschungen, die man sich vorstellen kann, gefasst sein; und im Rahmen dieser Enttäuschungen muss man der Freude, ja, der Freude, Raum lassen.

Weil die Freude meine Verantwortung als menschliches Wesen ist. Sie ist das Fundament meiner Natur.

Das einzig Heilige ist die Freude.

Hoffentlich findet Valdi das bald heraus.

Vielleicht weiß er es schon. Letztlich hat es bei mir immer sehr lange gedauert und war sehr mühevoll, bis ich die grundsätzlichen Wahrheiten des Lebens verstanden hatte, und eine davon ist, dass das Leben einen immer enttäuscht, weil es nicht perfekt ist.

Vermutlich wird mich der Tod nicht enttäuschen, aber das scheint mir in dieser Nacht ein unnötiger Sarkasmus zu sein.

Silvesternächte sind immer mit Melancholie belastet.

45

Wir kamen am 2. Januar in Iowa City an. Ich war nervös, weil ich die Entfernung, nicht zu Spanien, sondern zu meinen Söhnen, die dort leben, spürte. Wir sind mit dem Bus gefahren, im Greyhound, mit dem die Armen reisen. Arme Nordamerikaner, fast alle Afroamerikaner, von Krankheit und Fettleibigkeit gezeichnet, Angst und etwas, von dem ich nicht wirklich weiß, wie ich es nennen sollte. Vielleicht, dass sie sich der eigenen Armut nicht wirklich bewusst sind. Sie glauben, dass sie kein anderes Leben verdienen, und das kann fast beneidenswert sein.

Mo hatte neue Bettwäsche für das Haus in Iowa gekauft, sie war weich und zart, sodass ich voller Genuss ins Bett schlüpfte. Ich dachte an die Würde der Bettwäsche, der Sauberkeit, daran, dass es uns menschlichen Wesen gefällt, Dinge einzuweihen. Ich dachte an die Bettwäsche, die es in meinem Leben gegeben hatte, in meinen unterschiedlichen Leben.

Wie viele Fragen ich meiner Mutter über die Bettwäsche stellen würde, die es in ihrem Leben gegeben hatte, um dadurch die zu verstehen, die ich jetzt in meinem Leben habe. Als ich zum Studieren nach Saragossa ging, kaufte sie mir ein paar Spannbetttücher und es war einfach, die Betten damit zu beziehen, aber diese Betttücher hatten eine schlechte Qualität und sie machten Flusen, und das konnte ich überhaupt nicht leiden.

Ich denke, es musste billige Bettwäsche gewesen sein.

Mos Bettwäsche ist von hervorragender Qualität und wie ein Schutzmantel.

Obwohl ich mich bereits seit Langem mit der englischen Sprache herumschlage, verstimmt mich diese Sprache; was mich aber wirklich beunruhigt, ist, dass Sprachen überhaupt existieren.

Meine Eltern sprachen ein einfaches Spanisch, vor allem meine Mutter, es war voller umgangssprachlicher Ausdrücke und Eigentümlichkeiten aus Hocharagonien. Ich weiß nicht, wie ich überhaupt in der Lage bin, eine einzige Sprache, nämlich Spanisch, zu sprechen. Normal wäre es, wenn jemand wie ich gar nicht sprechen könnte.

Tatsächlich passiert es mir sehr oft, dass ich, wenn ich in der Öffentlichkeit spreche, nicht die richtigen Worte finde. Die Leute schauen mich dann mit einer Mischung aus Befremden, Ärger und Mitleid an.

Ich habe versucht, Englisch zu lernen, da ich inzwischen regelmäßig in die Vereinigten Staaten reise. Die Schriftsprache verstehe ich gut. Ich dachte an meinen Vater, ich stellte mir vor, dass er Englisch sprach. Ich lachte in mich hinein. Ich hatte eine absurde Diskussion mit der Frau am Empfang in dem Hotel, wo wir in Chicago übernachtet hatten. Ich rief an der Rezeption an, weil unser Zimmer nicht gemacht worden war, aber die Wörter fielen mir nicht auf Englisch ein und in einem Akt der Verzweiflung begann ich, mit der Frau vom Empfang spanisch zu sprechen. Sie unterbrach mich sofort, um mir zu sagen, dass sie kein Spanisch spreche. Also fing ich an, französisch zu sprechen, das hatte ich in der Schule gelernt. Sie sagte mir, dass sie auch kein Französisch spreche, sie könne mir nur auf Englisch weiterhelfen.

Ich legte auf.

Und ich begann zu träumen, ich stellte mir vor, dass mein Vater mich mit zwölf Jahren auf ein College in London geschickt hätte, ein Elitecollege, mit Anzug und Krawatte. Ich stellte mir eine Zweisprachigkeit vor, die ich niemals leben würde. In Spanien würde niemand am Empfang in einem Hotel Arbeit finden, der nur Spanisch spricht, in den USA hingegen sprechen sie nur Englisch. Die Ungerechtigkeit wird noch viele Jahrzehnte oder eher Jahrhunderte andauern.

Die englische Sprache gefällt mir sehr, aber ich lerne sie nicht mehr. Die Leute glauben, dass ich, wo ich doch so viel in die Vereinigten Staaten reise, perfekt Englisch sprechen würde, aber das ist eine Lüge. Was ich gemacht habe, ist, dass ich alle Welt belogen habe, ich habe sie glauben lassen, dass ich es spreche. Es ist kein schlimmer Betrug, sondern vielmehr ein unschuldiger, ein Spaß, belanglos, so etwas wie ein vertraulicher Witz, den ich mir selbst erzähle.

Mein Vater mochte Französisch, wegen der Nähe von Barbastro zu Frankreich, aber er konnte in dieser Sprache lediglich »Wie geht es Ihnen« und »Guten Tag« und »Gute Nacht« oder »Guten Abend« sagen.

Ich will jetzt keine Sprache mehr sprechen.

Der Tod ist auch das: das Vergessen der Muttersprache.

Die toten Spanier vergessen die spanische Sprache. Die toten Engländer vergessen die englische Sprache und die Russen die russische Sprache.

Und sie gehen ohne Worte in den Tod.

Was mich erstaunt, ist nicht, dass es so schwierig ist, die englische Sprache zu lernen, was mich erstaunt, ist, dass ich Spanisch spreche, der außerordentliche Umstand, dass ich es, derart mittelmäßig intelligent, wie ich bin, immerhin geschafft habe, eine einzige Sprache zu lernen.

Es ist schön, zu wissen, dass ich mittelmäßig intelligent bin, und schon so ist mein Vermögen, das Leben zu lieben, das eines Gottes der Intelligenz. Ich habe nie verstanden, wie mir das widerfahren konnte: dass ein derart mittelmäßiger Geist wie meiner die Dinge so sehr lieben kann.

Manchmal denke ich, dass ich keine einzige Sprache gelernt habe, dass ich kein Spanisch gelernt habe, dass das eine meiner Erfindungen ist, dass ich im Grunde keine einzige Sprache sprechen kann. Weil eine Sprache zu sprechen, auch wenn es nur eine ist, Eitelkeit ist.

Ich bin ein großer Fan von Benzodiazepinen, die Armee, mit der ich Arnold Schönberg zum Schweigen bringe. Es ist unwichtig, was ein Mann oder eine Frau nimmt, Gott ist es egal. Niemand ist schuldig, wenn er versucht, die Gegenwart des Schreckens in der Welt, die Gegenwart Arnolds, abzumildern.

Und der Schrecken in der Welt ist auch Teil der Schönheit der Dinge.

Die englische Sprache mit ihren ununterscheidbaren Einsilbern ist für mich unfassbar schön.

Ich verstehe nicht, was sie mir sagen, und ich leide.

Es ist ein Leiden, das einen in einen Stein verwandelt oder in einen Schrank oder einen Baum. In jemanden, der auf seine physische Präsenz reduziert ist. Auf eine physische Präsenz, die außerdem gewöhnlich und unbedeutend ist. Du findest dich in der Demut der Steine und der Bäume wieder. Deshalb denke ich, dass es ein Wunder ist, dass ich Spanisch spreche.

Wenn ich hier bin, in den Vereinigten Staaten, spreche ich auf der Straße spanisch. Ich rede mit mir selbst. Die Anzahl der Menschen, die in diesem Land mit sich selbst sprechen, ist unfassbar hoch. Es geht darum, verzweifelt etwas loszuwerden. Wenn ich meine spanischen Wörter höre, denke ich, dass sie nicht richtig sind, dass es erfundene Laute sind.

Alle Sprachen sind erfundene Laute. Der Erste, der das bemerkte, war der Linguist Ferdinand de Saussure, der am 26. November 1857 in Genf geboren wurde. Im Spanischen gibt es einen bösen Witz über ihn: Es heißt nicht nur, er sei in Genf, Ginebra auf Spanisch, geboren, sondern auch, dass er in Ginebra, das spanische Wort für Gin, gelebt habe, gemäß seiner Begeisterung für dieses Getränk.

Saussure starb mit fünfundfünfzig Jahren, am 22. Februar 1913, und er nahm eine der schrecklichsten Entdeckungen der Conditio humana mit ins Grab: Unsere Sprachen sind nur Gesänge, sind nur fantastische Laute.

Unsere Wörter sind wie das Piepsen der Vögel.

Saussure zeigte auf, dass der Weg, der von der Wirklichkeit, von der Materie, vom Leben zu den Wörtern führt, ein unbedeutender, künstlicher Weg aus Pappmaché ist. Er sagte, dass das Leben nicht in den Wörtern lebt.

Ich fühle mich so schuldig, dass auch ich daran zweifle, ob ich eine bekannte Sprache spreche. Ich denke, dass ich ein Stein bin, der kaputte Laute ausstößt.

Wenn ich es schaffe, ein Gespräch auf Englisch zu verstehen, ist das eine gesellschaftliche Befreiung, ein Aufstieg, dann bin ich nicht länger ein armer spanischer Hungerleider, der sich durch dieses verheißungsvolle nordamerikanische Land schleppt, sondern werde zu einem Bürger. Sobald beim nächsten Gespräch die Botschaften komplexer werden, verwandele ich mich erneut in einen Hungerleider.

Ich schleppe mich durch die Vereinigten Staaten mit einem Englisch, das niemand versteht. Warum sollte ich das schönreden: Ich spreche ein Scheißenglisch. Jedes Mal, wenn ich etwas auf Englisch sage, schauen mich die Leute an, als wäre ich ein Bettler. Ich verstehe nicht, was sie zu mir sagen, und stimme am Ende allem zu.

Alle, die wir in diesem Reich kein Englisch sprechen, sind Bettler. Es ist eine Lektion in Demut. Es pflanzt einem auch Widerwillen ins Herz. Es führt auch dazu, dass man sehr allein ist. Und diese linguistische Einsamkeit führt dazu, dass man sich sich selbst widmet, dass man schließlich mit sich selbst spricht.

Eigentlich sind es nicht die Nordamerikaner, die dich mitleidig oder abfällig ansehen, wenn ihnen klar wird, dass du kein Englisch sprichst, sondern die Spanier, die es sprechen können. Deshalb ist Spanien ein grausames Land, weil es diesen mitleidlosen und fanatischen Typ Mensch hervorbringt. Wenn ein Spanier, der Englisch spricht, einen anderen sieht, der es nicht spricht, verachtet er ihn sofort, weil die Verachtung unsere historische Identität ist. Sofort denkt er, »was macht dieser Hinterwäldler, dieser Unglückselige, dieser Ungebildete, dieser Bauer da«. Die Spanier, die kein Englisch sprechen, haben letztendlich Angst vor den Spaniern, die es sprechen, und nicht vor den Amerikanern.

Ich erinnere mich, dass die Leute über den früheren Regierungspräsidenten Mariano Rajoy lachten und dass sie sich über ihn lustig machten, weil er kein Englisch sprach. Aber das taten sie in Spanien, nicht in den Vereinigten Staaten. Die Spanier machten Witze über Rajoy, nicht die Nordamerikaner. Ich habe nie erlebt, dass sich Spanier über einen Präsidenten der Vereinigten Staaten lustig machten, weil er kein Spanisch sprach.

Mariano Rajoy gehörte und gehört zu den Rechten, aber die Tatsache, dass er kein Englisch spricht, zeigt, dass er aus der Mittelschicht stammt, und niemand bemerkte das. Die Politiker, die kein Englisch sprechen, werden von den Spaniern verachtet. Ich glaube, dass Cervantes kein Englisch sprach, auch Goya nicht, auch Federico García Lorca nicht. Diejenigen, die es sprechen, haben es von klein auf gelernt. Aber das ist egal. Was zählt, ist, gute Gründe für den Hass zu haben, und nicht Englisch zu sprechen, ist ein guter Grund. Alle Welt machte sich über den Akzent einer früheren Bürgermeisterin von Madrid lustig, als sie ein paar Worte Englisch redete. Natürlich war es ein schlechtes Englisch, wie meins, wie all jener, die wir keinen reichen Vater hatten, der uns eine bilinguale Schule zahlte, aber nur ein Volk von Ziegenhirten ist in der Lage, aus diesem Grund über jemanden zu lachen.

Ich weiß nicht, was Ferdinand de Saussure zu dem Hass gesagt hätte, der auf die Sprache übertragen wird; bestimmt hätte es ihn interessiert, Spanien kennenzulernen. Er hätte seinen *Grundfragen der allgemeinen Sprachwissenschaft* – einem der schrecklichsten Bücher, die ich in meinem Leben gelesen habe, weil dort gesagt wird, dass wir menschlichen Wesen lediglich vokalischer und konsonantischer Aberglauben sind – ein paar pittoreske Anmerkungen hinzufügen können. Die Mehrheit der Menschen stirbt, ohne zu wissen, dass sie das Leben damit verbracht haben, gemäß einer willkürlichen Konvention zu sprechen, einer akustischen Ordnung, die nur vokalisches Theater ist. Man stirbt, ohne zu wissen, dass man das Leben damit verbracht hat, zu singen, statt zu sprechen.

Wenn ich ein paar Wörter auf Englisch vor mich hin stammele, denke ich an meinen Vater und meine Mutter. Ich denke, dass sie mir sagen, »Komm nach Hause, mach damit nicht weiter, sie verstehen dich nicht und du sie auch nicht, du wirst es nie schaffen, du bist schon alt, bald wirst du mit uns gehen und bei uns reichen drei Wörter, zwei Wörter, ein Wort, kein Wort«. Manchmal ziehe ich meinen Vater zur Rechenschaft, warum hast du mich nicht, als ich ein Kind war, auf irgendeine englische Schule geschickt, warum hast du mich so unvermögend gelassen, warum hast du mich zu dieser Tetraplegie verdammt, zu dieser Dunkelheit, zu diesem Keller. Andere Väter haben ihre Söhne jedes Jahr im Sommer nach England geschickt, zehn Sommer hintereinander. Du hast mich nirgendwohin geschickt. Diese Priester haben kein Englisch unterrichtet. Nicht einmal Französisch. Sie haben keine lebende Sprache unterrichtet.

Sie haben den Tod unterrichtet. Sie waren Experten für tote Sprachen. Sie haben Latein unterrichtet, weil das niemand sprach.

So ziehen wir, er und ich, durch die nordamerikanischen Städte, mein Vater und ich, ohne mit jemandem zu sprechen. »Versuche, mit niemandem zu reden, dann können sie immerhin nicht sicher sein, weil, wenn du den Mund aufmachst, wissen sie, dass wir zwei Bettler sind«, sagt mein Vater zu mir.

Wenn du nicht redest, wenn du nichts sagst, kannst du dich tarnen, kannst du deine Scham darüber verstecken, kein Englisch zu sprechen, solange sie dich nicht fragen.

46

Morgen kehre ich nach Madrid zurück. Ich habe in Chicago übernachten müssen. Der Bus, den ich in Iowa City nahm, hat mich gegen ein Uhr mittags in der Stadt des Windes abgesetzt. Der Fahrer aß die ganze Zeit Doritos und hörte über Kopfhörer Musik und fuhr nur mit einer Hand. Er lächelte, weil ihm die Musik, die er hörte, gute Laune machte.

Das Busunternehmen, mit dem ich reiste, fährt keine Bahnhöfe an. Es heißt Megabus, die billigste Konkurrenz, die sich neben Greyhound etabliert hat. Aber das Reisen mit Megabus ist viel angenehmer, auch wenn sie dich auf freiem Feld, an einer verlorenen Straße ohne Häuser, ohne Zivilisation absetzen. Ich bin eine Weile gegangen, bis ich ein Taxi gefunden habe, das mich zum Hotel gebracht hat.

Ich hatte große Angst, ich hatte Angst, dass sie mir ein Zimmer geben, das mir nicht gefällt. Ich hatte sie schriftlich um ein ruhiges gebeten. Ich habe inzwischen Angst vor Hotelzimmern. Es kann sein, dass es dieselbe Angst ist, die man vor dem Unbekannten hat. Aber dieses Mal habe ich Glück gehabt und das Zimmer hat sich als hervorragend erwiesen.

Es war so groß, dass es mich nervös gemacht hat. Sofort wollte ich seine räumliche Ausdehnung beherrschen.

Das Zimmer hat (ich schreibe jetzt im Präsens, weil ich mich gerade darin befinde) vier große Fenster, zwei gehen direkt auf die Michigan Avenue raus und die anderen zwei auf andere Wolkenkratzer gegenüber, obwohl es eigentlich so aussieht, als würden die vier Fenster auf die Michigan Avenue rausgehen. Es war so sauber, dass ich gedacht habe, so viel Sauberkeit nicht verdient zu haben. Das gigantisch große Bett schien mich mit meiner geringen Körpergröße herauszufordern. Wie sollte ich diese Ausmaße bedecken können, diese unendliche Ausdehnung von Matratze, Betttüchern, Kopfkissen, Oberbetten.

Ich bin zum Spazieren rausgegangen. Ich bin zu der Brücke zurückgekehrt, wo ich Silvester gewesen bin. Dieses Mal erschien sie mir nicht bedrohlich. Ich wollte Valdi und Bra anrufen, um ihnen zu sagen, dass ich morgen nach Madrid zurückkehre, aber sie wären nicht ans Telefon gegangen.

Ich habe meinen Bruder angerufen und Glück gehabt. Mir ist etwas Erstaunliches bewusst geworden: Durch meinen Bruder konnte ich meinen toten Eltern sagen, dass ich hier war, verloren in dieser Stadt.

Ich musste ihnen diese Botschaft zukommen lassen.

Vielleicht habt ihr euch in Wolkenkratzer verwandelt, habe ich gedacht. Wenn es so ist, habe ich nichts zu befürchten.

Ich glaube, dass mein psychologisches Chaos stärker wird. Ich denke an den Verfall meiner Geisteskraft. Ich denke nicht an den Verfall von Mo, weil sie jünger ist. Es geht ihr gut, sie ist fröhlich. Sie ist voller Begeisterung. Sie gehört zu den vom Leben Begünstigten, auch wenn ihr das manchmal nicht bewusst ist. Sie hat eine immense vitale Energie. Mo ist wie ein Baum. Bäume sind das Schönste auf der Welt. Bäume haben mich immer verzaubert.

Ich habe diese Tage in Iowa genutzt, um mit meiner Psychotherapeutin zu sprechen, weil Mo mich in ihre Krankenversicherung mit reingenommen hat und ich so Zugang zum US-amerikanischen Gesundheitssystem habe. Dank ihr war ich bei einer Menge Ärzte. Ich suchte mir, natürlich, eine zweisprachige Psychotherapeutin. Ich sprach mit ihr über meine Neurosen. Sie sagte mir, ich solle mich deshalb nicht schuldig fühlen, dass ich meine Neurosen ohne Schuldgefühl betrachten solle.

Ich bin Wasser und Früchte in einem CVS kaufen gegangen. Ich bin durch die Gänge voller Sachen gelaufen, voller Sachen, die das Überflüssigste auf der Welt waren. Alles war extrem teuer. Ich habe mir für einen Dollar eine Banane gekauft, das war das Günstigste, was es gab.

Wieder das Gefühl von starker Minderwertigkeit.

Zurück in meinem Zimmer, sind mir Ungereimtheiten in meinem Leben bewusst geworden: Es macht keinen Sinn, in einem Luxuszimmer eine Banane zu einem Dollar zu essen, dieser Gedanke ließ mich in einen Abgrund fallen, in den Abgrund all der riesigen und dunklen Widersprüche meines Lebens, das eines Tages vorbei sein wird.

Kapitalismus ist anstrengend.

Auch Arnold ist Kapitalismus.

47

Ich habe eine Menge Benzodiazepin im Kulturbeutel, für den Fall, dass Arnold diese Nacht kommt. Vielleicht kommt er nicht. Er kommt nicht immer.

Arnold ist doch gekommen und ich habe ein paar Tabletten genommen. Ich könnte sie alle nehmen und hier sterben, in diesem wunderschönen Zimmer.

Meine Eltern sind tot, deshalb würde ihnen mein Tod nichts ausmachen. Für meine Söhne wäre mein Tod unwirklich und weit weg, da er sich auf der anderen Seite des Atlantiks ereignen würde. Für Mo wäre es am schlimmsten. Sie wäre für alle behördlichen Schritte zuständig. Sie müsste sämtliche Formulare ausfüllen. Zuerst wäre sie kaum in der Lage zu reagieren und würde wie eine Magdalena weinen, aber dann würde sich ihr Pflichtgefühl melden und sie würde den ganzen Papierkram erledigen und mich irgendwo beerdigen. Und sie würde eine gute Beerdigung für mich organisieren. Was ich nicht weiß, ist, ob sie mich nach Spanien überführen oder mich hierlassen würde. Es würde mir gefallen, wenn sie mich hierließe, in den Vereinigten Staaten, ich fände es großartig, wenn sie mich hierließe. Bach und Wagner haben kein Grab, weil sie verbrannt wurden, deshalb muss ich mit meinen sterblichen Überresten nirgendwohin. Ich erinnere mich an das Grab von Elvis Presley, das in der Nähe des Grabes seines Vaters und seiner Mutter lag. Wie gut Elvis das hinbekommen hatte: die drei vereinigt; also, die vier, weil es auch noch den Zwillingsbruder von Elvis gab, der am 8. Januar 1935 tot geboren wurde und den sie trotzdem Jessie Garon Presley nannten. Ich habe die Großmutter von Elvis vergessen, daher sind es fünf. Die Großmutter von Elvis starb am 8. Mai 1980, nachdem sie am 16. August 1977 ihren Enkel und am 26. Juni 1979 ihren Sohn beerdigt hatte. Ich denke an diese Großmutter, die alle hatte sterben sehen.

Als ich in Graceland war und die Gräber seines Vaters und seiner Mutter sah und seines, wusste ich, dass Elvis Presley diese Welt verlassen hatte in dem Wissen um die einzige Sache, die es sich lohnte zu verstehen. Sie würden wieder alle zusammen sein.

Ich glaube, ich wäre gut in den Vereinigten Staaten beerdigt, wie so viele Männer und Frauen, die aus dem ein oder anderen Grund hier endeten. Das macht mich nicht traurig. Wir können und müssen über alles sprechen, ohne die Dinge zu dramatisieren.

Der letzte Wille, wenn es darum geht, dass jemand einen Wunsch äußert, wo er beerdigt sein will, kommt mir egoistisch und eitel vor. Normalerweise wird man da beerdigt, wo es möglich ist. Da lässt sich kein Wunsch formulieren. Wo es am einfachsten ist. Wo es nicht einmal bemerkt wird. Wo es wem auch immer passt. Wo es nicht stört. Wo es am günstigsten ist, um nicht zu sagen, billig. Wo man nichts vorbereiten muss. »Wo das Vergessen wohnt«, dort.

Wohin geht mein Körper, während ich in den Betten der Hotels schlafe? Steigt er in die Welt derjenigen hinab, die nicht mehr da sind, und setzt sich neben sie und spricht er mit ihnen und wird er eingeladen, dortzubleiben, für immer zu bleiben, an einem Ort ohne Licht und ohne Materie?

Es scheint gelogen zu sein, dass Wagner nicht mehr zu mir zurückkehren wird.

Weil ich sie mit offenen Armen empfing, als wäre sie das größte Geschenk meines Lebens. Ich sah sie vom Himmel herabsteigen und sie pflegte mich. Wenn ich mit diesem Lächeln einschlafe, das die Drogen auslösen, die Arnold mir verabreicht, sehe ich sie.

Ich sehe meine Mutter, eine Erde, die meine Erde kolonialisierte und mich niemals in die Unabhängigkeit entließ, ich hätte sie auch nicht darum gebeten.

Wenn ich in den großen Betten der amerikanischen Hotels eingeschlafen bin, beginne ich, über Stege und durch Tunnel hinabzusteigen, durch unterirdische Höhlen, über Gletscher voller Dunst und gelbe Felsen, aus denen Opernmusik erschallt, und dort sehe ich sprechende Elefanten, ich sehe das Gesicht der Vergangenheit, ich sehe die Vergangenheit in einen Oberbefehlshaber über das Leben verwandelt und ich knie vor ihm nieder.

Und er lacht über mich, so wie Eltern über störrische und unschuldige Kinder lachen.

Und er sagt zu mir: »Geh wieder ins Bett, geh ins Hotel zurück.«

Und dann stehe ich auf, wenn es auf sechs Uhr morgens zugeht, wenn zu spüren ist, dass der Tag heranbricht.

Naht diese Stunde, wird es sechs Uhr morgens, greift mir das ans Herz, weil du, Papá, sehr oft um diese Zeit aufstandst, wenn du auf Reisen gingst. Und ich erinnere mich in meinem Rausch an diese Uhrzeit. Und ich frage mich, wie es möglich ist, dass die Erinnerung an dich mit einer Uhrzeit verbunden ist: die schrecklichen sechs Uhr morgens. Weil das die Uhrzeit war, die du gewählt hattest, um auf Reisen zu gehen.

Reisende hatten dieses Vorrecht: Sie wählten die Uhrzeit der Abreise. Und du wähltest immer dieselbe: sechs Uhr morgens. Und diese Uhrzeit schnitt sich mit gelbem Feuer in die schwarze Tafel meiner Seele.

Es war deine Stunde: sechs Uhr morgens.

Und für mich war das die große Stunde der Welt.

Die Stunde der Menschen, die der Welt mit ihrer Arbeit Beständigkeit und Materialität verschafft haben.

Die Stunde der Arbeiter.

Deine großen Reisen werden niemals wie die meinen sein. Deine waren maximal dreihundert Kilometer weit; meine sind siebentausend; und trotzdem, deine Reisen sind unglaublich und wundervoll; und meine nicht.

Du besuchtest vergessene Dörfer und Provinzhauptstädte der Sechzigerjahre des vergangenen zwanzigsten Jahrhunderts.

Ich besuche die großen Städte des Planeten.

Und deine Reisen waren kosmisch und meine winzig klein.

Wie entsteht dieser Zauber?

48

Es ist sechs Uhr morgens, das Hotelzimmer ist riesig, ich stehe auf. Es ist kalt. Ich schaue aus den Fenstern auf die Michigan Avenue.

Es ist sieben Grad unter null.

Ich ziehe mich im Gehen hastig an und begebe mich von der einundzwanzigsten Etage hinunter auf die Straße.

Es ist dunkel.

Nur Kälte.

Ich gehe eine Weile und sehe, dass es tatsächlich elf Grad unter null sind.

Ich gehe weiter.

Ein paar Autos fahren an mir vorbei.

Der Nachtwächter an der Rezeption schaut mich erstaunt an, er fragt mich, ob ich etwas brauche. Ich weiß nicht, was ich sagen soll. Ich musste die eisige Nacht spüren, das kann ich ihm nicht sagen. Ich zeige ihm meine Zimmerkarte, nicht dass er noch meint, die Polizei rufen zu müssen. Solch seltsame Gäste wie mich gibt es nicht.

Ich ziehe mich in meinem Zimmer aus.

Ich gehe wieder ins Bett.

Das Licht des Tages beginnt, durch die Vorhänge zu sickern. Das Licht kommt.

Ich machte vage Versuche, in den Teil des Bettes vorzudringen, wo ich nicht geschlafen habe, das heißt ein riesiger Bereich, der jungfräulich bleiben wird. Ich traue mich nicht, in diesen Bereich des Bettes vorzudringen. Es scheint mir ein Luxus zu sein, den ich nicht verdiene.

Etwas nicht zu verdienen, ist das Thema meines Lebens. Wenn du dir bewusst bist, wie sehr es dir an Reichtum und Glück mangelt, verstehst du die Großzügigkeit des Lebens.

Ich habe eine Eingebung; ich verstehe endlich, was mit mir in den Hotelzimmern los ist. In ihnen kehre ich in den mütterlichen Uterus zurück, ich bin erneut im Körper meiner Mutter und werde zu ihrer Materie. Ich kehre in ihr Blut zurück, das ich nie hätte verlassen sollen.

Deshalb darf es keinen Lärm geben.

Deshalb bin ich in den amerikanischen Hotelzimmern so glücklich, weil sie groß und luxuriös sind, weil sie in hohen Gebäuden sind, weil diese Höhe symbolisch ist, weil der Luxus dieser Zimmer den Luxus des Blutes meiner Mutter wiederherstellt.

Deshalb empfinde ich in diesen Zimmern Freude.

Das Blut meiner Mutter war eine luxuriöse Architektur aus Fleisch.

So komme ich nach Hause, kehre in den Körper meiner Mutter zurück.

Die Beziehung zwischen einer Mutter und einem Sohn hat eine so große energetische Kraft, dass sie allen technologischen Entwicklungen der Zukunft zu trotzen vermag, ebenso allen Eroberungen von neuen und unvorstellbaren Freiräumen, die die Zukunft den Menschen schenken wird.

In der Beziehung zwischen einer Mutter und einem Sohn liegt die Energie Gottes. Er ist dort – es ist egal, was jemand unter Gott versteht, es hat nichts mit Religionen zu tun, sondern mit dem Mysterium –, in dieser Beziehung macht er sich breit, er ruht sich dort aus. Von allen Dingen, die die Zukunft der Menschheit bringen mag (und es werden faszinierende, befreiende, freudige Dinge sein), dir wird nichts entgehen, wenn du deine Mutter stets lebendig hältst.

Alles, was du an der Seite deiner Mutter erlebt hast, ist interessanter als alles, was kommen wird, das wollte ich sagen.

Es ist mehr: Wenn du in der Lage bist, in deiner Seele alles zu sehen und aufzubewahren, was deine Mutter dir gab, wirst du niemals sterben.

An all das denke ich in dieser Nacht und an diesem Morgen, in diesem Hotel in Chicago, in dem ich fühle, dass die ganze Stadt beschlossen hat, mich zu beschützen, beschlossen hat, mich zu lieben.

Ich versuche zu schlafen, aber ich werde alle zwanzig Minuten wach. Ich stehe auf und mache das Licht an. Ich ziehe mir den Bademantel an (eine Aufmerksamkeit des Hotels) und gehe im Zimmer umher.

Dieser Bademantel ist so perfekt, dass ich versuche, ihm seinen mangelnden menschlichen Bezug zu nehmen, seine fehlende Zugehörigkeit zu einer Familie. Es ist ein anonymer Bademantel, der von Körper zu Körper wandern wird.

So wie ich von Stadt zu Stadt wandere.

Ich schaue aus den Fenstern.

Mir wird bewusst, dass ich keine Angst mehr vor mir habe, auch wenn ich mich immer noch nicht im Spiegel betrachte.

Ich habe sechsundfünfzig Jahre gebraucht, um die Angst vor mir selbst zu verlieren. Ich weiß nicht, wer ich bin, ich werde es nie wissen, aber ich mache mir keine Angst mehr. Wenn ich mich im Spiegel anschaue, weiß ich nicht, wer dieses Wesen ist, das sich dort befindet. Niemand wusste das jemals. Niemand wird es wissen.

Meine Mutter wusste auch nicht, wer es war.

Werden Valdi und Bra es eines Tages wissen?

Werden es die Kinder ihrer Kinder wissen?

49

Das Schlimmste, was man einen Vater oder eine Mutter, die ihre Kinder nur selten sehen, fragen kann, ist, wie es den Kindern geht. Automatisch verstummen sie. Sie schauen beiseite. Sie verhaspeln sich. Sie wissen nicht, was sie antworten sollen. Sie hören nicht weiter zu und gehen im Kopf ihre ganze Vergangenheit durch, um an irgendeinem Ort die Schuld dafür auszumachen, warum sie ihre Kinder so wenig sehen.

Sie wandern in der Zeit zurück, sehen sie auf die Welt kommen, sehen sie aufwachsen, sehen sie erneut auf die Welt kommen. Sie sehen in Lichtgeschwindigkeit Geburtstage und Familienfeste und Weihnachtsferien. Sie sehen alles und alles, was sie sehen, verwandelt sich in ein Schafott.

Hilf ihnen, die Schuld zu finden, aus Mitgefühl.

Viele Menschen helfen dir, die Schuld zu finden, weil das Schlimmste ist, sie nicht zu finden. Wenn du sie nicht findest, heißt das ganz einfach, dass deine Kinder dich nicht lieben oder dich nie liebten oder niemals lieben werden.

Wenn du sie findest, hast du vielleicht den Impuls, dich umzubringen.

Ich habe sehr oft diesen Impuls gehabt, der daher rührt, ich weiß es ganz genau, der aus der Tatsache rührt, dass ich meine Söhne selten sehe, aber auch aus der Besessenheit, sie alle naselang zu sehen. Das ist meine ganz persönliche Besessenheit.

Du stellst Rechnungen über den eigenen Tod an. Du denkst darüber nach, wie viel Geld du auf der Bank hast. Daran habe ich beim Überqueren einer Brücke über eine Autobahn gedacht. Wie viel ich Bra und wie viel ich Valdi geben würde. Dieselbe Menge, ich habe über diese Menge nachgedacht. Ich habe auch darüber nachgedacht, Mo etwas Geld zu hinterlassen, damit sie nach Spanien zurückkehrt, und ich habe auch darüber nachgedacht, dass sie sich um das Begräbnis kümmern müsste. Und Kredite ablösen müsste.

So aufgestellt, könnte ich aus dieser Welt scheiden.

Ich erfinde das nicht, ich habe immer solche Gedanken, aber ich finde sie nicht schlimm, weil sie von außergewöhnlicher Zärtlichkeit sind, wie ein Liebesbrief.

Die Menschen haben die Poesie aus ihrem Leben verbannt, deshalb gibt es so viel Unzufriedenheit, Bitterkeit und Hass. Nur noch selten ist unser Handeln von Poesie geprägt.

Dieses Geld wäre ihnen in der Zukunft eine große Hilfe; es ist nicht viel, aber es ist ein bisschen. Ich weiß nicht, wie es ist, Geld zu erben. Alles, was ich in meinem Leben hatte, habe ich mir erarbeitet.

Wie viel Schönheit diesem Geld, das ich verdienen konnte, innewohnen wird, wenn ich in der Lage sein werde, es ihnen zu schenken.

Ich dachte daran, was Bra und Valdi mit diesem Geld machen würden und wie sie sich in vierzig Jahren an dieses Erbe erinnern würden. Dann, vierzig Jahre später, würden sie sich darauf vorbereiten, ihr Erbe ihren Kindern zu übergeben. Schon bin ich im Zeittunnel.

Die Brücke erhebt sich an die fünfundzwanzig Meter über die Autobahn, vielleicht sind es dreißig. Es schien mir eine ausreichende Höhe zu sein. Es kam mir auch in den Sinn, mich auf die Fahrbahn fallen zu lassen, sodass zu dem Aufschlag der tödliche Effekt des Zusammenpralls mit einem Auto hinzugekommen wäre, aber das hätte bedeutet, dass einer dieser Fahrer hätte verletzt werden oder sogar getötet werden können. Aber was ginge mich das Chaos, das meinem Selbstmord gefolgt wäre, an, wenn ich davon nichts mehr mitbekäme.

Just in diesem Moment habe ich einen übernatürlichen Stich im Herzen gespürt, etwas wie die Sicherheit, dass ich alles mitbekommen würde.

Ich kann mir keine Welt ohne mich vorstellen, so geht es allen Menschen. Es ist nicht genau das, eher ist es so, dass ich mir schon

Noch verstehe ich dieses Geschenk nicht.

Schaut jemand uns vom Himmel aus zu? Bedeuten wir den Sternen etwas? Jeder hat etwas, aber ich hatte nichts.

Ich war es nie wert, von irgendwem angeschaut zu werden.

Und das ist das Beste, was ich in mir trage, ein tiefes Gefühl von Dankbarkeit. Das Licht des Lebens ist die Dankbarkeit. Wenn du dankbar bist, kannst du das Wesen der Menschen sehen. Du kannst sie in ihrer Nacktheit sehen. Das ist mir passiert.

Das reife Lebensalter ist das Alter der Dankbarkeit.

51

Der Dichter Federico García Lorca liebte Spanien, wie sonst niemand das Land jemals liebte. Er liebte es mit Freude. Er vergab Spanien alles und er ist weiterhin bei uns. Ich las ihn mit fünfzehn Jahren und mein Vater betrachtete mich.

»Was liest du?«, fragte er mich.

Er betrachtete den Buchdeckel.

»Du liest Lorca«, bestätigte er.

Und lächelte.

Er verwandelte sich in unser goldenes Gespenst. Lorca liebte uns alle, weil wir Spanier alle in seiner Poesie vorkamen, auch jene, die ihn umbrachten. Sogar mehr noch jene, die ihn umbrachten.

Ich bin in meiner Wohnung in Madrid aufgewacht und ich hatte von dieser Szene geträumt, von der Erinnerung an den Tag, als mein Vater mich Federico García Lorca hatte lesen sehen. Jener Tag, an dem mein Vater entdeckte, dass ich Spanien liebte, weil Spanien Federico García Lorca war, war ein großer Tag.

Aber es passierte noch sehr viel mehr in diesem Traum und die ganze Zeit war Federico García Lorca dabei von entscheidender Bedeutung.

Mein Traum geht so:

Die ganze Familie ist zusammen. Niemand ist tot oder wird jemals sterben. Wir sind in einer Strandbude, voller fröhlicher Menschen, voller Familien aus allen Regionen Spaniens. Man hört Dialekte aus allen Gegenden, aus dem Norden, dem Süden, aus Aragón, aus Katalonien, aus Extremadura, aus Galicien, aus La Mancha. Wir sind alle zusammen. Einige trinken Sangria; andere eiskaltes Bier. Mein Vater ist ein Mann von vierzig Jahren. Meine Mutter ist fünfunddreißig. Meine Söhne sind unerklärlicherweise genauso alt wie meine Eltern. Meine Enkel sind sieben oder acht Jahre und spielen mit mir. Ich weiß nicht, wie alt ich bin, aber das ist egal. Es ist ein großes Familienfest. Vor uns liegt das Mittelmeer. Musik erklingt. La Argentinita singt und sie singt Folgendes: »*Viva Sevilla, viva Triana, vivan los trianeros, vivan los sevillanos y sevillanas!*«

Federico García Lorca spielt Klavier.

Und es scheint, dass Federico García Lorca zu uns gehört, als wäre er ein Mitglied unserer Familie oder aller Familien, die hier sind, in dieser Strandbude. Als wäre er der geliebte Bruder aller, die wir hier sind.

Wie schön es hier ist.

Dann sagen sie Bescheid, dass die Paella noch zwanzig Minuten braucht, und weil es heiß ist, gehen wir alle in dem tiefen Meer schwimmen. Das Wasser ist klar und die Wellen sind angenehm. Mein Vater trägt eine Badehose der Sechzigerjahre des letzten Jahrhunderts und er lächelt, als wäre er ein Gott aus Marmor.

Wir lachen und spielen im Wasser.

Und dann bringen sie uns die Paella, voller Calamares, Tintenfischspitzen, Langustinen, Gambas, Venusmuscheln, Kaisergranat, Miesmuscheln und hervorragender Paprika.

Meine Mutter verkündet freudig, dass der Reis perfekt sei.

Sie ist braun und hübsch.

Jetzt singt noch einmal La Argentinita und sie singt die Romanze *Los Mozos de Monleón* und Federico García Lorca spielt Klavier.

Und wie ich meine Familie so sehe, denke ich, dass man in diesem Land, das sich Spanien nennt, sehr glücklich und immer fröhlich sein kann.

Die Sonne strahlt über den Sand, das blaue Licht ist aus Wasser.

»*Muchachos que vais al toro, mirad que el toro es muy malo …*«, singt La Argentinita, in einer so sehr spanischen Ewigkeit.

Ich sehe Federico García Lorca, wie er mit Spanien eins wird. Ich sehe vollkommene Schönheit, weil Federico García Lorca vollkommene Schönheit war.

Auch war er die revolutionärste Freude, die Spanien jemals sah.

Spanien und Federico García Lorca sind dasselbe. Exakt dasselbe. Millionen von Spaniern im Laufe der Zeit, Millionen und Abermillionen von Männern und Frauen, armen und bescheidenen, armen und fröhlichen, armen und armen, armen und hungrigen, armen und schönen, das war Lorca, all die Millionen Männer und Frauen, die wir hier geboren wurden und hier leben. Alle arm, alle mit dem der Hoffnung geöffneten Herzen.

Das war Federico García Lorca.

Es freut mich, zu wissen, dass mein Vater einmal sah, dass ich den Herrscher über die Freude las.

Er war der erste Dichter, den ich las, und ich verliebte mich auf ewig in ihn. Ich glaube, dass er der größte Dichter des Universums war und ist.

»Amigos, que yo me muero; amigos, yo estoy muy malo …«

Die sterblichen Überreste von Federico García Lorca wurden sehr lange gesucht. Überall ist nach seinem Grab gesucht worden. Es gibt viele Theorien darüber, wo sich sein Körper befindet, aber er taucht nicht auf.

Er möchte nicht noch einmal das Licht der Welt erblicken.

Er ist unter unseren Füßen.

Er reist durch den Untergrund der Iberischen Halbinsel, von Granada nach Santander, von Santander nach Valencia, von Valencia nach Sevilla, von Sevilla nach Madrid, er bewegt sich unter unseren oberirdischen Schritten und aus dem Untergrund mag er uns immer noch.

Er liebt uns immer noch.

Am 18. August 1936 wurde Federico García Lorca in Granada ermordet.

Unter der Erde befindet sich jener, der die Erde oben, die Spanien heißt, bis in den Tod liebte. Unter der Erde, in der Erde, die er so sehr liebte. Es scheint, als gäbe es eine Ordnung und ein Geheimnis. Hoffentlich schaust du weiterhin nach uns, hoffentlich verwandelst du uns weiterhin in Schönheit. Wir brauchen die Schönheit.

Tauch bloß nie wieder auf.

Unter unserem Boden gibt es eine wilde Wanderbewegung von Kadavern, die große Angst davor haben, dass die Lebenden sie wiederfinden könnten.

Wie sollten sie wissen, ob diejenigen, die jetzt kommen, Freunde oder die ewigen Schlächter sind.

Wie soll ein Kadaver von 1936 das wissen.

Das Verbrechen ist unentschuldbar.

Lass dich niemals finden.

52

Bra wechselte für die Mittelstufe auf ein Gymnasium nach Frankreich, in ein Städtchen in den Pyrenäen. Er wollte nicht dort hin.

Seine Schule lag in einer erstaunlich schönen Gegend, inmitten der Berge und riesiger Wälder. Es war Sommer. Bra sagte die ganze Zeit, dass er dort kein Jahr bleiben wolle. Er konnte im Rahmen eines Abkommens zwischen Frankreich und Spanien das erste Jahr der Mittelstufe dort verbringen.

Das war vor einem Jahrzehnt, im Jahr 2009. Bestimmte Jahreszahlen bedeuten mir alles und ich muss sie wiederholen, ich kann nicht anders, als sie zweimal zu nennen, auf ihnen zu bestehen.

Während ich mir im Jahr 2009 das Gymnasium ansah, auf das mein Sohn gehen würde, begab ich mich zurück zum Beginn der Siebzigerjahre. Mein Vater sagte mir immer, dass er mich gerne zu einem Austausch mit einem französischen Kind schicken würde. Ich würde nach Frankreich gehen und das französische Kind würde nach Spanien kommen, das war die Vorstellung, die ich davon hatte.

Ich stellte mir das vor.

Ich verstand es nicht wirklich.

»Wir schicken dich nach Frankreich«, sagte mein Vater, während er mit mir an der Hand durch Barbastro lief. »Und ein französisches Kind kommt nach Spanien«, schloss er.

Dazu kam es nicht.

Ich möchte das, was ich fühlte, nicht verlieren, ich möchte die schönsten Dinge, die ich in meinem Leben gefühlt habe, nicht verlieren.

Ich komme langsam zum zentralen Punkt dieser Seiten, ich schreibe, so gut ich kann, darüber.

Ich möchte keinen einzigen Tag meines Lebens in dieser Welt, deren Wesen Heiligkeit ist, verlieren. Wer stahl uns die Heiligkeit der Welt? Jemand hat sie uns geraubt, und das ist noch nicht lange her.

Die Heiligkeit? Was für ein Wort. Es ist etwas anderes: Schönheit. Immer verwechsele ich die Wörter. Aber wenn man versucht, mit allen Mitteln über die Schönheit hinauszugehen, wie soll man das nennen, und auf der anderen Seite hat jeder Mensch das Recht, sich sehnlichst etwas Übernatürliches zu wünschen.

Ich meine damit, dass jeder Mensch, der eine Familie hat, sie mit Fantasie und Geschick herbeisehnen und so in Schönheit leben kann.

Bra wollte nicht dort bleiben. Er war erst dreizehn Jahre alt. Den ganzen Sommer bettelte er, dass wir die Anmeldung rückgängig machten. Er wird sich nicht daran erinnern.

Wir kehrten Anfang September dorthin zurück. Bra würde in dem Internat leben. Ich trug seinen Koffer, einen großen Koffer. Es war der 1. oder 2. September. In den Zentralpyrenäen, dreißig Kilometer von Lourdes entfernt, ganz in der Nähe von Pau, zwischen Flüssen und tiefen Wäldern. Dort befand sich dieses alte Gymnasium, mit seinen in die Jahre gekommenen Unterkünften. Der Direktor des Gymnasiums berief sich auf die kulturellen Prinzipien der Französischen Republik. Es gab eine öffentliche Feier.

Frankreich rührte mich. Mich rührte die gemeinschaftliche Ordnung, die Liebe zu dieser Ordnung, die für einen Spanier unvorstellbar wäre.

Viele der Lehrer trugen Krawatten.

Ich betrachtete die Krawatten mit Erstaunen.

Der Direktor redete über den Internationalismus der Kultur und der französischen Bildung. Ein eleganter, beherrschter Mann, etwas über sechzig Jahre. Er trug einen gestutzten Schnurrbart, in dem ich ein ästhetisiertes Symbol für Frankreich sehen wollte.

Ich dachte an Frankreich.

Ich erinnerte mich an eine geografische Offensichtlichkeit, die mir in diesem Moment aufschlussreich schien. Frankreich und Spanien sind die einzigen beiden Länder in Europa, die an zwei strategischen Meeren Hunderte Kilometer Küste haben: am Mittelmeer und am Atlantik. Großbritannien und Deutschland haben keine mediterrane Kultur. Italien und Griechenland haben keine atlantische Kultur. Frankreich versteckt seine mediterrane Seite und hat mehr die atlantische Identität entwickelt. In Spanien ist im Gegensatz dazu die mediterrane Identität bedeutender als die atlantische. Aber diese beiden Meere zu besitzen, ist eine Gnade politischer Räume und Labyrinthe der Geschichte.

Meine Mutter mochte den Atlantik nicht, weil das Wasser an den Stränden kalt war, sie zog das Mittelmeer vor. Im Gegensatz dazu gefiel meinem Vater Galicien und ihm gefiel das Meer dort, weil es dort im Sommer nicht heiß war und weil sein Bruder Rachma nach Galicien gezogen war, und das beunruhigte und faszinierte ihn.

Mein Vater liebte Galicien, weil sein Bruder dorthin gezogen war. Er wusste nicht, wie er seinem Bruder sagen sollte, dass er ihn liebte, und er sagte es ganz Galicien, das ist wunderschön. Wenn mein Vater von Galicien sprach, leuchteten seine Augen, und das war wegen Rachma, weil er an seinen Bruder dachte, er erinnerte sich an die Kindheit und die frühe Jugend und diese Liebe zu Galicien habe ich geerbt und jedes Mal, wenn ich nach Galicien fahre, sind mein Vater und mein Onkel Rachmaninow bei mir, die zwei großen Brüder, die sich so sehr liebten und sich das so selten sagten. Dass Bach Galicien derart mochte, zeigte sich in den Reisen, die wir Ende der Sechzigerjahre und Anfang der Siebziger gemacht hatten. Die letzte war 1974.

Wir durchquerten Spanien mit dem Seat 600 und dann in dem Seat 850 und dann in dem Seat 124 und das Ziel war Galicien. War Lugo, wo Rachmaninow und seine frisch gegründete Familie lebten. Und mein Vater liebte die Sommer in Galicien, weil er in den Nächten nicht schwitzte und sogar mit einer leichten Decke schlafen konnte, und er war verrückt nach dem galicischen Essen, es begeisterte ihn, wie gut man dort aß. Er liebte Seespinnen. Seine besten Erinnerungen waren die an den Strand von La Lanzada, dort war er, zusammen mit seinem Bruder, 1970, 1971, dann 1972. Einmal nahmen wir uns eine Kiste Seespinnen mit zurück nach Barbastro, aber als wir ankamen, waren sie verdorben, weil die Reise in einem Seat 850 zwei Tage dauerte. Und die Seespinnen hielten nicht durch. Bachs Leidensmiene war ozeanisch.

Seine Seespinnen hielten nicht durch, mein Gott, du hättest ihm helfen können. Bach wollte den Atlantischen Ozean mit in sein Barbastro nehmen. Aber er konnte nicht.

Wir Spanier haben zwei Meere oder fast drei, Meere mit kilometerlangen Stränden wie der von La Lanzada. Und der Atlantik wird bei Santander und bei San Sebastián zum Kantabrischen Meer. Er wechselt den Namen. Warum wechselt er den Namen?

Welches Meer mag ich lieber?

Ich weiß es nicht.

Meine Mutter wusste es sehr genau, sie liebte die Sonne der mediterranen Sommer, sie mochte diese Lebensart so sehr. All das pochte in meinem Hirn, dort, in dem Internat, wo Bra bleiben würde. Ich befand mich mitten in einem geografischen Sturm. Ich dachte, dass der Atlantik in Frankreich vielleicht anders war als der Atlantik in Spanien. Ich dachte, dass das spanische Mittelmeer anders war als das italienische.

Ich stürzte in ein Gefühlschaos, das Meere, Länder und Familie durcheinanderbrachte. Weil Frankreich meinen Sohn behalten würde, fand ich es notwendig, über das Wesen der Länder, über die Schönheit der Meere nachzudenken, über den Zufall, nur ein Meer zu haben, zwei zu haben oder drei zu haben.

Durch Zufall haben einige Länder Berge; andere Wüsten. Einige Monarchien; andere Republiken. Sind einige reich, andere arm.

Am Ende dachte ich, dass ich Frankreich lieben sollte, weil ich ihm meinen Sohn in Obhut gab.

Frankreich, ich liebe dich, weil ich weiß, dass du Bra lieben wirst, das dachte ich, in diesen Rätseln verharrte ich, in dieser mentalen Verwirrung, in dieser Verletzlichkeit, in dieser Raserei, in dieser Art magischen Denkens, in diesem Arnold, der mir andauernd sagte,

»du lässt deinen Sohn im Stich«, in diesen Grenzen, an die Arnold mich führt.

Dann brachten sie uns zu den Schlafräumen und stellten uns die Zimmernachbarn von Bra vor. Ich erschrak. Sie waren sehr groß. Bra war immer noch so kindlich.

Der Schlafraum war groß und er war für sechs Bewohner gedacht, in drei Stockbetten. Ich machte mich daran, zu überprüfen, ob die Stockbetten stabil waren. Bra fragte mich, warum ich an den Metallstangen der Stockbetten rüttelte, das war das Einzige, was er wahrnahm.

Sie losten und Bra bekam das untere Bett, aber der Mitschüler, der über ihm schlafen würde, kam mir sehr korpulent, sehr groß vor. Deshalb war ich so besessen davon, zu wissen, ob die Stockbetten stabil waren. So unauffällig wie möglich versuchte ich, mich die ganze Zeit von der Stabilität des Metalls dieser Betten zu überzeugen. Wenn die anderen wegschauten, überzeugte ich mich mit meinen Händen von der Festigkeit der Stangen.

Erst als ich unter einem blöden Vorwand in das obere Bett geklettert war, war ich beruhigt.

Plötzlich sahen mich alle an. Die Eltern der anderen Jungs, die Person, die uns die Zimmer zeigte, der Bettbesitzer, der sah, wie sich ein Erwachsener auf seine Matratze legte.

Wenn es mich aushielt, würde es den korpulenten und großen Jungen aushalten, der im Stockbett über meinem Sohn schlafen würde, das war mein Gedanke, der haargenau wie die Gedanken meiner Mutter war.

Meine Mutter war genauso besessen gewesen, wenn es um ihre Söhne ging. Das ist keine Obsession, es ist archaisch gesteuert, ein instinktives Handeln, um für die eigenen Kinder Sicherheit herzustellen.

Wir schliefen in einer Hütte und am nächsten Tag käme der Abschied. Ich würde ihn erst einen Monat später wiedersehen. Die Natur strahlte.

Warum war es so hell?

Die Hütte war klein, aber sie hatte viel Charme, sie war von dicht belaubten Bäumen umgeben, die sich bewegten und mit ihren Zweigen Musik machten; und direkt daneben verlief ein Weg aus Tannen, der bis zum Dorf führte. In den umliegenden Hütten waren viele spanische Familien untergebracht. All diese Familien waren aus demselben Grund gekommen, um ihre Söhne hierzulassen, in den Händen französischer Erziehung. Wir alle teilten die Vorstellung, dass unsere Kinder Französisch lernen und dass es ihnen damit im Leben besser gehen würde. Das wünschten wir uns, dass es unseren Kindern besser geht, dass sie Französisch sprechen, dass sie klüger als wir sind, weil wir alle dachten, dass es den Franzosen immer besser gegangen ist als uns. Wir hätten das niemals gesagt, aber deshalb waren wir hier, weil wir alle Spanien eigentlich immer misstraut haben.

Das war der Grund.

Ich glaube, die einzige Person, die ich in meinem Leben gekannt habe, die Spanien nie misstraut hatte, war mein Vater.

Er glaubte an Spanien.

Er glaubte an Spanien, weil er grundgütig war, weil er Barbastro liebte, sein Städtchen, weil er seinen Bruder liebte, auch wenn er ihm das nie sagte.

Ich verliebte mich in jene Hütte, sie war wie ein kleines Paradies und überall wurde spanisch gesprochen.

Ich erklärte Bra, dass er hier sei, um eine andere Kultur kennenzulernen und um zu lernen, mit Kindern seines Alters zusammenzuleben. Tatsächlich wollte ich vor allem, dass er lernte, Französisch zu sprechen.

Wenn du eine andere Sprache lernst und sie gut lernst, kannst du zwei Personen sein, das dachte ich. Ich glaube, so denkt jemand, der Angst hat.

Am nächsten Tag verabschiedete ich mich im Internat von Bra. Ich gab ihm zwei Küsse, während Arnold noch einmal an dem oberen Stockbett rüttelte.

Ich dachte an seine Sachen, an seine Socken, an seine Hemden, an seine Pullover. Während der gesamten Rückfahrt dachte ich nur daran: an seine Kleidung, an den neuen Kulturbeutel, an seine Schuhe, an seine Zahnbürste. Arnold war derjenige, der all das in meinem Gehirn aufzählte.

Ich erinnerte mich an den Kulturbeutel meines Vaters.

Die Kulturbeutel sind wichtig, sie sind voller Verletzlichkeit und Zärtlichkeit. Die Kulturbeutel meiner Söhne brechen mir das Herz. Jener meiner Mutter, voller Lippenstifte und Cremes, brach es mir ebenfalls.

Wenn ich den meines Vaters in den letzten Jahren seines Lebens sah, zerriss mir das die Seele, weil er vierzig Jahre lang denselben hatte.

Während der ganzen Rückfahrt erinnerte mich Arnold daran, dass ich meinen Sohn verlassen hatte. Wie wenig Bedeutung diese Angst heute noch hat.

Aber Arnold ist weiterhin hier.

53

Ich werde immer ängstlicher und ich betrachte meine Angst, als wäre sie ein feindlicher Wald.

»Warum hast du Angst, wo das Leben doch so schön ist?«

Wer hat diesen Satz zu mir gesagt? Wer hat mir das gerade gesagt?

Er ist es, mein Vater, der immer noch lebt. Komm immer wieder und sag mir, ob du dort Angst hast, dort, wo du bist.

Ein Vater redet niemals mit seinem Kind über seine Angst.

54

Es gibt nichts Hilfloseres im Leben als einen Schriftsteller. Die besten sind die Hilflosesten, die am meisten Kind sind. Sie schreiben, weil sie Angst haben.

Daran habe ich an diesem Morgen gedacht, an meine Verletzlichkeit. Ich bin in Cartagena de Indias aufgewacht, in Kolumbien. Ich bin in dieser wunderschönen Stadt, um über meine toten Eltern zu sprechen, um über den Roman zu sprechen, den ich über sie geschrieben habe.

Und mir ist etwas fast Übernatürliches passiert: Während ich mitten über eine belebte Straße in Cartagena de Indias lief, hatte ich das Gefühl, dass die Zeit in ein schwarzes Loch fallen würde, und da es heiß war, eine Hitze wie in den Sommermonaten in Spanien am Mittelmeer, hatte ich das Gefühl, als wären sie, meine Eltern, zurückgekommen und als würden wir im Sommer 1975 durch Cambrils spazieren, und das Gefühl war derart real, dass ich zu weinen begann.

Warum seid ihr überall?

»Du hast uns doch in einem Buch herbeigerufen, du reist durch die Welt und erzählst unser Leben, was fällt dir ein, dass du das Leben deiner Eltern Tausenden und Abertausenden Fremden erzählst?«

Das sind keine Fremden, das sind nette Menschen.

»Das stimmt, es sind nette Menschen.«

Die ganze Menschheit wird eines Tages über sich hinausgewachsen, voller Gutherzigkeit sein und dann wird ein neues Zeitalter auf der Erde anbrechen.

Ich lebe in einer Welt voller Gespenster.

Ich spaziere weiter durch die Straßen von Cartagena de Indias, es scheint, als würde das Leben dröhnen, die Leute singen, Männer und Frauen leuchten in der Hitze, die Nacht ist heiter, fröhlich, es ist Freitagnacht, überall Restaurants, Kneipen, Plätze, Gitarren und Lieder erklingen.

Lass mich das Herz des Lebens sehen, sage ich zu meinem Vater.

»Erinnerst du dich an den Stierkampf?«, antwortet er.

Der verunglimpfte, verkannte spanische Stierkampf, ja, ich erinnere mich.

»Alles hängt von dem Picador ab, sein Ziel ist es, die Kraft des Stieres zu bremsen, weil seine Kraft überbordend, verheerend ist. Denk an den Stierkampf, dort findest du alles.«

Die Menschen in Spanien hassen inzwischen den Stierkampf, Papá. Alle Welt hasst ihn und ich auch. Ich ertrage es nicht, ein armes Tier leiden zu sehen.

Darum geht es nicht, du brauchst bloß die Hauptpersonen auszutauschen, sieh in dem Picador die Kraft der Zeit. Der Stier kommt mit einer unerträglichen Energie heraus. Das Leben ist unerträglich. Die Jugend ist diese Energie: Sie ist stärker als wir, sie erhebt uns, sie macht uns rasend, sie löscht uns aus. Deshalb tritt diese düstere und skrupellose Figur des Picadors auf den Plan, deren Auftrag es ist, dem Stier durch den Schmerz die Kraft zu rauben, ihm diese kosmische Energie zu nehmen, damit er zur Ruhe kommt. So kommen wir dem Tod immer näher, er scheint folgerichtig, weil wir die Kraft verloren haben, sie ist auf den blutbefleckten Spieß übergegangen. Siehst du den blutbefleckten Spieß nicht? er steckt schon in dir.

55

Ich sehe eine Palme gegen den Wind kämpfen, dem unbändigen Ansturm des mächtigen Atlantiks trotzend. Es ist die einzige Palme an diesem Strand.

Eigentlich gibt es keinen Strand, nur Küste, ein anonymer Ort, an dem das Meer ankommt und niemand auf es wartet. Die Strände sind Orte, an denen die Menschen auf das Meer warten. Das Meer müsste an den Stränden Freude oder Glück empfinden.

Das Meer, das ich von meinem Hotelzimmer aus sehe, erreicht das Land und niemand ist dort. Das Meer ist wie ich, ein Leben, das an einen Ort kommt, an dem niemand ist.

Dieses Bewusstsein, dieser Ort, jetzt weiß ich, dass ich beides schon immer gesucht habe. Ich wollte mich endlich selbst mit nichts und niemandem sehen.

Ich bin der Sohn eines Vaters und einer Mutter gewesen und dann ein Mann mit zwei Ehen, das bin ich gewesen. Anders lässt sich das nicht sehen. Wir sind die Orte, an denen jemand auf uns wartete.

Erneut schaue ich auf die Palme.

Ich fühle, dass mein Herz in dieser Stadt, in Cartagena de Indias, verbrennt, ich bin allein hier, nie werde ich weder mit meinem Vater noch mit meiner Mutter herkommen.

Ich war von der Atmosphäre auf den Straßen begeistert und von den Hüten, die überall verkauft wurden. Wunderschöne Hüte, und trotzdem hatte ich Angst. Angst vor den Hüten.

Der Filmemacher Luis Buñuel bekannte, dass er Angst vor den mexikanischen Sombreros hatte, mir machen sie auch Angst.

Weil die Hüte eine Zierde sind, die ich nicht verdiene.

Mein Vater trug nie einen Hut, weil er dachte, dass ein Hut seine

Frisur zerstören könnte, und er war besessen davon, immer gut frisiert zu sein. Ich habe nie gewusst, wie ich mich kämmen soll. Wenn ich ein Friseurgeschäft betrete und man mich fragt, wie ich mich kämme, weiß ich nie, was ich antworten soll. Genauso wie wenn ich ein Schuhgeschäft betrete und man mich nach meiner Schuhgröße fragt. All das entschied meine Mutter. Dann habe ich es entschieden, allerdings auf der Grundlage von Lügen.

Trotzdem wollte ich mir einen Hut kaufen, aber ich hätte nicht gewusst, wo ich ihn im Koffer hätte unterbringen können. Später sagte man mir, dass man sie rollen kann, aber da war es schon zu spät.

Ich entdeckte in Cartagena eine Frucht, die Pitahaya, sie wird auch »Drachenfrucht« genannt. Die Pitahaya ist eine Mischung aus Gold-Kiwi, Feige und spanischer Melone. Sie begeisterte mich, weil ich sie so unbedeutend fand, so unbedeutend wie die Mandarine. Meine Mutter kannte Pitahayas nicht. Ich weiß nicht, was sie von dieser Frucht gehalten hätte. Ich glaube, dass sie sie gemocht hätte. Ich erinnere mich, dass sie ganz verrückt nach den San-Juan-Birnen war.

Ich verständige mich mit meiner Mutter mittels der Früchte.

Früchte werden immer wichtiger in meinem Leben, weil ich sah, dass Früchte für meine Mutter Wasser, Sonne und Erde symbolisierten.

In Cartagena bemerkte ich, dass ich süchtig nach Pitahayas geworden war. Man kann so viele essen, wie man will, es ist so, als würde man Wasser trinken. Aber es störte mich, dass meine Mutter diese Frucht nicht kannte, das machte mir meine Entdeckung madig. Wie viele Dinge passieren in meinem Leben, die ich mit niemandem teilen kann, und das bringt mich um. Mich bringt diese Einsamkeit um, diese Krankheit.

Ich wurde süchtig nach Cartagena de Indias, wo die Sonne, die karibische Meerbrise, die Schwüle, die Bäume, die üppige Vegetation, die Häuser, die Paläste, die Klöster, die Kirchen, die engen Straßen, die Innenhöfe, die Brunnen, die Schwimmbäder der Hotels, die Straßenstände, die Musik wie ein Sturm der Sinnenfreude und Lebenslust auf deinen Körper treffen.

Man fühlt sich, als würden Wind und Schwüle einen umschmeicheln. Nur noch dort sein, in dieser Stadt, und nichts anderes tun als in ihr sein, das ist wie ein Erfolg des Daseins, ein Erfolg des Lebens.

Wo auch immer ich bin, all meine Gespenster sind immer bei mir. Wenn ich reise, reisen sie.

Wenn ich auf das Meer schaue, schauen sie darauf.

Meine Gespenster der Vergangenheit sind all das, was ich bin.

Ich bin geliebt worden und ich bin gehasst worden, das weiß ich zu sehen.

Ich habe Liebe und Hass hervorgerufen.

Man muss Liebe auch in der Tatsache sehen können, verabscheut worden zu sein. Wenn man mich hasste, dann deshalb, weil man mich vorher liebte.

Du kannst diese Tatsache nicht leugnen, die Tatsache, dass du anderen Menschen wehgetan hast, weil das zum Leben gehört.

Dafür verantwortlich zu sein, dass die Mitglieder deiner eigenen Familie leiden, ist immer genauso unverzeihlich wie unvermeidlich.

Das, was deine Person ausmacht, und deine Suche nach Glück verletzen diejenigen, die du am meisten liebst oder geliebt hast.

Zu leben bedeutet, keine Ruhe zu haben.

Du kannst nicht so tun, als könntest du ein ruhiges Leben führen. Das Leben ist alles andere, aber nicht ruhig.

Das Leben sind Leidenschaften. Das Leben ist Arnold.

Ich glaube, dass ich nur zwei oder drei Menschen wirklich wehgetan habe, und sie sind alle Teil meiner Familie. Weil alles Wichtige in der Familie passiert.

Der Schmerz, den du Menschen außerhalb der Familie zufügst, ist ein vorgestellter Schmerz, ihn gibt es nicht. Aus dem einfachen Grund, weil der Schmerz aus der Liebe herrührt, und geliebt wird innerhalb der Familie.

Normale Menschen verletzen nur ihre Familie, Mitglieder der eigenen Familie, weil dort die Liebe ist.

56

Ich glaube, ich sah ihn einmal vor vierzig Jahren und habe ihn eben am Abend erneut gesehen. Er ist zur Präsentation meines Romans in einer Stadt im Süden von Spanien gekommen. Nach der Veranstaltung sind viele Leser da gewesen, um mit mir zu sprechen und damit ich ihnen das Buch signiere. Mir ist ein Mann aufgefallen, der mir bekannt vorkam. Seine Gesichtsform, das Kinn, wie er die Haare trug, der Blick.

Ich habe gedacht, dass ich ihn irgendwoher kenne.

Vierzig Jahre, vielleicht zweiundvierzig war es her, dass ich ihn gesehen hatte.

Als er beim Signieren an der Reihe war, hat er mir die Hand entgegengestreckt, ich habe eingeschlagen. Dann hat er mir gesagt: »Ich bin dein Cousin Benito, der Sohn von José und Adoración.«

Ich erstarrte. Ich wurde sehr nervös. Ich wusste nicht, was ich sagen soll. Ich habe ihn nach seinen beiden Brüdern gefragt, meine beiden anderen Cousins.

Er hat mir gesagt, dass sie leben.

»Leben«, das hat er gesagt, als wüsste er, dass das nach vierzig Jahren die einzige Nachricht ist, die zählt. Es ist nicht wichtig, ob sie arbeiten oder nicht arbeiten, ob sie in Madrid oder in Paris leben oder in einem Dorf oder auf einer Insel, ob sie reich oder arm, ob sie alleinstehend oder verheiratet oder verwitwet oder Priester sind.

Nur das zählt: »Sie leben.«

Ich habe das Buch aufgeschlagen, um es ihm zu signieren, und dann hat er zu mir gesagt: »Ich komme in dem Buch vor, stimmt's?« Und ich wusste nicht, was ich ihm sagen soll, aber es stimmt, er kommt in dem Buch vor. Er ist in dem Buch, er taucht in meinem Roman auf.

Er war mein Cousin.

Seine Mutter, Adoración, war die ältere Schwester.

Die beiden Schwestern – seine Mutter und meine – sind in meiner Erinnerung erneut zusammen, so wie sie es vor etwa fünfundvierzig Jahren immer waren, weil sie nicht nur Schwestern, sondern auch Freundinnen waren. Da Adoración die Ältere war, war sie diejenige, die den Ton angab, die die Last der Entscheidungen trug. Sie war intelligent, sympathisch, gesellig, gut gelaunt. Sie war sehr attraktiv, eine hinreißende und vitale Frau. Ich weiß, dass meine Mutter sie sehr mochte, aber das war so lange her, dass es nicht wahr schien.

Benito und ich standen weiterhin da, schauten uns an, ohne zu wissen, was wir sagen sollten. Wir konnten uns nicht lieben noch uns einen Kuss geben, trotzdem war ich vollkommen aufgewühlt.

Plötzlich war rundum Stille.

»Hast du Kinder?«, fragte ich ihn schließlich.

Und dann lächelte er und zeigte mit dem Finger auf zwei Jugendliche, die auf der anderen Seite des Raums standen.

»Die beiden dahinten.«

Ich schaute sie an und sie schienen mir zwei Engel zu sein.

Es waren zwei Engel.

Endlich geht es um das Heilige.

Das ältere Kind war ein Junge, groß, sehr viel größer als Bra und Valdi, viel größer als die Mitglieder der Familie, die ich kenne, ein hübscher Junge, freundlich, mit Bart, schmuck. Das Mädchen konnte ich nicht anschauen, ich habe mich nicht getraut.

Ich weiß nicht, ob es aus Feigheit war.

Ich spürte eine tiefe Liebe zu den Kindern meines Cousins, es schien mir, als wären es auch meine Kinder.

»Es sind auch meine Kinder, Mamá«, habe ich zu meiner Mutter, zu ihrem Gespenst, gesagt.

Ich hätte Benito umarmen sollen. Aber ich verwechselte immer die Namen der Brüder, mein Gedächtnis ist nicht so gut; er hatte zwei Brüder: Einer hieß Luis Alfonso, der andere Armando oder vielleicht hießen sie auch Luis Armando und Alfonso.

Cousins, deren Namen verschwunden waren.

Er hat mich gebeten, Folgendes als Widmung zu schreiben: »Für Benito, Sohn von José und Adoración«. Und das habe ich getan und hinzugefügt: »Eine herzliche Umarmung von deinem Cousin«.

Und er ging mit dem signierten Buch von dannen, seine beiden Kinder warteten lächelnd auf ihn. Sie schienen glücklich zu sein, einen Vater zu haben, der in dem Buch vorkommt. Was haben wir getan, guter Gott, dass wir einander fremd geworden sind? Es scheint, dass dies das Schicksal meines Lebens ist.

Die Organisatoren der Veranstaltung haben gemerkt, dass Benito nicht irgendein Leser war. Sie haben gemerkt, dass etwas in mir vorging. Wenn die Angst mich in die Enge treibt, höre ich die Menschen, die mich ansprechen, nicht mehr und betrete einen Tunnel.

Den Rest der Nacht war ich wie in einem Tunnel und habe an Benito gedacht. Vielleicht lag das ja vor allem daran, dass mir sein Gesicht und seine Person so vollkommen vertraut waren. Ich habe über die Bezeichnung »Cousin ersten Grades« gegrübelt, im Spanischen »primo hermano«. »Hermano« heißt »Bruder«, also ist der Sohn deiner eigenen Mutter und deines eigenen Vaters gemeint.

Wie alt wird er sein? Wie oft wird er verheiratet gewesen sein? Wann hat er geheiratet? Was macht er beruflich? Geht es ihm gut?

Die Veröffentlichung meines Romans ist wie ein Magnet gewesen, der den Rest meiner Familie, die über Spanien verteilt ist, in Richtung des Buches gezogen hat. Vor allem Cousins. Cousins ersten Grades. Einigen gefällt das Buch, anderen nicht, denke ich.

Und gefällt es mir?

Ich glaube, dass ich dabei bin, mich von dieser Welt zu verabschieden, und ich mache es auf meine Art.

Was hätte ich gefühlt, wenn ein Cousin ersten Grades ein Buch geschrieben hätte, in dem er die Geschichte der Familie erzählt?

Ich hätte es voller Angst gelesen. Ich glaube, ich hätte geweint, weil allein die Tatsache, die Geschichte unserer Toten aufzuschreiben, schön ist. Die Toten in die Gegenwart zu holen, kann niemals schlecht sein.

Wenn man es nicht macht, sterben sie mehr.

Es darf nicht sein, dass sie so sehr sterben, vor allem, wenn es in deiner Hand liegt, es verhindern zu können.

Bestimmt hat Benito in seinem Herzen einen Altar mit seinen Eltern, meinem Onkel und meiner Tante, und er schaut sie jeden Tag an. Benito musste kein Buch schreiben, ihm genügt es, José und Adoración in seinem Herzen zu tragen. Ich bin neidisch auf diese Reinheit seines Herzens, auf diese Absichtslosigkeit.

Mir reichte es nicht, meine Eltern im Herzen zu tragen: Ich musste ihre Leben offenbaren und vielleicht beinhaltete deswegen die Art und Weise, wie Benito mich angesehen hat, mehr als einen Vorwurf, eine schmerzliche Intuition meiner menschlichen Schwäche. Aber ohne diese meine Schwäche hätten wir uns niemals wiedergesehen.

Niemals hätte ich das arglose und freundliche Lächeln seines ältesten Kindes gesehen, auch wenn es nur eine Sekunde lang war.

Nein, es war nicht so tadelnswert oder so dumm oder so unangemessen, was ich gemacht habe.

Es war sinnvoll.

Das Unglaubliche ist, dass ich nicht glaube, dass ich diese Entscheidung getroffen habe.

Wer traf sie?

Vielleicht kam diese Entscheidung nicht aus den unerklärlichsten Nebeln, vielleicht mischen sich die Toten doch nicht von ihrer schmerzerfüllten Vergangenheit aus in die Zukunft ein. Aber wenn ich kein Buch über meine Familie geschrieben hätte, hätte ich sie, meine Cousins, nicht wiedergesehen.

Ich hätte nichts über sie erfahren.

Etwas über sie zu erfahren, war wichtig.

Zu erfahren, dass sie am Leben waren und lebten und das Leben feierten und dass die Dunkelheit, der wir alle entstammen, am Ende ein wenig heller geworden ist. Ihre Eltern waren Geschwister. Wir sind schon nichts mehr. Die Verbindung löste sich und seine Kinder sind in Bezug auf meine bereits weniger als nichts. Und plötzlich gibt es einen Roman, in dem wir alle vorkommen, und die Verbindung ist wieder da.

Dieser Roman schien ein heiliges Abendmahl zu sein.

Eine Hoffnung inmitten der universellen Stille.

Viele meiner noch lebenden Cousins aus der Familie meiner Eltern lasen mein Buch.

Und eine Familie, die niemals irgendetwas war, die niemals beispielhaft war, die ihre Verbindung vergessen hatte, die das gemeinsame Andenken zerstört hatte, die wir nicht füreinander existiert hatten, ist jetzt öffentlich bekannt.

Das ist ohne Zweifel seltsam.

Das ist derart seltsam, dass es mich fasziniert.

Benito und ich konnten uns nicht in die Augen schauen, uns auch nicht umarmen, wir gaben uns nur die Hand.

Trotz allem, in ihm war das Fleisch meiner Mutter, so wie in mir das Fleisch seiner war, weil unsere Mütter Schwestern waren. Und sein Körperbau war meinem ähnlich. Und diese anatomische Ähnlichkeit war etwas Reales und Biologisches. Wir hatten keine familiäre Beziehung mehr, aber eine biologische, die einzig sichere und überzeugende und unanfechtbare.

Benito sah Monteverdi sehr ähnlich, seinem Onkel, dem jüngeren Bruder seiner Mutter. Der große Monteverdi, der unverheiratet blieb, der allein starb, der besoffen vor Familiengeheimnissen starb. Armer Monteverdi. Glück und Schmerz zur selben Zeit, Glück, weil sich mir in diesem Moment die Heldenhaftigkeit, zu sterben, ohne zu wissen, warum man gelebt hat, erschließt.

Die Familie meiner Mutter bestand aus sechs Geschwistern und nur ich erinnere daran.

Nur einer lebt noch, er heißt Cristóbal. Seine Kinder, das heißt meine Cousins, wollen, dass ich ihn besuche, aber ich möchte nicht. Die Kinder von Cristóbal lasen meinen Roman und wollten sofort, dass ich mit ihm spreche, aber ich kann nicht, mir fehlt der Mut, ich habe keine Kraft, mich den Tatsachen zu stellen, weil ich eigentlich alles erfunden habe.

Nur er bleibt noch.

Nur Cristóbal bleibt noch, verloren in einer Sozialwohnung, in einem Elendsviertel von Madrid, in Erwartung des letzten Tages.

Und mit ihm werden alle Geschwister vergessen werden.

Niemand wird sich mit der Leidenschaft an sie erinnern, wie ich das tue. Wenn diese Leidenschaft keine Liebe ist, sage mir jemand, was es ist.

57

Die Familie meiner Mutter war anders als die meines Vaters, ganz anders. Mir gefiel die meines Vaters immer besser, aber was interessiert das schon, wen interessiert schon diese Vorliebe, wenn alles zu Asche geworden ist, es ist fast eine lächerliche Nichtigkeit.

In der Familie meiner Mutter gab es zwei Engel: meine Tante Reme und ihren Mann. Bis in die Vergangenheit gibt es Krieg. Tote einer Seite der Familie kämpfen gegen die anderen darum, wer am besten auf dem Sockel meiner Erinnerung platziert sein wird.

Und in dem Moment, wo ich das schreibe, bekomme ich WhatsApp-Nachrichten meiner Cousine Lucía, der Tochter von Rachma, mit Fotos meiner Großmutter.

Und Fotos meines Vaters und seines Bruders, weil sie in derselben Firma arbeiteten. Und später schicke ich diese Fotos an meinen Bruder weiter. Und mein Bruder antwortet mir mit der Frage, woher ich diese Fotos habe. Und mein Bruder sagt: »Wie elegant dein Vater auf dem Foto ist.«

Er sagt nicht: »Wie elegant Papá ist.«

Und das ist sehr wichtig.

Weil in dieser Wahl des »dein Vater« anstelle von »Papá« das Geheimnis meiner Familie zusammengefasst ist.

Wir wollten die Verbindung nicht teilen oder zeigen.

Wir blieben jeder von uns mit der Verbindung allein. Ich glaube, dass diese Wahl besonders, anders, originell war. Es war eine richtungsweisende Wahl, sie bestimmt uns in Richtung Unendlichkeit.

Wenn meine Mutter mir gegenüber meinen Vater erwähnte, sagte sie niemals »Papá«, und wenn mein Vater das Gleiche mit meiner Mutter machte, sagte er auch nicht »Mamá«. Er sagte immer »deine Mutter«.

Er sagte niemals »frag das Mamá«.

Er sagte immer »frag das deine Mutter«.

Deshalb sagt mein Bruder mir jetzt: »Wie elegant dein Vater auf dem Foto ist.« Ich antworte ihm jedoch: »Ja, wie elegant Papá ist.« Und wenn er diese WhatsApp bekommen haben wird, wird er befremdet sein. Und genau wissen, was ich meine.

Was musste im Leben passiert sein, dass sich die drei Geschwister der Verbindung entzogen, aus der sie auf diese Welt in dieselbe Familie gekommen waren?

Hier sind die drei:

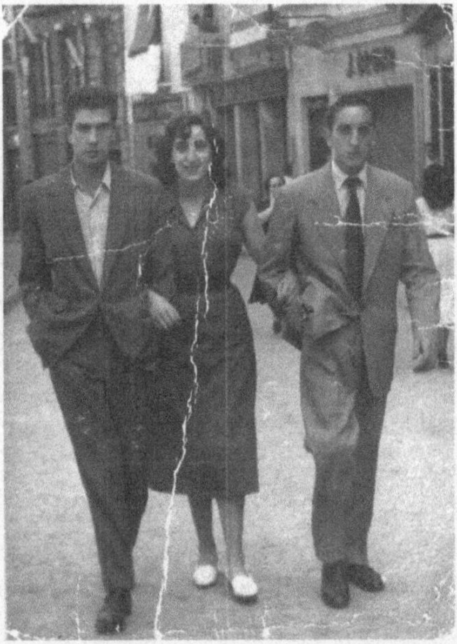

Es ist ein Foto aus den Fünfzigerjahren. Niemand weiß, ob es 1951 oder 1958 war, in diesem Zeitraum ist es gemacht worden, aber es gibt keine genaue Zeitangabe. In der Vergangenheit Genauigkeit zu suchen, ist ein Wahn der Lebenden. Da ich hellseherische Fähigkeiten habe, glaube ich, dass es ungefähr von 1954 ist.

Die Gespräche, die die drei Geschwister am Tag, als das Foto gemacht wurde, geführt haben, sind vergessen, verschwunden. Trotzdem gab es diese Gespräche.

Sie bestehen in der Vergangenheit fort, weil die Vergangenheit ein Akt der Schönheit ist. Ich habe einen Schritt nach vorne gemacht, einen großen Schritt, und ich habe als einzige Erklärung für das Rätsel des Lebens die Schönheit gefunden.

Die drei hatten drei Leben zu leben, aber dort sind sie zusammen.

Die drei Geschwister sind zusammen.

Bach links, rechts Rachmaninow. Und in der Mitte meine Tante Esmeralda, der ich in diesem Buch keinen Musikernamen gegeben habe, weil ich mich nicht traue, weil sie lebt und weil ich sie nicht kannte, aber auch nicht mehr kennenlernen werde.

Jedes Mal, wenn meine Großmutter die drei zusammen sah, so wie ich sie jetzt auf dem Foto sehe, wird sie sich glücklich und zufrieden gefühlt haben.

Aber lebte meine Großmutter damals noch?

Ja, in der Tat, als das Foto gemacht wurde, lebte sie noch. Es ist eine Art Exorzismus, was ich gerade mache, die größte kosmische Reise, die der Mensch jemals gemacht hat.

Ich lache über die Zeitreisen.

Ich lache über die Reisen zu Planeten oder Sternen, die Millionen Lichtjahre von der Welt entfernt sind.

Diese Reisen sind winzig klein.

Die größte Reise ist die in das Reich, wo sie sind, die Wesen, die wir liebten und die gegangen sind und uns auf immer im Ungewissen lassen.

Dieser Tag auf dem Foto kann Frühling oder Herbst gewesen sein, es kann Mitte Mai oder Anfang Oktober gewesen sein. Ich nehme es wegen der Kleidung an, die sie tragen. Oder es kann Juni gewesen sein, weil sie, meine Tante, kurze Ärmel trug, oder es kann Mitte September gewesen sein.

Von den dreien lebt nur noch sie.

Die beiden Brüder starben.

Esmeralda lebt in irgendeiner spanischen Stadt, deren Namen ich nicht kenne.

Bach und Rachma starben, ja, so ist es, und sie starben weit voneinander entfernt. Zuerst starb Bach, dann Rachma.

Die drei Geschwister auf diesem Foto waren für mich die größten Romantiker: Der auf der rechten Seite heißt Lord Byron, die Frau in der Mitte heißt Mary und der Mann links ist Percy B. Shelley.

58

Jedes Mal versuche ich, länger zu schlafen, und es beruhigt mich, mein Bett zu sehen, weil es sich für mich anfühlt wie der Ort, wo ich verschwinde. Ich dope mich, um länger zu schlafen, damit Arnold schweigt. Es macht mir nichts aus, das zuzugeben, es ist, wie es ist. Damit Arnold verschwindet. Arnold verschwinden zu lassen, ist das einzige Ziel meines Lebens. Ich denke, es wird einer Menge Leute in meinem Alter so gehen. Letztens hörte ich, wie ein Freund sagte, dass seine Frau, die Schriftstellerin ist, drogenabhängig sei, sie nahm Schlaftabletten.

Wenn du schläfst, bist du unschuldig, du kannst keine Fehler machen und bleibst am Leben. Du bist nicht tot, während du schläfst. Du bist weder Unzufriedenheit noch Frustration noch Scheitern ausgesetzt, weil du schläfst, aber du bist da.

Viele Stunden zu schlafen, ist in meinem jetzigen Alter zu einem militärischen Ziel für meine physische und emotionale Gesundheit geworden.

Das ist vielen Leuten so gegangen, Leuten, die sich von den Träumen erhoffen, dass die Misserfolge verschwinden, wie etwa Marilyn Monroe und Amy Winehouse. Sie nahmen diese Pillen nicht, um erholt aufzuwachen und weiterzumachen; sie hofften, dass die Stimmen und die Tatsachen und die Enttäuschungen und die persönlichen Katastrophen verschwinden.

Bestimmt fressen diese Pillen mit der Zeit unsere Neuronen ganz auf, aber sie haben es mir ermöglicht, mein Bett so zu sehen, als wäre es ein Weg zu außergewöhnlichen Orten.

Dorthin, zu diesen Orten, wollte ich, um dortzubleiben.

Nicht mehr in die seltsamen Träume, die ich habe, da alle Welt seltsame Träume hat, sondern in die Schwere, mit der ich ins Bett falle, und diese Schwere nimmt in den Hotelzimmern zu, wo das Alleinsein fast heiter macht. Ich liebe die Bettlaken. Meine nackten Füße bis ans Ende der Matratze zu schieben, diesen jungfräulichen Raum zu spüren und dann an all die Betten zu denken, in denen ich geschlafen habe.

Wie allein ich inzwischen bin, dieser Ort ist fast wie ein Altar.

Weniger konnte ich mir vorstellen, dass ich es schaffen würde, mit diesem Gefühl zu leben, das für viele normal ist. Wie allein musste sich meine Mutter gefühlt haben, als sie Witwe wurde. Ich stelle sie mir auf dem Altar vor, wo ich mich befinde.

Wir alle tragen schwer an unserem Arnold. Arnold, der Spender von Altären. Alle Männer und Frauen haben einen Arnold.

Schlafen bringt dich in die Nähe deiner Toten, sie berühren dich, während du schläfst.

Sie trauen sich nicht, dich zu berühren, wenn du wach bist, sie berühren dich, wenn du in diesen Abgrund fällst.

Viele Stunden am Stück zu schlafen, wie du das als Kind gemacht hast, und begeistert aufzuwachen, voller Freude aufzuwachen, weil dein Körper neu war und deine Seele auch.

59

Manchmal denke ich, dass ich nicht in der Lage gewesen bin, auch nur irgendetwas zu verstehen. Und jetzt, wo ich sechsundfünfzig Jahre alt bin und in fünf Monaten siebenundfünfzig werde, sehe ich, dass der Asche meiner Vergangenheit eine Angst entsteigt, von der ich nicht weiß, was es ist.

Ich dachte, dass ich bereits viele Dinge im Leben gesehen habe, und es war eine Lüge. Ich hatte nichts gesehen, bis ich diesem begegnet bin, es ist neu und es hat sich mir gerade gezeigt.

Es ist die Schönheit.

Die Schönheit, die der letzte Gast in meinem Leben sein wird. Ich suche sie überall, sie ist neu in meinem Herzen.

In jedem Leben eines Menschen gilt es, die Schönheit zu entdecken, und die Schönheit ist überall, an allen sichtbaren und unsichtbaren Orten.

Heute bin ich in Zürich, ich bin hierhergekommen, weil Mo für ein Semester an der Universität unterrichtet. Ich habe das Gefühl, mich über die Welt zu schleppen. Nicht, dass ich durch die Welt reise. Ich mag es nicht, zu reisen. Der, der reist, macht das, was er sieht, nicht zu seinem Eigenen. Ich mag den Ausdruck »sich über die Welt zu schleppen«, weil es bedeutet, mit dem Herz auf dem Boden zu reisen.

Heute Abend kehre ich nach Madrid zurück.

Während der Tage in Zürich ging mir der See nicht aus dem Sinn. Viele Menschen suchten Zuflucht in dieser Stadt, Menschen, die geflüchtet waren, oder Menschen, die nicht wussten, wo sie hinsollten, Deserteure, Revolutionäre, Schriftsteller, Maler, Künstler, Philosophen, verarmte Aristokraten, Verbannte jeden Standes. Der irische Schriftsteller James Joyce ist hier begraben; Elias Canetti ebenso. Sie liegen Seite an Seite. Ich habe heute Morgen ihre Gräber besucht. In Zürich entstand auch der Dadaismus, der Konventionen hasste, sich über die bürgerliche Kunst lustig machte und eine Freiheit suchte, die es nicht gibt, aber zumindest suchte er sie. Angeblich sollen der dadaistische Dichter Tristan Tzara und der Revolutionär Lenin – der 1916 hier lebte – einmal Schach gegeneinander gespielt haben, ohne etwas übereinander zu wissen, sie waren Fremde, die aus Zufall beim Spiel aufeinandergetroffen waren. Der Dadaismus ist wie die Jugend des zwanzigsten Jahrhunderts. Wir erlebten später die mittleren Jahre und das Alter des Jahrhunderts.

Aber wo so viele berühmte Leute in Zürich waren, fände ich es schön, wenn mein Vater und meine Mutter ebenfalls in Zürich gewesen wären. Und wie immer kommt mir die Frage in den Sinn, wie mein Leben verlaufen wäre, wenn mein Vater und meine Mutter in Zürich geboren worden wären und dort gelebt hätten.

Ich trage sie mit mir herum, indem ich ihnen ein neues Leben andichte, das mich auch betreffen würde. Ich stellte mir Bach als Uhrmacher vor und Wagner als Angestellte des Uhrladens oder umgekehrt, egal. Hauptsache, sie waren zusammen. Zürich ist voller Uhren. Die ganze Stadt ist eine einzige Ausstellung von Luxusuhren.

Der Zeit den Luxus der Zeit zu geben, das sind die Golduhren.

Vielleicht ist die Unsterblichkeit ein See mit einer kleinen Jolle mittendrauf, an einem dunstigen Tag mit einer nicht zu intensiven Sonne, mit starkem, aber nicht intensivem Licht, einem von einer frischen Brise abgekühlten Licht und einer Sonne, die bereits vom Mondaufgang kündete, als würde der Abend dämmern, und der Jolle würde ein heiliger Duft nach Holz entströmen, nach dem Holz, mit dem dieses Boot gemacht worden wäre, und an Deck säße eine Familie, ein Mann und eine Frau und ihre Söhne, und die Söhne würden ihre Eltern mit einem feindseligen Glanz in den Augen ansehen, einem Glanz, der von Tod und von Verlust spräche, und die Jolle würde leicht schaukeln und einige Möwen würden vom Himmel herabsteigen und sich auf dem Wasser niederlassen und ab und zu würde die Mutter die Hand Richtung Himmel heben und mit dem

Finger auf einen Ort zeigen und dann langsam diese Hand herunternehmen und sie ins Wasser tauchen und sie würde die Kälte des Seewassers spüren, die von dem alten Schnee des Winters herrührt.

All das habe ich im Zürichsee gesehen.

Ich habe meine Familie in einem Moment der Ewigkeit gesehen.

Dass ich immer wieder an Selbstmord denke, erschreckt mich. Auch der Selbstmord wird vererbt. Wir haben neue Wörter: »biologisch«, »genetisch«, »DNA«, futuristische Metaphern, avantgardistische Wörter, um etwas zu benennen, was immer da war: die dunkle Macht des Lebens, die vom Anbeginn der Welt von Eltern auf die Kinder übergeht.

Weil wir am Ende der Zeiten feststellen werden, dass Adam und Eva wahr waren und dass sie in deinem Haus lebten, weil sie dein Vater und deine Mutter waren.

Und jetzt muss ich Zürich verlassen.

Ich habe den Koffer gepackt, einen kleinen Koffer, und draußen auf der Straße ist ein herrlicher Sonnentag. Und Mo wartet auf dem Sofa sitzend, sie liest, sie wartet darauf, dass wir uns verabschieden.

Sie wird in Zürich bleiben und ich werde in ein Flugzeug steigen, ich werde bis in die Wolken aufsteigen, ich werde die Alpen überfliegen und sie wird zu Hause bleiben, wir werden Tausende Kilometer voneinander entfernt sein, aber die Schönheit wird weiterhin in unseren Herzen sein.

Wenn sie sich einmal offenbart hat, geht sie nicht wieder.

Ich werde sie mir auf ihren Fotos bei Facebook ansehen, weil ich mir ihre Fotos gerne ansehe, weil Mo sich auf diesen Fotos in eine andere Frau verwandelt; vielleicht ist das eines ihrer großen Geheimnisse.

Ich habe immer zu Mo gesagt, dass die Kamera sie liebt.

Wenn wir sagen, dass eine Person fotogen ist oder dass die Kamera dich liebt, sind wir uns nicht bewusst, dass es in Wirklichkeit das Sonnenlicht ist, das dich liebt, weil ein Foto eben das ist: die Liebe des Lichts zu deinem Körper, wie das Licht auf deinen sterblichen Körper fällt.

Ich betrachte also die Fotos von Mo und sehe in diesen Fotos eine andere Person.

Wenn sie vor mir steht, ist es, als könnte ich sie nicht richtig sehen, deshalb greife ich auf ihre Fotos zurück.

Und ich verliebe mich in diese Fotos.

Und auch Arnold verliebt sich.

60

Ich bin gerade in Portugal in einer Stadt namens Póvoa de Varzim. Von meinem Hotelzimmer aus betrachte ich das Meer. Es ist ein gewaltiges Meer, voller riesiger Wellen. Jede dieser Wellen könnte mich umbringen.

Das ist der Atlantik.

Das Meer ist eine Umgebung, eine Warnung, eine Falle, eine Armee, die die Erde umzingelt, eine Gegenwart der Leere des Kosmos.

Ich denke an die Dichtung von Eliot.

Wieder rufen mich die Toten. Eliot riefen ebenfalls die Toten, er sah sie überall. Wie sollte man auch nicht die Toten sehen, wenn man das Leben sehen will.

Der Tod macht süchtig.

Dieses tobende Meer fordert mich heraus.

Ich rufe Bra an. Er geht dran. Wir sprechen sieben Minuten, die mir großen Frieden bescheren.

Ich lege auf, ich liege auf dem Bett. Ich lasse das Telefon auf meiner Brust liegen, als wäre es eine Pistole, ein Kruzifix, ein Dolch, eine Monstranz.

Und ich höre ein Geräusch, nur selten, sehr schwach, aber es ist da. Ich stehe auf und versuche, festzustellen, wo es herkommt. Ich lege ein Ohr an die Wände. Es scheint, als käme es nicht aus dem Zimmer nebenan. Durch die andere Wand höre ich den Wind, dahinter befindet sich die Notfalltreppe. Ich öffne meine Zimmertür und betrachte die Treppe eine Weile.

Eine anonyme, uninspiriert an das Gebäude angebrachte Treppe, träge, verrostet, von Feuchtigkeit und Meersalz angefressen.

Ich gehe in mein Zimmer zurück, ich fühle mich hilflos, gleichzeitig bin ich immer angespannter.

Ich kann diesen Lärm nicht orten.

Mir fallen die Worte meiner amerikanischen Psychiaterin ein: Oft stehen diese quälenden Gefühle für etwas Verborgenes, das sich im Unterbewussten abspielt. Und ich weiß, dass das stimmt, dieser Lärm weist darauf, dass es dort etwas gibt, das mich daran erinnert, dass es weiterhin da ist.

Was ist es?

Andere Menschen haben diese Störung nicht, aber mein Leben ist genau das, eine ständige Störung, ein Hinabsteigen in Zimmer, die sich unter meinem Körper befinden.

Arnold überall.

Diese Geräusche sind die Erinnerung an das Böse, die Erinnerung an die Gegenwart des Menschen, die Gegenwart von Ungerechtigkeit, die Gegenwart von Unglück. Das ist das andere Wort, das fortwährend im Leben der Menschen auftaucht: Unglück.

Wir wissen nicht, was das Unglück hier macht.

Was ist das Unglück?

Es ist Arnold.

Erneut höre ich den Lärm. Ich trete auf den Flur hinaus. Es ist eine zwölfte Etage. Immer da, wo ich gerade im Flur stehe, schalten sich automatisch die Flurlichter an, obwohl das in vielen Hotels so ist, bin ich immer wieder überrascht, es hat etwas Übernatürliches. Plötzlich höre ich Stöhnen, als ich an einem Zimmer vorbeigehe.

Zwei Menschen, die miteinander schlafen. Ich höre sie, ihn und sie, die Stimme eines Mannes und die Stimme einer Frau. Sie sprechen portugiesisch. Sie sprechen nicht, sie flüstern. Ich fühle so etwas wie Ärger. Ich höre sie und kann nicht verhindern, daran zu denken, wer sie wohl sind.

Empfinden sie gerade Lust?

Was ist Lust?

Sie schreit, er gibt Einsilber von sich.

Man hört sie auf dem ganzen Flur.

Ich denke an das Zimmermädchen, das die Überreste dieser

Liebe beseitigen muss. Schweiß, Samen, Geruch, Flüssigkeiten, Handtücher, feuchte Laken.

Abgesehen von alldem, was ist es? Ist da irgendwo etwas?

Der Wunsch, in einem anderen Körper zu sein, ist der Wunsch zu sterben, so war das immer bei mir. Außer der andere Körper ist durch die Ehe geweiht. Ich habe nie an Gott geglaubt, aber ich glaube an die Institution Ehe. Es scheint, als wäre das ein Glaube, der einen befällt, weil ich mich daran erinnere, dass ich gegen die Ehe geschrieben habe, tausendmal die Ehe infrage gestellt habe, und trotzdem erscheint sie mir jetzt als ein Ort der Wahrheit. Es mag daran liegen, dass ich gerade an die Ehe meiner Eltern denke, die perfekt war. Die Ehe kam auf die Welt, um uns vor der wilden Nacht der Toten zu beschützen oder vor der Albernheit des Alleinseins. Das alberne Alleinsein wird mittels der Ehe zu erleuchteter Zweisamkeit.

Ich meine damit natürlich nicht die kirchliche eheliche Verbindung.

Ich meine die elementare Beziehung zwischen zwei Menschen, egal welchen Geschlechts, nur die Verbindung zählt.

Verbindung ist Schönheit.

Die Ehe kam auf die Welt, damit wir nicht länger allein waren und uns zu zweit zusammentaten.

Wie mein Vater und meine Mutter es taten.

Ich möchte dieses Stöhnen nicht mehr hören. Ich habe Lust, an die Tür zu klopfen und dem Liebespaar zu sagen: »Hallo, ich bin der Priester, ich bin gekommen, um euch zu trauen. Weil ich weiß, dass ihr nicht verheiratet seid. Wenn ihr verheiratet wärt, würdet ihr nicht derart wild vögeln. Aber wenn ihr so miteinander schlaft, mit dieser Leidenschaft, ohne verheiratet zu sein, werde ich euch töten.«

Ich töte euch.

Deshalb bin ich hier, um euch zu trauen.

Ihr braucht Frieden.

Weil kein Mensch in der Leidenschaft verharren kann, vielleicht hatte Bach das häufiger in seinem Leben erfahren, vielleicht sagt er mir das durch den Lärm in meinem Zimmer, weil der Lärm in meinem Zimmer mich gezwungen hat, auf den Flur zu treten und auf das Stöhnen des Liebespaares aufmerksam zu werden.

Das Stöhnen von Liebespaaren ist lächerlich. Die Erfindung der Wollust war genau das, eine Erfindung. Es ist reine Biologie.

»Geh rein und traue sie«, sagt Bach mit einem Lächeln zu mir.

»Traue sie, damit sie sich ausruhen können, weil die Ehe uns Ruhe schenkt.«

Als Kind dachte ich, dass Gott mit der Jungfrau Maria verheiratet war. Ich erinnere mich, als ich zur Erstkommunion ging, war das Einzige, was mich mit der Religion verband, die Eitelkeit. Eitelkeit, immer war Eitelkeit im Spiel. Ich wollte, dass Jesus Christus vom Kreuz herabsteigt und etwas zu mir sagt, mir etwas sagt wie: »Du bist auserwählt.«

Und jetzt bin ich sechsundfünfzig Jahre alt und habe den Atlantik vor mir und das einzig Unumgängliche, das mir noch kennenzulernen bleibt, ist der Tod, den ich jetzt sofort kennenlernen könnte, weil die Wellen gigantisch sind. In zehn Minuten wäre ich ertrunken. Ich glaube es nicht. Ich kann schwimmen, ich würde um mein Leben kämpfen. Es würde länger als zehn Minuten dauern.

Es wären zwei Stunden.

Zwei Stunden Qual, vielleicht weniger, eventuell vierzig Minuten; es gibt dieses Wunder der Vermessbarkeit der Dinge.

Die Zeit ist messbar, der Schmerz nicht.

Mich quälen diese Wellen, die massenhaft am Strand ankommen, eine jähzornige Masse, Millionen Wellen aller Ozeane dieser Welt, die an Stränden sterben, die kein Bewusstsein von nichts haben, und es ist besser so, dass sie es nicht haben. Sie sind auch von einer erschreckenden Schönheit, all diese riesigen Wellen vor mir, hier, in Póvoa de Varzim, und sie rufen mich.

Alles ruft mich.

Mein Vater hat mir das Meer gezeigt und ich kann nicht zu diesem Moment zurückkehren, zu dieser Vorstellung, zu dem Tag, als mein Vater mich mitnahm, damit ich das Meer sah.

Die einzige Möglichkeit, diese Wellen zu besitzen, ist, sie auf meinem Körper, auf meinem Gesicht, auf meinen Armen brechen zu lassen.

Alle Menschen sind im Moment der Eheschließung die pure Freude. Die Ehe meiner Eltern war ehrlich, traditionell, sicher, solide. Sie war eine Burg. Sie haben eine Burg gebaut. Sodass ich sie als Ehepaar rufen muss, weil sie ein Ehepaar waren.

Ich hatte diese Vollkommenheit vergessen, die ihnen in ihrem Leben half: Sie waren verheiratet. Dank ihrer Ehe schritten sie leicht und geerdet durch die Welt.

»Erdung« ist ein fundamentales Wort im Leben eines Menschen.

Die Erdung ist Schönheit und Freude.

Neben dem Wort »Erdung« gibt es ein anderes sehr schönes und das ist »Verwurzelung«.

Sie heirateten am 1. Januar 1960, aber sie hielten das Datum geheim, sie warfen das Datum ins Meer, in die Wellen, in Wellen, wie ich sie in diesem Moment vor mir habe. Die Wellen von 1960 sind die gleichen wie die Wellen von 2019.

Ihre eheliche Verbindung war das Stärkste, was sie in ihren Leben hatten, und aus dieser Kraft sind mein Bruder und ich entstanden. Über diese eheliche Verbindung wurde nicht geredet, aber sie war da. Wie kann es sein, dass etwas, über das nicht geredet wird, Essenz und Motor zweier Leben ist?

So war es.

Die Leute reden wenig über ihre Ehe, sehr oft verstecken sie sie, dabei ist sie das Wichtigste, was es in ihrem Leben gegeben hat. Du lernst jemanden kennen, und anstatt über seine Ehe zu sprechen, spricht er über seine Arbeit oder über seine Reisen oder über Politik oder über Fußball oder über Filme oder über Wirtschaft.

Wir haben Angst, über das zu sprechen, was uns Angst macht. Die Ehe macht uns Angst, weil sie selbst die Angst ist.

Es sollte uns reichen, verheiratet zu sein, aber irgendjemand hat verfügt, dass das nicht reicht.

61

Von da, wo ich mich befinde, in Póvoa de Varzim, dauert es im Auto weniger als eine halbe Stunde bis nach Porto.

Ich habe den Tag frei, es ist Samstag. Und ich bin in ein Auto gestiegen, das mich bis nach Porto gebracht hat.

Es ist fast sechzehn Jahre her, dass ich in Porto war, 2003 über Ostern. Jetzt ist es Februar 2019, damals, 2003, war es April. Wir hatten gerade ein Auto gekauft, einen Renault, und wir machten einen Familienausflug nach Portugal.

Ich erinnere mich sehr gut an diese Reise. Bra und Valdi waren natürlich noch klein. Sie werden sich bestimmt nicht erinnern. Ich hatte eine unbändige Lust, dieses Auto auszuprobieren und damit wohin auch immer zu verreisen.

Wir fuhren zu viert nach Portugal.

Jetzt bin ich allein.

Ich mache einen Schnelldurchlauf, ich versuche, zu ergründen, wer ich 2003 war und wer ich jetzt bin, im Jahr 2019.

Ich finde die Verbindung nicht, ich finde die Tür nicht, die von einem Mann zum anderen Mann führt, und diese Tür müsste ein Körper sein.

Sie müsste mein Körper sein.

Ich schaue auf den Fluss Duero und erinnere mich daran, dass mich 2003 seine Mündung faszinierte. Das Verb »faszinieren« passt nicht zu meiner sozialen Klasse. Wir in meiner Klasse sagen »gefallen«. Mich hat nichts in diesem Leben fasziniert, weil ich es mir nicht leisten konnte, mir haben die Dinge gefallen, aber sie haben mich nicht fasziniert. Mein Vater sagte niemals »faszinieren« und meine Mutter wusste nicht einmal, was dieses Verb bedeutete. Trotzdem habe ich dieses Wort benutzt, und wenn ich es benutze, entferne ich mich von Bach und von Wagner, und das entsetzt mich. Niemals habe ich in ihrer Gegenwart Wörter benutzt, die sie nicht kannten.

Wir sprechen auf eine bestimmte Art und Weise und wir müssen stolz darauf sein, wie wir sprechen, weil das unser moralisches Erbe ist. Wir haben kein anderes. Leute wie ich können das Wort »faszinieren« nicht benutzen und auch eine Menge weiterer Wörter nicht, die uns in der Nacht der Geschichte gestohlen wurden.

Ich bin mit einem Freund nach Porto gekommen. Wir sind im selben Alter.

Er erzählt mir Geschichten aus seinem Leben und ich erzähle ihm Geschichten aus meinem, als hätten wir darüber eine mündliche Vereinbarung, deren Grundlage Großzügigkeit und Höflichkeit sind. Wenn jemand dir etwas anvertraut, vertraust du demjenigen auch etwas an, dann vergeht die Zeit schneller; man täuscht sie mit Vertraulichkeiten, wie auch beim Stierkampf getäuscht wird. Der Nachmittag zieht über die Stadt Porto. Da wir uns fremd fühlen, vertrauen wir uns gegenseitig immer mehr an. Mein Freund schüttet mir sein Herz aus, ich schütte ihm meins aus.

Wir setzen uns auf eine Terrasse. Ich nehme eine Coca-Cola Zero; er ein Bier.

Die Stadt erstreckt sich vor uns und der Nachmittag fügt sich nach und nach der Dunkelheit und erneut steigen die Erinnerungen an jene Reise 2003 in mir hoch. Bra und Valdi waren sehr klein. Sechzehn Jahre sind seitdem vergangen und diese Kinder sind zu Männern herangewachsen und diese seltsame Verwandlung eines Kindes in einen Mann bedrückt mich, regt mich auf, macht mich verrückt.

Weil ein Kind sich nicht daran erinnern kann, Kind zu sein. Sie müssen es von den Eltern hören, wie sie waren. Ich konnte mich nie als Kind sehen. Mein Vater und meine Mutter erzählten mir unnützes Zeug, als ich aufwuchs.

Weder Bra noch Valdi können wissen, wie diese Reise nach Porto im Jahr 2003 war. Nur ich weiß es. Ich warte darauf, dass sie mich fragen, wie sie war. Als ich bereits erwachsen war, mochte mein Vater es sehr, mir von der ein oder anderen Reise zu erzählen, die wir in meiner Kindheit gemacht hatten. Es war nicht so, dass er viel erzählte, vielleicht nur ein paar Sätze, aber es waren Sätze aus Gold, die sich mir ins Herz gruben: »Als wir in der Osterwoche meinen Bruder in Lugo besucht haben, wolltest du nur frittierte Tintenfischringe essen, du wolltest nichts anderes, du hast nur Tintenfischringe gegessen.«

Damals, 1970, schaute er mich mit einer Zärtlichkeit an, die ich niemals mehr gesehen habe. Deshalb bin ich von all diesen Erinnerungen besessen, die mich töten werden, Erinnerungen, die sich vielleicht auf einer Frage gründen: Warum liebte mein Vater mich so sehr?

Ich verdiente es nicht.

Wir machten diese Reise in dem neu gekauften Seat 124 meines Vaters. Es war eine tausend Kilometer lange Reise.

Ich schaue meinen Freund an, wie er sein Bier trinkt. Ich schaue auf meine Coca-Cola und jetzt kenne ich endlich einen Grund, warum ich weiterleben muss: um darauf zu hoffen, um darauf zu warten, dass meine Söhne an einem Tag wie diesem wissen wollen, wie diese Reise war.

Dann werde ich mich an diesen heiligen Satz aus dem Mund aus Gold meines Vaters erinnern, an seinen herrlichen Blick, an seine unendliche Liebe zu mir, weil diese Worte »du wolltest nur frittierte Tintenfischringe essen« Zeugnis dieser unendlichen Liebe waren.

Ich aß sie für dich, Papá, damit eines Tages dieser Satz und die Tatsache, dass ich nur frittierte Tintenfischringe essen wollte, dieser Steg sein würde, über den du zu mir kommst.

62

Später im Hotel, ich saß auf einem Stuhl und hörte von Weitem das Meer, die Balkontür stand offen und eine Brise zog herein, stellte ich mir den Tod vor, stellte ich ihn mir wahrhaftig vor.

Nicht den Tod, sondern meinen eigenen.

Wie wird er sein?

Die Menschen sind nicht in der Lage, sich den eigenen Tod vorzustellen: Immer, wenn sie sich den Tod vorstellen, stellen sie sich den der anderen vor, der anderen Wesen, die sie geliebt haben oder die sie gehasst haben, aber nicht den eigenen.

Zu dieser Geistesübung sind wir nicht in der Lage. Es ist nicht angenehm, sie zu machen.

Ich spiele mit dem Gedanken, dass auf dem Tisch eine Pistole liegt. Die Waffen müssen nach etwas riechen, nach Metall, nach Eisen, nach Fett. Ich stelle mir diesen Geruch vor, weil ich sehr gut rieche. Weil das Leben früher vor allem ein Geruch war. Der Geruch einer Feuerwaffe ist unvergesslich. Und dieser Geruch bleibt an den Fingern haften.

Als ich den Militärdienst machte, wurde mir bewusst, wie tödlich eine Kugel ist. Man kann sich nicht vorstellen, was eine Kugel anrichtet, bis man es sieht. Ein Schuss ist eine Abstraktion, bis man sieht, was er anrichtet. Auf dem Schießplatz gab es einen schweren Eisenträger, der von irgendeiner Baufirma vergessen worden war. Er lag neben den Zielscheiben, auf die wir zielten. Eines Tages, als ich die Treffer auf der Zielscheibe überprüfte, schaute ich mir den Balken genauer an. Er hatte mehrere Einschüsse von Kugeln, die ihr Ziel verfehlt hatten. Diese Kugeln hatten perfekte Löcher in dem Eisenbalken hinterlassen. Ich stellte mir vor, wie sie einen menschlichen Körper durchdringen, wie sie ihn durchlöchern. Das war wie eine Offenbarung. Durch eine Schusswaffe verstand ich den Tod besser.

Die Schusswaffen haben den Vorteil, dass sie dir unmittelbarer, als du dir vorstellen kannst, den Tod bringen. Sie stellen eine Gleichzeitigkeit von Leben und Lebensende her. Deshalb sind sie überall verboten, nur nicht in den Vereinigten Staaten, wo die Unmittelbarkeit des Todes immer noch eine große Faszination ausübt.

Ernest Hemingway und Mariano José de Larra kamen mir in den Sinn. Die beiden brachten sich mit Schusswaffen um. Ich erinnerte mich ebenfalls an den chilenischen Präsidenten Salvador Allende, der sich am 11. September 1973 umbrachte, vor dem Staatsstreich gegen seine Regierung und der bewaffneten und blutigen Erstürmung des Moneda-Palastes. Die Linke verheimlichte seinen Selbstmord und bestand lange Zeit darauf, dass er von den Putschisten umgebracht worden sei. Inzwischen weiß man, dass Allende sich selbst erschossen hat, wodurch ihm noch mehr Achtung gebührt, als wenn er zugelassen hätte, dass die Militärs ihn ermorden, weil er ihnen so jede Möglichkeit nahm, ihn hinzurichten, und das ist bewundernswert. Es ist bewundernswert, weil es eine bewusste Handlung voraussetzt, bei der die Kapitulation nicht einmal erwogen wird. Wenn sich jemand nicht umbringt, dann, weil er im Grunde hofft, dass die anderen ihn nicht töten, er zielt damit auf ein Gnadengesuch ab. Allende wollte nicht einmal den Gedanken aufkommen lassen, dass er eine Begnadigung in Erwägung zog, noch wollte er sich in eine Entscheidung verwandeln, die es zu treffen galt, noch wollte er den Elenden in die Augen sehen müssen, die die Demokratie zerstören würden. Noch wollte er sie beschimpfen noch mit ihnen sprechen noch ihnen seinen Namen nennen noch sie verfluchen, er wollte nichts. Diese Kugel, die sein Hirn zerstörte, war folglich moralisch eine gute, wertvolle und notwendige Kugel. Eigentlich waren es zwei Kugeln, weil Allende sein eigenes Maschinengewehr benutzte, mit dem er sich in den Kopf und ins Gesicht schoss. Die beiden Kugeln zerstörten die Gesichtsknochen.

Die Rechtsmediziner konnten ihn anhand des Gesichts nicht identifizieren. Die Autopsie von Allende offenbarte etwas Erstaunliches: Leber, Herz, Nieren und Lunge des chilenischen Präsidenten waren in einem außergewöhnlich guten Zustand, als wären es die Organe eines jungen Menschen, das war für einen Mann von fünfundsiebzig Jahren ungewöhnlich.

Dass er gesunde Organe hatte, sagt uns auf einer symbolischen Ebene, dass Demokratie mit Freude zu tun hat, so würde ich es zumindest gerne sehen. Er hätte sehr viel länger leben können. Aufgrund seiner kerngesunden inneren Organe hätte Allende neunzig werden können.

Die Hellsichtigkeit von Allende bewegt mich, dass er zu keinem Moment Zweifel hatte, bewegt mich. Er wusste sehr genau, was er tun musste, und diese Entschlossenheit Allendes wirkt bis heute auf uns. Sie wirkt auf mich, weil sie mir zeigt, dass es Menschen gibt, die wertvoll sind, die da sind, um die gesamte Spezies Mensch an einen Ort der Würde zu führen.

Ohne Würde kann man nicht leben.

Ich denke immer noch an die Pistole auf dem Tisch, an ihr schwerfälliges Eisengehäuse, an ihre überzeugende Gegenwart. Die Kugel und das Feuer stehen für die Zehntelsekunde, in der der Körper von Bewusstsein zu Bewusstlosigkeit übergeht.

Aber was würde mein Vater denken, wenn ich an seiner Seite auftauchen würde mit einem Loch in der Schläfe.

Bach würde mich nicht mehr lieben.

Deinetwegen kann ich es nicht tun.

Bis hierhin reicht deine Macht, bis zu diesem unbekannten Ort meines Bewusstseins. Ein Toter verbietet mir, dass ich mich umbringe.

Es würde dir überhaupt nicht gefallen, wenn ich unter diesen Umständen dahin käme, wo du bist, ein »Nein« zum Leben an dem Körper verübt, den Mamá und du mir gabt. Ich kann es euretwegen nicht tun.

Um euretwillen, die ihr beide tot seid.

Aber ich könnte es wegen denen tun, die leben. Weil die Lebenden mir nichts gaben.

Nur ihr beiden, die ihr nicht mal auf mich wartet, euch nicht mal erinnert, weil ich alles erfinde; ich erfinde auch, dass ihr mich hört, weil mir das hilft, am Leben zu bleiben, es hilft mir, Freude zu erleben.

Ich weiß ja, dass ich alles erfinde, dass ihr mich nicht hört, ich weiß ja, dass nichts so war, wie ich es erzähle, ich weiß ja, dass es nicht so viel Liebe gab, ich weiß ja, dass alles banal war, ich weiß ja, dass ich verrückt bin, diese Liebesgeschichte zu erfinden, mir mein Leben zu erfinden, was nicht so ist, wie ich es erzähle, weil Arnold derjenige ist, der es erzählt, dieses übellaunige Wesen, das gleichzeitig so klarsichtig ist.

Die Lebenden, die mich lieben, wahrscheinlich sind es nicht mehr als vier, fünf Personen, würden darüber hinwegkommen. Es wäre natürlich schrecklich. Für sie wäre es sehr schrecklich. Denke ich. Warum sollte ein Mensch derart egoistisch sein.

Niemals wäre es aus Verzweiflung oder aus Melancholie, noch aus irgendeinem Kummer.

Es wäre aus Liebe zur Schönheit.

Es wäre um der Schönheit willen.

Und weil die Freude aus meinem Herzen verschwindet.

Ich glaube nicht, dass sich die Schönheit den Menschen in ihrer Jugend zeigt, auch nicht mit der ersten Reife. Eher zeigt sie sich, wenn alles zu verschwinden beginnt. Sie zeigt sich im Alter von fünfundfünfzig oder sechsundfünfzig oder siebenundfünfzig. Dann erst, in diesem Lebensalter, beginnt die Schönheit, die so lange versteckt war, sich zu zeigen.

Es ist lustig, dass ich an Kugeln denke, an Löcher in einem Körper, an durchlöcherte Balken. Ausgerechnet ich, der ich, wenn ich zum Zahnarzt muss, das Gefühl habe, zum Geflügelschlächter zu gehen. Ich, der ich nicht den kleinsten Pikser einer Betäubungsspritze im Zahnfleisch aushalte. Ich, der ich, wenn ich mir die Brillenbügel richte, es nicht ertrage, dass mir jemand in die Augen schaut.

Andererseits, wo zum Teufel würde ich eine Pistole herkriegen.
Es gibt sie nicht im Carrefour, es gibt sie nicht im Hipercor, es gibt sie nicht bei Zara.

63

Die ganze Nacht lang habe ich gehustet. Ich konnte wegen des Hustens nicht schlafen. Ein Katarrh ist das Rätselhafteste, was es gibt. Niemand weiß, was das tatsächlich ist. Und am wenigsten die Mediziner. Ich glaube, dass es eine intensive Erinnerung an die erste Nacht des Geistes angesichts der Bakterien ist.

Die erste Nacht des *Homo sapiens*, in der er sich seines Körpers bewusst war, der Schmerzen, der Gebrechen, der Verwandlung der körperlichen Schmerzen in diese seltsame Kategorie, die sich psychischer Schmerz nennt, dessen Spitzname Arnold ist.

Ich bin gerade wieder einmal in Zürich.

Mo hat in ihrer Wohnung auf mich gewartet.

Ich bin gestern aus Madrid gekommen, wir sind durch die Stadt gelaufen, in jedem Haus, das ich sah, dachte ich an eine Familie.

Die Familien gründeten an Flüssen und in der Nähe der Seen Städte. Ich sagte zu Mo, dass wir an den See gehen sollten. Wir nahmen die Straßenbahn und fuhren dort hin. Er hat keinen Namen, er heißt lediglich Zürichsee. Dieser See hat Heilkräfte, immer, wenn ich ihn sehe, fühle ich mich heiter, gelassen, ruhig.

Ich dachte an die Einsamkeit der Fische in dem kalten Wasser.

Die tiefste Stelle des Sees ist 136 Meter. Ich dachte daran, dass auch die Fische Familien, Schwärme, Klassen bilden. Dort, tief unten, wird es Steine und Sand und Dunkelheit und das Nichts und die Hoffnung geben.

Ich dachte an das Wasser dort unten, weil das Wasser oben anders ist als das Wasser unten. Ich dachte nicht an das Wasser am Strand, das mit den Menschen lebt, das mit der Erde lebt, das mit den Häfen lebt und den ans Land gezogenen Booten. Ich dachte an dieses ferne Wasser, Kilometer vom Strand entfernt und tief unten, und ich dachte, dass mein Vater und meine Mutter in diesem Wasser leben würden.

Weil sie überall sind. Ich weiß es, überall, nur so kann ich leben. Wenn ich daran denke, dass sie dort sind, wohin meine Gedanken ziehen, erhellen sich meine Gedanken.

Vor ein paar Tagen sagte der kolumbianische Schriftsteller Héctor Abad Faciolince, dass ich eine Waise von fünfzig Jahren sei. Das ist eine genaue Definition meiner selbst. Eine Waise von mehr als fünfzig Jahren, die sich durch die Welt schleppt, auf der Suche nach etwas Neuem in ihrem Leben: einer Illusion, die sie manchmal Schönheit nennt und auch Freude. Wir müssen an die Freude glauben, weil sich ohne sie das menschliche Leben nicht behaupten wird.

Ich weiß nicht, wer ich bin.

Ich weiß nicht, was aus meinen Söhnen werden wird.

Ich werde meine Enkelkinder nicht kennenlernen, noch darf ich mir die Gesichter der Kinder meiner Enkel vorstellen, die nicht wissen werden, wer ich bin, noch, warum ich auf dieser Welt war, noch, warum ich litt, noch, warum ich Freude empfand, noch, wie mein letzter Tag auf der Welt war.

Und doch, dieser Morgen in Zürich ist real.

Aber ist die Vergangenheit real?

Ich erinnere mich an die Freundschaften, die aus meinem Leben verschwunden sind. Wir werden irgendwann aus der Entfernung von unserem Tod erfahren, aus einer großen Entfernung.

Eines Tages werde ich feststellen, dass er oder sie, einer der beiden dieser Paare, die meine Freunde waren, tot ist. Oder vielleicht bin ich derjenige, der stirbt. Und wir werden uns dieser seltsamen Empfindung stellen müssen, die sich unseres Herzens bemächtigen wird, weil wir das vergangene Leben dort in der Ferne sehen werden, wie es uns Lebewohl sagt, jedoch ein erstaunlich flüchtiges Lebewohl.

Ich erinnere mich daran, dass diese Freunde zum Abendessen zu uns nach Hause kamen. Und diese Freunde brachten Geschenke für meine beiden Söhne mit, die damals noch sehr klein waren.

Ein Schriftsteller sollte immer bis ans Ende seiner Tage schreiben, Tausende um Tausende Erinnerungen aufschreiben. Und jene Freunde brachten ein Spielzeug mit, das aussah wie ein Indianerzelt, und Bra und Valdi waren begeistert davon.

Wir stellten das Zelt auf und dieses Spielzeug nahm Bra und Valdi auf unvorhergesehene Weise ein. Und ich erinnere mich, dass dieses befreundete Ehepaar – ihn werde ich Schumann nennen und sie Clara Schumann – außerordentlich großzügig war und dass sie meine Kinder sehr mochten, und dafür ist man sehr dankbar, weil es dazu führt, dass du deine Vaterschaft teilst, als würde jemand dir eine Weile Verantwortung abnehmen. Alle Väter und Mütter sind für diese Gesten dankbar, diese Geste, durch die jemand für eine Weile Vater oder Mutter deines Kindes wird.

Schumann und Clara waren in jenen Jahren wichtige Menschen in unseren Leben und trotzdem verschwanden sie. Oder ich verschwand.

Ich bewunderte Schumann, weil ich in ihm ein Vorbild sah, Schumann stellte sich für mich auf natürliche Weise den ethischen Herausforderungen des Lebens. Er war ein eleganter Mann, gebildet, ausgeglichen und von einer außerordentlichen Genauigkeit in seinen Urteilen. Ich bemerkte, dass die Genauigkeit, mit der er welche Sache auch immer beschrieb, von der einfachsten bis zur abstraktesten, eine Art Liebe zum Leben war. Die beiden, sowohl er als auch Clara, waren Bra und Valdi sehr zugetan und heute möchte ich daran erinnern und dafür danken. Weil, wenn jemand lieb zu deinen Kindern ist und diese klein sind, sich dein Vertrauen in das Leben stärkt, und du wirst ein besserer Mensch. Es ist, als würden sie dir sagen: »Los, nicht schlappmachen; wenn du uns brauchst, sag Bescheid, wir wissen, wie hart es ist, Kinder aufzuziehen, wir sind auch Eltern, auch wenn unsere Kinder schon älter sind.« Weder Bra noch Valdi werden sich an sie erinnern, wie auch ich mich nicht an jene Menschen erinnere, die Bach und Wagner bei meiner Erziehung und der meines Bruders geholfen haben. Sie sind für die Kinder unsichtbar; für die Eltern sichtbar.

Es gab einen anderen Freund, ich werde ihn Haydn nennen, mit dem ich ebenfalls viele gesellige Abende verbrachte. Ich mochte Haydn sehr, weil er fröhlich, lustig war, immer strahlte. Wir waren sehr eng befreundet und jetzt habe ich ihn bereits sechs oder sieben Jahre nicht gesehen. Manchmal sehe ich Fotos von ihm auf Facebook. Einmal wollte ich ihn anrufen, aber ich konnte nicht. Vor fünf oder sechs Jahren habe ich ihm einen Brief geschrieben, er war nur ein paar Zeilen lang, mit Neuigkeiten aus meinem Leben.

Ein verworrener und außerordentlich kurzer Brief.

Nichts, am Ende nichts.

Entweder hat er mir nicht geantwortet oder ich bin nicht drangeblieben, egal.

Die Schumanns und Haydn verschwanden so vollkommen aus meinem Leben, dass ich nicht bestätigen könnte, dass es sie einmal in meinem Leben gegeben hatte, aber natürlich war das so.

Es gibt Beweise, manchmal muss man auf die Beweise zurückgreifen, weil das Leben nicht glaubwürdig sein muss.

Sie kamen zum Abendessen zu uns nach Hause.

Wir besuchten sie, sehr oft. Nicht nur ein Mal. Nicht sechs Mal. Hunderte Male wäre wenig. Die Mathematik ist wichtig, wenn es um die Schlussrechnung geht.

Diese Freundschaften gingen vorbei oder starben vielmehr. Die spanische Sprache hatte und hat ein Verb für das alles. Es ist das Verb »frecuentar«, »Umgang pflegen«. Man kann über jemanden sagen: »Ich habe mit ihm in jener Zeit Umgang gepflegt.« Damit wird ausgedrückt, dass es eine Beziehung gab, wobei über die Art dieser Beziehung nichts gesagt wird, wie sie sich gestaltet hat, verbirgt sich hinter einer freundlichen Doppeldeutigkeit.

Weil die Menschen über diese Welt ziehen und viele Beziehungen aufbauen, von denen niemand weiß, worauf sie gründen. Manchmal war es Freundschaft, manchmal hatten die Familien miteinander zu tun, war es Sympathie, waren es gemeinsame Interessen, andere Male weiß man es nicht.

Deshalb gibt es das Wort »Umgang pflegen«, »frecuentar«, eine wunderbare Erfindung der spanischen Sprache, der Sprache, auf die ich mich immer zurückziehen kann.

Ich pflegte mit Haydn Umgang und er pflegte mit mir Umgang. Das Offenkundigste und das Geheimnisvollste unserer Beziehung ist gleichwohl diese Gegenwart. Ich stelle mir vor, dass er oft an mich denkt, so wie ich an ihn denke.

Ich liebte und liebe Haydn.

Ich liebe ihn?

Genau hierhin wollte ich kommen, zu dem gegenwärtigen Erstaunen, weil ich Haydn nicht anrufen kann oder nicht weiß, wie ich es machen soll, da ich nicht wüsste, was ich zu ihm sagen soll, es macht mir Angst, nicht zu wissen, was ich sagen soll, und vielleicht verwandelte sich jedwede Sache, die gesagt würde, in ein Missverständnis.

Ich möchte mich an ihn erinnern, wie er Ende der Achtzigerjahre, gegen 1989, in der Fülle seiner Kraft war. Damals sahen wir uns sehr oft. Wir aßen zu Mittag und zu Abend und redeten und waren sehr eng. Und ich würde jetzt gerne die Dutzende Stunden, die wir uns unterhielten, finden, weil es diese Unterhaltungen – ich kann es beschwören – gab, weil sie stattfanden.

Das heißt, mehrere Jahrzehnte lang, von 1988 bis 2010 ungefähr, investierten Haydn und ich Hunderte Stunden Gespräche in den anderen.

Und diese Zeit gab es.

Wir verschwendeten unsere Zeit füreinander. Und wir schafften nichts, was materiellen Bestand gehabt hätte. Wir hätten, während wir miteinander sprachen, als Bauarbeiter ein Haus bauen können, und wenn es nur ein bescheidenes Haus mit vier Wänden geworden wäre, es stünde jetzt als Zeugnis da oder würde uns verbinden.

Ich weiß, dass Haydn an irgendeinem Tag wie diesem die Welt verlassen wird.

Es könnte sein, dass ich vor ihm gehe.

Eigentlich ist nicht wichtig, wer als Erster gehen wird. Was zählt, ist, zu wissen, was aus all den Tausenden von Stunden wurde, die wir uns unterhalten haben: die Vertraulichkeiten, die Komplizenschaft, die Geheimnisse, das unbändige Lachen, die guten Witze, das nicht aufhören wollende Gelächter, alles, was wir uns sagten, welchen Charakter hatte all das?

Obwohl die Frage eigentlich ist: Wie all das retten?

Eigentlich müssen sich die Menschen diese Fragen nicht stellen, weil es eine Kontinuität im Umgang gibt. Aber wenn diese Kontinuität unterbrochen wird, wird all das sichtbar, was auch Schönheit ist, all das erlaubt dir, dir anzuschauen, wie der Tod vor dem Tod ist, es schenkt dir Wissen.

Welchen Charakter haben die Erinnerungen? Haydn hatte einen Renault 12, aber er fuhr sehr schlecht. Eines Abends kamen Haydn und seine Frau zum Abendessen zu uns. Es war ein außerordentlicher, besonderer Abend, wir sprachen über viele Dinge und in allem, wovon wir sprachen, lebte die Zukunft, die hoffnungsfrohe Vorstellung von Zukunft, weil die Hoffnung auf die Zukunft eines der bedeutenden Rituale des Lebens ist.

Es musste 1990 gewesen sein, vielleicht im Frühling, im Frühling im Übergang zum Sommer.

Am nächsten Tag rief Haydn mich an, um mir zu sagen, wie nett es gewesen sei. Und er benutzte das Wort »denkwürdig«. Er sagte, dass das ein denkwürdiges Essen gewesen sei. Und deshalb ist dieses Abendessen hier, weil Haydn es so wollte. Es kann sein, dass er anstelle von »Abendessen« »geselliger Abend« gesagt hatte, weil Haydn ein sentimentaler Romantiker war, aber es ist sicher, dass er das Wort »denkwürdig« benutzt hatte.

Denkwürdiger geselliger Abend oder denkwürdiges Abendessen, so war es.

Unsere Telefongespräche dauerten mindestens eine Stunde. Diese Gespräche waren so harmonisch und tiefgründig, wie ich es nie wieder erleben werde, weil die Jugend nicht zurückkehrt.

Darum müsste ich zum Telefonhörer greifen und Haydn anrufen, um, wenn ich ihn nicht sprechen kann, mit der Person zu sprechen, die ihn pflegt, oder mit seinen Kindern, damit irgendjemand ihm sagt, dass ich ihn auf jeden Fall immer noch liebe, dass ich ständig an ihn gedacht habe. Um ihm zu sagen: »Haydn, ich denke jeden Tag an dich«, weil es so ist. Aber ich habe Angst, Angst, dass er einen Groll gegen mich hegt, auch wenn es ein unbewusster Groll ist, auch wenn es ein ungerechtfertigter Groll ist, weil meine Seele keinen wie auch immer gearteten Groll mehr aushält.

Wie auch immer, Haydn ist nicht mehr der, der er war, noch bin ich das. Das ist einer der großen leisen Schrecken des Lebens. Nicht, dass wir uns verbrauchen und dass wir sterben, sondern dass wir einander fremd werden. Dabei ist das überhaupt nicht so.

Haydn wird denken, dass ich ihn hätte anrufen müssen, und ich könnte vielleicht denken, dass er mich hätte anrufen müssen, und so sind Wochen und Monate vergangen, die am Ende Jahre waren, und am Ende wird der Tod stehen.

Ich weiß, dass ich in Haydns Leben wichtig war.

Vielleicht hat Haydn sich bereits daran gewöhnt, Lebewohl zu sagen, ohne das Wort »Lebewohl« zu benutzen, weil ich sicher weiß, dass er von dem Tod einiger seiner Jugendfreunde wusste, mit denen er keinen Umgang mehr pflegte.

»Frecuentar«. Wieder dieses Verb.

Diese Freundschaften von Haydn gehen mich auch an, weil ich sie bezeugen kann. Haydn erzählte mir Geschichten über seine Freunde und diese Geschichten kommen mir jetzt in den Sinn.

Diese Freunde sind gestorben, ohne dass Haydn sie anrief.

Deshalb denke ich, dass Haydn darin mehr Erfahrung hat als ich, weil er 1932 geboren wurde und ich 1962. Ich war Zeuge, wie ihm der Tod von Freunden überbracht wurde, und ich schaute, wie er diese Todesnachrichten aufnahm. Ich schaute mir das sehr genau an, obwohl der Tod für mich damals – weil ich jung war – keine Bedeutung hatte. Ich dachte, was wir alle denken: dass mich das nichts angeht, dass mich das nicht betrifft, weil es mich vielleicht nie betrifft.

Es gab etwas, das mich bereits damals bewegte, wenn ich sah, wie Haydn die Nachricht aufnahm, dass einer seiner Freunde, die älter als er gewesen waren, gestorben war, eines Freundes, der, ich weiß nicht, vielleicht 1915 oder 1920 geboren war. Haydn begann dann, von gemeinsamen Zeiten mit dem Verstorbenen zu erzählen, von Mittagessen und Abendessen, die in den Sechziger- oder Siebzigerjahren stattgefunden haben mussten.

Die Vergangenheit und das Leben selbst sind Mittagessen oder Abendessen in großer Runde. Mit Freunden. Mit der Familie. Mit wem auch immer.

Jetzt muss ich die Last der Erinnerungen von Haydn tragen, weil ich diese Erinnerungen sah, weil er mir davon erzählte. Und weil es gute Erinnerungen sind, weil es Erinnerungen an Menschen sind, die vor langer Zeit in einer Stadt im Norden von Spanien starben, Leute, an die sich bereits niemand mehr erinnert.

Von etwas sehr Besonderem habe ich nicht erzählt.

Haydn war Dichter, ein außergewöhnlicher Dichter, ein gebildeter Mann, der einige hervorragende Gedichtbände geschrieben hat. Das Besondere an Haydn in seiner Eigenschaft als Dichter war, dass er sehr dezidierte und eigentümliche Vorstellungen vom Leben hatte. Das ist gut und schlecht. Weil er aufgrund seines Ausnahmecharakters dazu neigte, Erwartungen zu haben, die sich niemals erfüllen würden. Die Mehrheit der Menschen hat keine besonderen Erwartungen an das Leben oder spirituell geprägte Hoffnungen, wie Haydn sie hatte, weil er Dichter war.

Ich mochte es, ihn zu sehen, und ich mochte es, seine Begeisterung zu erleben, und jetzt ist alles, was gut war, unbedeutend geworden und zu etwas, das zu viel Melancholie oder Unglück in sich trägt. Und jetzt kann ich ihn nicht anrufen. Weil er Dichter ist, wird Haydn seine letzten Tage mit einer übermäßigen Intensität und Bewusstheit erleben und das Übermäßige wird zu Schmerz werden.

Und ich erahne in dem Ende von Haydn mein eigenes.

Ich weiß nicht, was ich mit diesen Tausenden von Erinnerungen machen soll, die ich von Haydn habe. In einer bestimmten Zeit war ich für Haydn wie ein Sohn. Bach, mein Vater, hat ihn, glaube ich, nur einmal getroffen. Er fragte mich öfter nach ihm. Unsere

Freundschaft gefiel ihm und er bemerkte, dass sie beide derselbe Jahrgang waren.

Meinem Vater gefiel es, dass ich einen Freund in seinem Alter hatte. Ich glaube, es machte ihn glücklich, weil er dachte, dass ich bereits in der Lage sei, Leute seiner Generation wertzuschätzen.

Mein Vater dachte bestimmt, dass ich reifen würde.

Ich erinnere mich an den Anruf von Haydn, als mein Vater starb, seine innigen und ausführlichen Beileidsbezeugungen.

Als Wagner, also meine Mutter, starb, gab es keinen Anruf, weil das war, als wir uns schon nicht mehr sahen und als Haydn bereits krank war. Ich habe mich gerade im Moment daran erinnert, dass es keinen Anruf gab; das könnte für die Auflösung unserer Freundschaft zu meinen Gunsten angeführt werden. Aber darum geht es nicht mehr, das hat keinen Sinn mehr. Jetzt ist es wichtig, zu wissen, was passiert ist, weil sowohl Haydn als auch ich uns immer liebten, das ist die Wahrheit, und diese Liebe war echt. Deshalb versuche ich, herauszufinden, was passiert ist.

Wir haben uns immer sehr geliebt und jetzt ist da nichts.

Aber auch wenn da nichts ist, unsere Liebe als Freunde ist unerschütterlich, sie ist ein Grund zur Freude.

Ich schreibe über Haydn, weil er ein Mann war und ist, in dem die Freude wohnt.

Wenn ich vor seiner Tür stehen und bei ihm klingeln würde, wären wir dann wieder die dicken Freunde, die wir waren?

Was würde passieren?

Weil unsere Freundschaft wichtig war, wussten wir beide, dass die Worte zu Ruhmestaten führten, die an irgendeinem wunderbaren Ort stattfanden, den wir niemals kennenlernen würden. Dieser Ort waren wir beide selbst und wir kennen ihn weiterhin nicht.

Wir beide glaubten an die Liebe, die die Dichtung den Menschen schenkt, und wir glauben immer noch, aber wir gehen nicht mehr in die Kirche.

Wir bleiben zu Hause.

Er erzählte mir vieles über seine Dichtervorbilder in jener Stadt, es war eine Art langsamer Litanei, bei der Namen von längst vergessenen Menschen ausgesprochen wurden. Aber Haydn war immer ein heiterer und herzlicher Mensch. Niemals zeigte sich in ihm Dunkelheit oder Depression, niemals war Arnold in seinem Leben, deshalb vertraue ich darauf, dass er sich weiterhin wohl befindet, dass es ihm gut geht, dass ihn sein zufriedenes Lächeln bis in den Tod führt. Dass Arnold ihn nicht besucht.

Ich möchte an einen dieser Abende erinnern, obwohl ich mich nicht traue, meine Erinnerung zu zwingen, diese Zeit zu suchen. Ich habe Angst, aber ich erinnere mich an Haydns Zuhause, eine große Wohnung mit kleinbürgerlichen, in den Sechzigern gekauften Möbeln, mit modernistischen Sofas und mehrarmigen Leuchtern.

»Du bist mein bester junger Freund«, sagte Haydn.

Wir, seine beiden besten Freunde, waren unterschiedlich alt. Der ältere Freund, dessen Name nichts zur Sache tut, und ich, der der junge Freund war. So oft brachte Haydn zum Ausdruck, wie sehr er von unserer Freundschaft überzeugt war und an sie glaubte. Er sprach unsere beiden Namen – den des Freundes, der älter als ich war, und meinen – mit lauter Stimme aus und beschwor unsere Treue und Eintracht und ich fühlte mich auf eine bestimmte Weise unangenehm berührt, aber gleichzeitig war ich erstaunt und voller Respekt, weil es mir zeigte, wie man leben und sich in der Welt behaupten konnte, einer Welt, die einer vergangenen Zeit angehörte, vielleicht den Fünfziger- oder Sechzigerjahren des zwanzigsten Jahrhunderts, und Haydn verband mich mit der Vergangenheit und ich sah in ihm den Schatten meines Vaters.

»Niemand in dieser Stadt hat mich so verstanden wie du, das schwöre ich dir, das sage ich aus tiefster Überzeugung«, sagte Haydn zu mir.

Wir trafen uns immer nach Weihnachten zu einem Abendessen, an diesen Tagen zwischen dem 26. und dem 30. Dezember. Diese Tage waren besonders. Und wir hörten auf dem Plattenspieler in seiner oder in meiner Wohnung Oper.

1989, 1990, 1991, 1992, damals war das.

Ich weiß nicht, wie lange ich leben werde; ich weiß nicht, wie sich in zwanzig oder dreißig weiteren Jahren meine Vorstellung von und meine Erinnerung an Haydn neu ordnen werden. Ich denke, dass sich diese Erinnerung verändern wird.

Wenn ich das Alter, das Haydn jetzt hat, erreiche, werde ich mich weiterhin an die Jahre erinnern, an denen wir jeden Tag gesprochen haben, an die Jahre, in denen wir so eng miteinander waren.

Leute wie wir neigen dazu, das Leben zu idealisieren, aber was kann man auch anderes mit dem Leben machen, als es zu idealisieren, weil es die einzige Form ist, in der uns das Leben erlaubt, mit ein bisschen Liebe und Respekt und Zärtlichkeit von ihm zu sprechen.

Die Freundschaft mit Haydn war in gewisser Weise eine Freundschaft, die parallel zu jener verlief, die ich nicht mit Bach haben konnte. Sehr oft, so etwa mit Mitte dreißig, verglich ich die beiden. Haydn war materiell und intellektuell unendlich viel besser aufgestellt. Auch wenn mir ganz am Anfang unserer Freundschaft, Ende der Achtziger, auffiel, dass er einen traurigen Renault 12 besaß, der bereits damals alt und altmodisch war.

Ich sah, dass das Auto für Haydn nicht wichtig war, für meinen Vater war es das aber schon, und das machte mich neugierig. In die Vergangenheit hinabzusteigen, kann gefährlich sein, es schmerzt, die Rätsel schmerzen. Wehe dem Menschen, dessen Leben keine Rätsel birgt.

Ich denke, es ist das, was Haydn jetzt macht: Er versucht, darüber nachzudenken, wie das Leben war.

Und vielleicht will mir Haydn, der mich sehr liebte, mittels unserer vergangenen Freundschaft etwas Schönes übermitteln, vielleicht sagt er mir das: Erinnere dich, wie ich war, als ich in deinem Alter war, erinnere dich, wie sehr ich das Leben genossen habe, die Freundschaft, das Lachen, die Gesellschaft, versuche, dich an mich damals zu erinnern, ich sage das nicht aus Eitelkeit, weil es dann um mich geht, sondern in dem Geist, dass mein Beispiel dir in dieser finsteren labyrinthischen Welt und Zeit helfen möge.

In dem Geist, dass du sehen mögest, dass in deinem Alter Freude möglich ist, weil in mir Freude war.

So werde ich es machen, Haydn, so werde ich es machen.

Deine Musik klingt in meinem Herzen.

64

Ich gebe einen Literaturkurs in der spanischen Stadt Santander. Ich erzähle den Schülern von einer Frau, die 1920 in Montevideo geboren wurde und in derselben Stadt 2009 starb. Sie lebte neunundachtzig Jahre, sie lebte vierzehn Jahre länger als mein Vater und acht Jahre länger als meine Mutter.

Immer stelle ich diese Rechnungen an, ich kann nicht anders. Rechnungen, mit denen ich über meine Hoffnung Buch führe.

Wie Haydn war Idea Vilariño Dichterin. Sie schrieb ein denkwürdiges Gedicht über die Trennungen, die Menschen im Leben durchmachen, ein Gedicht, das ich außerordentlich liebe, weil es davon erzählt, was mir passiert, wenn auch in anderer Reihenfolge.

Es ist ein berühmtes Gedicht, weil es sich auf ein Liebesabenteuer von Vilariño mit einem bekannten Autor bezieht. Das ist das Unwichtigste, es hat fast keine Bedeutung. Was bedeutend ist, ist die Art, wie Idea den Abgrund menschlicher Beziehungen beschreibt, die außerordentlich intensiv waren und sich eines Tages verflüchtigten.

Sie war sehr verliebt, sie dachte, dass es mit diesem Mann für immer sei, sie dachte, dass dies groß, unangreifbar, unerschütterlich sei. Und das war es nicht. Die Zeit verging und dieser Mann und sie trennten sich. Dieser Mann war verheiratet. Sie verabschiedeten sich voneinander und der Abgrund öffnete sich.

Die Liebesgeschichte ist nicht von Bedeutung, sage ich zu meinen Schülern. Sie lesen das Gedicht auf einer Fotokopie, die ich ihnen gerade ausgehändigt habe.

Sie lesen es und ihr Gesichtsausdruck verändert sich.

Ich lese Folgendes laut vor: »Es wird nicht mehr sein, nicht mehr, wir werden nicht miteinander leben, ich werde nicht dein Kind aufziehen, ich werde nicht deine Wäsche flicken, ich werde dich nachts nicht haben, ich werde dich zum Abschied nicht küssen, du wirst nie wissen, wer ich war, weshalb mich andere liebten. Ich werde nicht erfahren, weshalb oder wie, nie noch ob wirklich das war, was du sagtest, da war, noch, wer du warst, noch, was ich für dich war, noch, wie es gewesen wäre, miteinander zu leben, einander zu lieben, aufeinander zu warten, zu sein. [...] Du bist nicht mehr an einem künftigen Tag, ich werde nicht wissen, wo du lebst, mit wem, noch ob du dich erinnerst. Du wirst mich nie umarmen wie in jener Nacht, nie. Ich werde dich nicht wieder berühren. Ich werde dich nicht sterben sehen.«

Es ist das Gedicht von Idea Vilariño, ich überspringe bei der Lektüre ein paar Zeilen und lese es, als wäre es ein Prosatext. Weil hier auch eine Geschichte erzählt wird.

Jemanden nicht sterben zu sehen, der in deinem Leben wichtig gewesen ist, ist rätselhaft, aber es passiert ständig. Nichts über die letzten Jahre von jemandem zu wissen, der ganz besonders wichtig in deinem Leben war, nicht einmal eine Telefonnummer zu kennen noch eine Adresse, erzeugt ein Gefühl von etwas zutiefst Irrealem.

Dieses Irreale haben wir Millionen von Menschen empfunden.

Freundschaften sind zeitlich begrenzt, die Liebe ist es auch. Ich frage mich, ob sich jene Personen an uns erinnern, an die wir uns mit einer leeren Intensität erinnern.

Erinnern sie sich so sehr an uns, wie wir uns an sie erinnern?

Das Wichtige ist, dass wir uns erinnern, weil wir in der Erinnerung bedeutender werden. Wie wäre es gewesen, miteinander zu leben, und diese Frage eröffnet uns eine Zukunft, die nicht mehr sein wird. Aber wir sehen sie einen Moment lang. Ja, wir sehen sie. Dieser Moment, in dem es uns gegeben ist, diese Zukunft zu sehen, führt dazu, dass wir das Leben lieben, den Schatten des Lebens.

Jeder von uns trägt im Herzen ein Geheimnis, selbst für dieses Herz.

65

Ich sitze in der Abflughalle im Flughafen von Zürich, ich muss nach Madrid zurück. Ich betrachte die neuen Schuhe, die Mo mir vor ein paar Tagen geschenkt hat.

Anfangs wollte ich diese Schuhe nicht, nicht, dass sie mir nicht gefallen hätten, sondern weil ich sie nicht brauchte. Aber sie waren wunderschön. Ich hatte sie eine Weile begeistert betrachtet. Wir sahen sie in einem Schuhgeschäft, das in einem Laubengang lag. Ein Februarlicht fiel in das Geschäft und führte dazu, dass die Schuhe glänzten, als wären sie Baumfrüchte.

Wir betraten das Schuhgeschäft.

Es gab nur eine Verkäuferin.

Ich probierte verschiedene Modelle an.

Immer, wenn ich Schuhe anprobiere, versuche ich, mir vorzustellen, welche Orte ich mit ihnen betrete. Ich denke an Teppiche, an Holzböden, an Teppichböden. Ich denke an Hotels, an edle Böden, mit Marmor, ich denke an die Zukunft.

Sich Schuhe zu kaufen, ist eine Wette auf die Zukunft. Jemand, der am nächsten Tag sterben wird, kauft sich keine Schuhe. Jemand, der todkrank ist, kauft sich keine Schuhe. Auch kein Selbstmörder. Auch kein Verzweifelter.

Sich Schuhe zu kaufen, bedeutet, die Zukunft zu bejahen, das war mal klar.

Vielleicht wurde ich deshalb plötzlich so melancholisch, als Mo entschied, sie mir zu schenken. Ich werde noch ein paar Jahre länger leben müssen, damit diese Schuhe einen Sinn haben. Ich muss diesem Geschenk und dem Material, aus dem die Schuhe gemacht sind, Respekt zollen, dem menschlichen Eifer und dem Arbeitseinsatz, die beide hinter der Fertigung von Schuhen stehen.

Sie gefielen mir so sehr, dass ich sie anbehielt.

Ich verließ das Schuhgeschäft in den neuen Schuhen. Ich erinnere mich, dass ich dieses Gefühl von Eile von meiner Mutter kannte. Sie machte dasselbe. Wenn sie sich etwas gekauft hatte, wollte sie es sofort nach dem Kauf einweihen.

Ich sah sehr oft, wie sie mit den neuen Schuhen an den Füßen und den alten im Karton das Geschäft verließ. Das erste Mal, dass ich sah, dass sie das tat, dachte ich, dass meine Mutter eine Zauberin sei, dass sie zaubern könnte.

Es erschütterte mich, dass die alten Schuhe in dem neuen Karton steckten. Es zerstörte meine Vorstellung von neu und alt. Wie konnten die Schuhe, die bis vor zehn Minuten die Schuhe meiner Mutter waren, es nicht mehr sein und ein paar neue an ihren Füßen auftauchen und die alten in einen schicken neuen Karton wandern.

Ich schaffe es nicht, mich an die Schuhe meiner Mutter zu erinnern. Ich kann mich an die Stiefel erinnern, die sie sich kaufte, als ich jung war, damals, zu Beginn der Siebzigerjahre. Diese Stiefel gefielen mir, weil sie bis über die Knie reichten. Ich fand sie toll, es gefiel mir, dass meine Mutter diese Stiefel trug.

Ich sehe sie vor mir, wie sie versucht, sich diese Stiefel auszuziehen, weil sie sehr eng waren. Es waren Stiefel mit einem weichen Schaft und einem unendlich langen Reißverschluss. Ich fand meine Mutter in diesen Stiefeln von Ende der Sechziger- und Beginn der Siebzigerjahre sehr sexy. An ihre letzten Schuhe kann ich mich partout nicht erinnern. Das macht mich traurig. Wie kann es sein, dass ich nicht auf ihre Schuhe geachtet habe. Wenn ich sie noch einmal sähe, würde ich mir ihre Schuhe anschauen. Wie selten ich sie anschaute, wie selten.

Es waren Wildlederstiefel und wir halfen ihr beim Ausziehen. Für mich waren die Stiefel eine Art Mogelpackung, weil ich nicht verstand, wie es sein konnte, dass die einzigen festen Teile der Absatz und die Sohle waren und der ganze Rest nachgab. Ich hatte den Eindruck, dass die Stiefelmodelle für Frauen raffinierter waren als für Männer. Es gab Stiefel, die das ganze Knie bedeckten. Niemals wieder habe ich sie in den Schuhgeschäften gesehen. Keine Frau trägt sie heutzutage. Aber zu Beginn der Siebziger waren sie eine Revolution, und wenn du sie heute siehst, fällt dir auf, dass in diesen Designs eine altertümliche Form von Freude lag oder von Unschuld. Dasselbe gilt für diese sogenannten Schlaghosen, die auf der Höhe der Wade sehr weit wurden und den Schuh bedeckten. Damals waren sie sehr in Mode, heute gibt es sie kaum noch.

Ich erinnere mich nicht an die Schuhe meines Vaters. Wo waren seine letzten Schuhe gelandet?

Wenn ich doch nur die Schuhe meines Vaters fotografiert hätte, dann könnte ich mich jetzt an sie erinnern. Stattdessen fotografierte ich den Eiffelturm oder die Puerta del Sol in Madrid oder das Empire State Building in New York, aber nicht die Schuhe meines Vaters, die wichtiger als alle Denkmäler der schönsten Städte der Welt waren. Deshalb fotografiere ich jetzt Dinge, die die Mehrzahl der Menschen nicht fotografiert.

Mit niemandem kann ich so über meinen Vater oder meine Mutter sprechen, wie ich das gerne täte. Ich kann mit niemandem über sie sprechen, weil sich niemand darauf einlässt, weil ich sie noch nicht beerdigt habe. Alle werden ihre Toten beerdigen. Ich habe es nicht getan, ich verharre in dem Schmerz, weil mich die Schönheit des Schmerzes vergiftet hat, weil ich süchtig nach Schmerz bin.

66

Ich bin heute zu einem Essen mit Felipe González in Madrid eingeladen. Vor vielen Jahren, in den Achtzigern und zu einem großen Teil in den Neunzigern des letzten Jahrhunderts, war Felipe González der bedeutendste Kopf Spaniens. Für viele war er der brillanteste spanische Staatspräsident des zwanzigsten Jahrhunderts.

Ich hatte ein wenig schlechte Laune, als ich bei dem Essen ankam, weil es in Madrid regnete und ich mich verlaufen hatte. Ich musste schließlich ein Taxi nehmen, unnötigerweise, weil ich bereits ganz in der Nähe von dem Ort war, wo das Essen stattfand, aber ich wusste es nicht. Ich glaube, es wird mir nicht mehr vergönnt sein, mich in Madrid gut auszukennen, und das, obwohl ich alle mir mögliche Aufmerksamkeit darauf verwende.

Ich stelle fest, dass meine Fähigkeit, mich zu orientieren, abnimmt. Mein Orientierungssinn war immer gut, inzwischen ist er es nicht mehr. Es macht mir mehr Angst, zu wissen, dass mein Orientierungssinn langsam schwindet, als mich mitten in Madrid verlaufen zu haben. Bei Letzterem lässt sich Abhilfe schaffen, beim Ersten nicht. Aber beide Ängste verbinden sich in mir zu einer Mutlosigkeit, als handele es sich um eine Verschwörung von Arnold. Ich habe eine Höllenangst vor Krankheiten wie Alzheimer, das erinnert mich an die letzten Tage von Präsident Adolfo Suárez, dem Vorgänger von Felipe González. Während der letzten Jahre seines Lebens vergaß Adolfo Suárez aufgrund von Alzheimer, wer er gewesen war, er vergaß, dass er der spanische Ministerpräsident war. Es wird erzählt – ich weiß nicht, ob es stimmt –, dass, als Juan Carlos I. ihn einmal besuchte, Suárez ihn nicht wiedererkannte, er dachte, dass Juan Carlos I. ein Bettler sei, der um Almosen bitte, und legte ein paar Cents in die Hände des Königs. Nicht einmal einen Euro, sondern nur ein paar Cents.

Der Regen und der Wind sowie die Tatsache, kein eigenes Auto zu haben und mit öffentlichen Verkehrsmitteln unterwegs zu sein, haben mich an das Feindliche der Städte erinnert.

Ich hatte große Lust, Felipe González kennenzulernen. Dann dachte ich, während der Regen auf meinen Mantel fiel, dass dieser Mantel neu war und dass er leiden würde. Außerdem fragte ich mich, ob Felipe González wirklich ein Politiker von internationalem Rang war, jemand, der ausreichend berühmt war, um in einem Roman vorzukommen, ohne dass man ihn erklären müsste. Jemand wie Ronald Reagan, Margaret Thatcher oder Michail Gorbatschow, um Politiker seiner Zeit zu nennen. Obwohl ich nicht weiß, ob diejenigen, die ich hier aufzähle, wirklich berühmt sind. Wir wissen nicht, an wen die Geschichte des letzten Drittels des zwanzigsten Jahrhunderts erinnern wird. Vielleicht ist die Geschichte bereits etwas absolut Irreales.

Aber ich würde auch zu Ehren meiner Mutter und meines Vaters zu diesem Essen gehen. Weil, als wir zusammen waren, als wir eine Familie waren, als mein Vater, meine Mutter, mein Bruder und ich zusammen aßen, in den Achtzigern, und wir die Tagesnachrichten anmachten, Präsident González zu sehen war.

Und ich glaube, dass meine Mutter, mein Vater, mein Bruder und ich dachten, dass Felipe González Spanien sei. Weil man ein Land nur denken kann, wenn man an die Personen denkt, die es repräsentieren.

Und wenn es Spanien gab, dann gab es auch unsere Familie. Sodass wir, wenn wir Felipe im Fernsehen sahen, uns selbst sahen, wie wir ein Ganzes bildeten, das war das Geheimnis.

Ich betrat den Raum, wo das Essen stattfand, und mehrere Menschen begrüßten mich wohlwollend und freundlich. Und ich war darüber sehr froh, weil ich Angst hatte. Immer macht es mir Angst, Menschen zu begegnen, die den Staat oder Spanien repräsentieren oder repräsentiert haben. Im Fall von Felipe González empfand ich jedoch etwas Ungewöhnliches: Ich empfand Zärtlichkeit.

Ich bemerkte, dass er ein sehr bescheidener Mensch war, das sieht man an den Augenbewegungen. Das, was ich jetzt sage, scheint übertrieben, aber diese Augenbewegung des Ex-Präsidenten, die zwischen einem seitlichen Blick und einem nach unten gerichteten Blick, zum Boden hin, abwechselte, erinnerte mich an zwei Personen. Vielleicht hat sich mein Gehirn bereits in eine launische Maschine verwandelt, die ein wenig holprig Daten verarbeitet, aber jedes Mal, wenn ich auf die Augen oder den Blick von Felipe González achtgab, kamen mir zwei Menschen in den Sinn, die genauso wie der spanische Ex-Ministerpräsident schauen oder schauten.

Diese beiden Personen sind: der spanische Schriftsteller Carlos Castán, Autor verschiedener hervorragender Erzählungsbände, und mein Vater, Johann Sebastian Bach.

Der Ex-Präsident schaute wie sie.

Diese Gabe habe ich in dieser Welt erhalten: die Augen der Menschen vergleichen zu können.

Ich konnte schon immer gut Physiognomien vergleichen, körperliche Parallelen aufspüren, wenig offensichtliche Ähnlichkeiten, die einer Vorstellung von Einzigartigkeit eine Absage erteilen, der Vorstellung, dass wir in einer einzigartigen Welt leben; diese Fähigkeit habe ich von meiner Mutter geerbt, die die ganze Familie erstaunte, wenn sie bemerkte, dass der Soundso dem Soundso sehr ähnlich sei.

Ich sah ihn weiterhin begierig an.

Und er wusste es, er hatte immerhin mehr als vierzig Jahre mit Menschen zu tun gehabt, die ihn begierig ansahen.

Mehr als vierzig Jahre in aller Munde zu sein, daran dachte ich, daran, wie sich jemand fühlen muss, dessen Gesicht immer ausgestellt ist. Dann schaute ich mir seine Hände genauer an: Der Ex-Präsident hat feingliedrige, ungewöhnliche Finger, vielleicht hatte er sogar seltsame Finger. Und die Finger waren jünger als der Rest seines Körpers. Als ob die Finger seiner Hände nicht so gealtert wären wie der Rest seines Körpers.

Ich dachte an Jesus Christus, ich dachte daran, wie wohl die Hände von Jesus Christus wären. Für die Maler war Jesus Christus der körperliche Ausdruck maximal vorstellbarer Schönheit.

Von den Fingern wanderte mein Blick zu seiner Haarfülle. Seine Haare waren komplett weiß. Aber er hatte weder Geheimratsecken noch einen Ansatz zur Glatze. Das freute mich. Später erinnerte ich mich, dass auch andere Ex-Präsidenten keinen Haarausfall hatten. Zum Beispiel ist es bei dem Ex-Präsidenten José María Aznar nicht nur so, dass er volles Haar hat, sondern er stellt seine schwarze, sehr dichte Mähne geradezu zur Schau. Adolfo Suárez hatte auch immer volles Haar. Am wenigsten volles Haar hatte José Luis Rodríguez Zapatero, aber ich glaube, das war, weil er das Haar lieber kurz trug. Mariano Rajoy hatte auch nicht gerade wenige Haare auf dem Kopf. Einer der Ex-Präsidenten war glatzköpfig, er war nur sehr kurz im Amt und zählt deshalb fast nicht, er hieß Leopoldo Calvo-Sotelo und kam an die Macht, ohne dass ihn jemand gewählt hätte, deshalb war er kahl. Ich finde es lustig, dass sein Nachname »Calvo«, was »kahl« bedeutet, diesen Umstand auch auf eine bestimmte Weise beschreibt. Die Demokratie war reich an Haarpracht. Der Diktator Francisco Franco war glatzköpfig. Die Kahlheit Francos war die Kahlheit Spaniens.

Mit der Demokratie kamen behaarte Oberhäupter.

Sogar mit Koteletten, weil Felipe González als junger Mann Koteletten hatte, ich erinnere mich zumindest mit Koteletten an ihn. Die Diktatur ist kahlköpfig und die Demokratie langhaarig, erneut muss ich lachen. Anatomisch und ikonografisch brachte die Demokratie stattlichere Herrscherkörper mit sich. Franco war dicklich und eher klein. Suárez und Felipe waren wenigstens ein Meter fünfundsiebzig groß, nehme ich an, und waren schlank. Rajoy und Rodríguez Zapatero sind groß, mehr als ein Meter achtzig. Franco war etwa ein Meter zweiundsechzig groß. Die Demokratie brachte schlankere, bessere Körper mit sich. Wenn dein Präsident nicht dick oder glatzköpfig ist, motiviert das, hilft dir das im Leben. Es hilft dir sehr. Ich glaube, dass Gott leibhaftig Franco strafte (jener Gott, auf den Franco sich so sehr bezog), indem er ihn mit Glatzköpfigkeit, Übergewicht und mangelnder Größe schlug. Es ist auch möglich, dass Franco vor allem, weil er glatzköpfig, übergewichtig und klein war, Vertrauen entgegengebracht wurde. Es ist möglich, dass der Schnurrbart das entscheidende Accessoire seiner physischen Erscheinung war. Dieser Schnurrbart trug vierzig Jahre spanische Geschichte vor sich her. Es ist möglich, dass es sich um einen magischen Schnurrbart handelte, einen Schnurrbart mit Superkräften.

Felipe sprach sehr viel und ich bemerkte noch etwas: Ich bemerkte, dass sein Denken davon bestimmt war, ständig offensichtliche Dinge zu erklären. Sie waren für mich offensichtlich, aber ich verstand, dass es viele Jahre in der Geschichte Spaniens gegeben hatte, in denen dieses Offensichtliche nicht als solches wahrgenommen worden war. Ein wichtiger Umstand im Leben dieses Mannes offenbarte sich mir: Er war zu einem Lehrer geworden.

Ich sah in Felipe González einen Lehrer.

Auch der republikanische Dichter Antonio Machado war das: ein Lehrer.

Auch Jesus Christus war einer.

Auch der Philosoph Wittgenstein, den ich nie richtig verstanden habe, war einer und wie oft musste ich sagen, dass ich ihn verstand, um nicht schlecht dazustehen und damit die Intellektuellen nicht dachten, dass ich geistig zurückgeblieben bin, was ich andererseits durchaus bin. Das wird Arnold gefallen.

Niemals verstand ich Wittgenstein, vielleicht die ersten beiden Sätze seines *Tractatus*, danach nichts mehr. Ich weiß nicht, warum, aber jetzt freue ich mich darüber, ihn nicht verstanden zu haben.

Alles ist eitel.

Da ich so viele Philosophen nicht verstehe, bin ich wohl ein Mann minderer Intelligenz, der nur dafür lebt, Schönheit aufzuspüren.

Weil die Schönheit mir etwas bedeutet.

Die Schönheit ist Analphabetin und ungebildet, es dauert, bis man das weiß.

Und das gilt in noch stärkerem Maße für die Freude, sie ist die größere Analphabetin und noch ungebildeter.

Die Lehrer der staatlichen Schulen wiederholen tausend Mal immer dasselbe. Und das machte und hatte Felipe González im Laufe seines Lebens gemacht: Immer wieder hatte er die drei Grundbegriffe, Gleichheit, Demokratie und Justiz, wiederholt, diese Begriffe bei allerart Anlässen, Begründungen, Überlegungen bemüht.

Mehr als einen mächtigen Mann sah ich in ihm einen geduldigen Pädagogen.

In der antiken Welt war die Größe des Staates oder des Reiches oder des Imperiums die Maßgabe für dessen Repräsentation. Was bedeutete, dass die Könige oder Herrscher heilig, jenseits des Menschlichen waren. Du durftest ihnen nicht in die Augen schauen. Sonst würde das Repräsentierte an Wert verlieren.

Die Größe eines Imperiums oder einer Nation oder eines Staates wurde also durch die Unnahbarkeit des Herrschers symbolisiert und führte zur unverzüglichen Ausschaltung desjenigen, der es wagte, ihm in die Augen zu schauen. Andernfalls war die Großartigkeit des Imperiums nicht glaubhaft.

Ansonsten wäre alles in Zweifel zu ziehen.

Ich bin hier, an der Seite dieses Mannes von siebenundsiebzig Jahren, die Macht der Repräsentation hat sich bis zu meiner Hand hinabbegeben, bis zur Hand eines gewöhnlichen Menschen, wie ich es bin. Oder eines jedweden anderen Menschen.

Das Leben der Ex-Präsidenten aller westlichen Länder ist normal, gemütlich, ruhig geworden, sie könnten Nachbarn sein. Aber dieser Mann ist nicht die Macht und möglicherweise ist er es nie gewesen.

Wer ist die Macht?

Wer ist der Garant?

Wer oder was macht es möglich, dass die Leute in aller Herrgottsfrühe zur Arbeit gehen, dass die Beamten ihre Pflicht erfüllen, dass es Straßen gibt, dass die spanischen Züge funktionieren, dass die Polizei Delikte aufklärt, dass die Richter Urteile sprechen, dass die Universitätsprofessoren Vorlesungen halten und Prüfungen korrigieren, dass die Architekten Häuser bauen, dass sich die

Angestellten der Stadt um die Müllentsorgung kümmern, dass die Generäle den Kauf neuer Flugzeuge von den Vereinigten Staaten organisieren, dass die Bankiers an zukünftige Geschäfte denken, dass die Fußballspieler sich sehnlichst wünschen, Tore zu schießen, dass die Müllmänner die Mülleimer leeren, wenn es auf der ganzen Iberischen Halbinsel Nacht wird, wenn ganz Spanien schlafen geht?

Wer macht es möglich, dass Spanien existiert?

Ich dachte, dass es Felipe González gewesen wäre, als er Ministerpräsident war. Jetzt, wo er mir so nah ist, habe ich das Gefühl, dass er es nicht war und dass es auch nicht der Monarch an seiner Seite war, Juan Carlos I.

Ich habe das Gefühl, dass es in allen Ländern eine unbekannte Kraft gibt, eine Art träge Masse, die macht, dass alles funktioniert.

Irgendwann während des Gesprächs hat der Ex-Präsident Juan Carlos I. den »alten König« genannt.

Das hört sich nett und elegant an: der »alte König«, aber Juan Carlos I. genießt in Spanien kein Ansehen mehr. Es scheint so zu sein, dass niemand ihn mehr liebt. Auch das hat mir zu denken gegeben. Die Leute, die ihn liebten, sterben. Die Leute von heute, die jungen Leute um die dreißig, verbinden mit dem alten König schmutzige Geschäfte, Korruption, illegale Provisionen. Trotzdem, der Ex-Präsident hat ihn den »alten König« genannt.

Ich schaue ihn wieder an und stelle fest, dass er einen großen Kopf hat, wie ich. Das ist ein genetisches Merkmal, das wir teilen.

Alle Spanier sind derselbe Spanier.

Alle Menschen sind ein einziger Mensch.

Warum empfinde ich diesem Menschen gegenüber Zärtlichkeit? Er scheint mir plötzlich ein Kind zu sein. Jedweden von uns kann dieses Glück der Geschichte treffen und du verwandelst dich in den Ministerpräsidenten. Es hat ihn getroffen, aber es hätte jedweden treffen können.

Das ist nichts Besonderes, das war es niemals.

Nichts Besonderes bei niemandem, seit Julius Cäsar, seit Karl V., seit Napoleon.

Es ist ein unbedeutender Zufall, es ist nicht einmal das Rätsel der Geschichte. Es ist nichts als unser Wunsch, Löcher der Natur zu stopfen, Dinge, die die Natur nicht vollendet hat.

Nicht vollenden konnte.

Nach dem Essen haben sie uns einige umfangreiche Dokumentenmappen gezeigt, in denen die Briefe archiviert wurden, die die Spanier Felipe González schrieben, als er spanischer Ministerpräsident war. Die Menschen schrieben Felipe González Briefe, weil er das Gesicht Spaniens war. Er war es lange Zeit. Die Männer, die Frauen, die Kinder, die Jungen, die Großväter, die Großmütter, die Jugendlichen, alle schrieben ihm, weil eine öffentliche Verwaltung kein Gesicht hat, weil ein Rathaus kein Gesicht hat, weil ein Ministerium kein Gesicht hat, weil die Staatsbeamten kein Gesicht haben.

Ein Beamter kann nicht dein Leben in Ordnung bringen.

Ein öffentliches Gebäude kann nicht das tausendfache Unglück verstehen, das dir gerade widerfahren ist: eine abgelehnte Witwenrente, eine Krankheit, eine verlorene Arbeit, der Tod eines Sohnes, der wirtschaftliche Ruin, die Verzweiflung, die Einsamkeit, die Armut.

Vor allem die Armut.

Vor allem die Einsamkeit.

Es gab nur drei Gesichter in jener Zeit: Juan Carlos I., Adolfo Suárez und Felipe González.

Don Juan Carlos war der König, er war ein wenig distanziert und staatstragend und Adolfo Suárez verlor mit Getöse die Wahlen und auf beide warf der Diktator Francisco Franco seinen traurigen Schatten.

Felipe González war derjenige, der dann schließlich Spanien wurde.

Ohne ihn wäre der Bau des demokratischen Gebäudes, in dem wir heute alle leben, nicht möglich gewesen. Das wussten die Leute. Daran sollte erinnert werden. Die guten Leute, die einfachen, normalen, wussten es. Die Mittelschicht wusste es. Die Hausfrauen wussten es und die Arbeiterväter, wenn ich an jenes Spanien von 1980 denke. Weil die Leute jener Zeit aus einer Diktatur kamen, aus dem politischen Analphabetismus, alles war neu und es gab eine kollektive Begeisterung, alles wurde neu gemacht. Die Leute sahen, dass González Entwicklung bedeutete. Und die Leute wollten sich entwickeln. Wir mussten uns von der Geißel des Unterentwickeltseins befreien, der Geißel des althergebrachten Rückschritts Spaniens, der Geißel des Franquismus, der Kirche, des veralteten Katholizismus, weil wir die in Europa rückständigste Gesellschaft waren. Wenn man die Achtziger mit heutigen Augen sieht, bemerkt man sofort, dass die Menschen fast keine Wahl treffen, weil die historische Zeit, in der sie leben, alles vorgibt. Diejenigen, die in den Achtzigern gelebt haben, sind von den Konventionen dieser Zeit bestimmt worden, so wie wir, die wir in dem zweiten Jahrzehnt des einundzwanzigsten Jahrhunderts leben, von jenen heute bestimmt werden. Und diese Konventionen nennen wir Wahrheit, Freiheit, Demokratie, Justiz, Fortschritt, sogar Liebe, sogar Privatleben, sogar Erotik, sogar Dichtung.

Vom 2. Dezember 1982 bis zum 5. Mai 1996 hatte der Ministerpräsident Felipe González eine menschliche Form, Augen, ein Lächeln, Hände, eine Stimme, wodurch Tausende um Tausende verzweifelte spanische Bürger eine Vorstellung davon erhielten, dass sie in einem Land lebten, das heißt, einem kollektiven Ereignis beiwohnten, in einer Demokratie lebten, in wahrnehmbarer Eintracht, an einem Ort, der es wert war, dass man dort war.

Weil, wenn du nicht diesem kollektiven Ereignis beiwohnst (ebendas bezeichnen wir als Nation), lebst du nirgendwo, bist du den Unbilden der Witterung ausgesetzt.

Die Zeit ist vergangen, Hass und Liebe sind sanfter geworden, alles ist Geschichte, alles ist bereit für diese Abgeklärtheit, mit der die vergehende Zeit die politischen Leidenschaften, die Fehler und die Erfolge überschwemmt.

Ich möchte an diesen starken Zauber erinnern, der macht, dass ein Volk mit einem Gesicht vertreten sein will. Ohne dieses Gesicht gibt es keine Nationen. Wir Spanier haben wenige demokratische und rechtmäßige Gesichter gehabt.

Nein, weder unsere demokratischen Gesichter noch unsere Gesichter des Fortschritts sind zahlreich gewesen. Viele der Spanier, die Felipe geschrieben haben, sind bereits tot oder haben bereits vergessen, dass sie einmal einen Brief in einen Briefkasten eingeworfen haben, aber irgendwann einmal war Felipe González die letzte Hoffnung, die ihre erschrockenen Seelen hatten.

Ich denke an einen Menschen, der sich irgendwann in jener Zeit, in der González Spanien regierte, einem Briefkasten näherte, in der Hand einen handgeschriebenen Brief für seinen Präsidenten, in dem er sein ganzes Leben erzählt.

Es gibt keine größere Ehre, als diesen Brief zu erhalten.

Die Briefe der Spanier, die an ihren Präsidenten glaubten, die daran glaubten, dass ihr Präsident ihnen helfen würde, die darauf vertrauten, dass ihr Präsident da war, um ihnen Mut zu machen, sollten uns vor jeder Art von Dunkelheit beschützen.

Ich gehe und auf dem Weg zur Metro, um nach Hause zu fahren, erfinde ich ein Gespräch mit meiner Mutter. Ich sage ihr, dass ich mit Felipe González gegessen habe. Aber ich weiß nicht, wie ich dieses Gespräch weiterführen soll. Ich versuche es mit meinem Vater, ich erinnere mich daran, was mein Vater in diesem Leben über Felipe González gesagt hatte. Auch dieses Gespräch kann ich nicht weiterführen. Weil es in meinen Gesprächen mit ihnen niemals Literatur gab. Sie möchten nicht mit mir sprechen.

Warum?

Sie schauen nicht mehr auf meine Gegenwart.

Sie sind zwei Geister, die sich ausschließlich von der vergangenen Zeit nähren. Meine Gegenwart ist ihnen nicht wichtig. Ich hätte Felipe González vor fünfzehn Jahren kennenlernen sollen, jetzt ist es zu spät.

Ein Bild taucht wieder auf. Der Ex-Ministerpräsident kam mit einem alten Mercedes zu dem Essen. Das Treffen fand in der Felipe-González-Stiftung in Madrid statt, eine eher kleine Einrichtung, sie besteht aus einem Raum in der Königlichen Teppichmanufaktur in der Calle Fuenterrabía. Ich sah das Auto vom Fenster aus. Er hatte einen Leibwächter, der noch nicht einmal eine Krawatte anhatte. Er war ganz normal angezogen. Er trug noch nicht einmal ein Sakko. Weiter konnte man wohl nicht von Kevin Costners Rolle in dem Film *Bodyguard* von 1992 entfernt sein. Und der Mercedes war ein Modell der Neunzigerjahre, ein altes Modell.

Das Schlimmste, was einem Land passieren kann, ist dasselbe wie bei einem Menschen. Das Schlimmste ist im Laufe der Zeit und der Geschichte immer dasselbe: Das Schlimmste ist, arm zu sein. Es gibt eine Freude, die aus dem Reichtum im Sinne einer Lobpreisung des Lebens herrührt, dem Reichtum, der durch die Betrachtung der Gebäude entsteht, der Kathedralen, der großen Brücken, der von Menschen geschaffenen Bauwerke; es gibt auch die Freude, die ihren Ursprung in der Abschaffung des Hungers, der schlimmsten Notlagen hat; die Menschen brauchen Wohnungen, Schränke, Wäsche, Betttücher, Handtücher, Schuhe, Autos, Flugzeuge, sie begnügen sich nicht damit, auf der Welt zu sein; sie brauchen Erfüllung.

67

Ich bin mit einem Gefühl von Niedergeschlagenheit aufgewacht, mit Arnold, der seine Runden durch die Wohnung drehte. Er war in allen Zimmern. Arnold war in der Küche. Arnold war in der Dusche. Arnold war auf dem Tisch, wo ich schreibe. Schließlich hat er zu mir gesagt: »Du kannst nicht mehr, gib auf, du hast es versucht, aber du kannst echt nicht mehr, geh wieder ins Bett, niemand wird dir böse sein, wenn du wieder ins Bett gehst, du hast alles Menschenmögliche getan; von all den vielen, die ich besuche, bist du derjenige, der am meisten gekämpft hat, niemand wird dir irgendwas vorwerfen können, wenn du heute nicht aufstehst, du bist der Weltmeister, aber jetzt musst du dich ausruhen, du hast alles versucht, niemand hat so gegen mich gekämpft, wie du es getan hast, du kriegst die Goldmedaille, aber jetzt musst du dich ausruhen, geh zurück ins Bett, bleib im Bett.«

Natürlich bin ich aufgestanden.

Ich musste den Nahverkehrszug zum Terminal 4 nehmen, weil ich am frühen Abend nach Zürich flog. Arnold die ganze Zeit an meiner Seite.

Mit Arnold im Herzen bin ich durch den T4 spaziert; ich habe meinen Bruder angerufen und wir haben über normale Sachen gesprochen, und das hat mich ein wenig ermutigt und ich habe mich ein paar Meter von Arnold entfernt; dann habe ich Valdi angerufen und wir haben über nichts gesprochen. Er war gerade dabei, zu essen, und ich war auf dem Weg in den Flieger.

Ich habe zu mir selbst gesagt: Es ist alles egal, lass mich in Ruhe, Arnold, ich muss mich darauf konzentrieren, diesen Märzabend zu leben. Und ich habe begonnen, meine Schuhe zu betrachten, die Schuhe, die Mo mir geschenkt hatte und die ich sehr mag.

Ich habe mich hingesetzt, um auf das Boarding zu warten, und weiter meine Schuhe angesehen, als mir bewusst geworden ist, dass sich jedem Menschen irgendwann in seinem Leben der Sinn seiner Existenz offenbaren kann, aber wann kommt es zu dieser Offenbarung? Es kann viele Jahre dauern. Das bedeutet, dass wir eine Verpflichtung haben: so lange am Leben zu bleiben, wie es uns möglich ist. Die Vorstellung, dass diese Offenbarung zu spät kommen könnte, hat mich erschreckt.

Ich denke, dass einem Menschen wie mir diese Offenbarung erst ab einem Alter von neunzig zuteilwird.

Viele Jahre zu leben, ist ein Erfolg, der größte Erfolg.

Viele Jahre zu leben, heißt, viele Jahre mit dem Leben zusammen zu sein, es jeden Tag besser kennenzulernen. Jeden Tag einen neuen Kuss des Lebens. Bach und Wagner hätten länger leben müssen, sie hätten mindestens zehn Jahre älter werden sollen. Das ist die einzige Mathematik, die zählt, jene, die unser Alter berechnet.

Irgendwann könnten wir einhundertvierzig Jahre leben, so wird behauptet, das werden die Kinder von Bra und Valdi erleben. Wenn sie einhundertvierzig Jahre leben, werden sie Zeit haben, mich in dem Vergessen, in dem ich sein werde, zu besuchen, dort werde ich auf sie warten, um ihnen einen Kuss zu geben.

Ich würde gerne hundert Jahre leben, wenn ich gesund bliebe, und das sage ich, der ich von den Ratschlägen von Arnold heimgesucht werde, der mir immer von der Glückseligkeit des Unbewussten erzählt, die der Tod schenkt.

Mit dem Bewusstsein des Gelebten zu leben, mit der perfekt geschärften Erinnerung, wie ein Fleischermesser, das die Jahrzehnte in Jahre schneidet und die Jahre in Monate und die Monate in Tage und die Tage in Stunden und die Stunden in Minuten, so wünsche ich mir meine Erinnerung.

Ich bin am Flughafen angekommen und habe beim Durchschreiten der Terminals weiterhin meine Schuhe betrachtet.

Ich habe die Straßenbahn genommen und Mo hat an der Haltestelle in der Nähe unserer Wohnung auf mich gewartet.

Als ich sie sah, wie sie auf mich wartete, habe ich mich gefreut. Das ist das Ziel: dass jemand irgendwo auf dich wartet.

68

Ich fahre an den See. Mo war müde, sie hat zu tun und sitzt zu Hause auf dem Sofa und liest. Sie hat mir beschrieben, wie ich mit der Straßenbahn nachher zurückkomme, und mir das passende Münzgeld für den Fahrscheinautomaten gegeben. Erneut denke ich an meine Mutter, wie sie mir, als ich ein Kind war, abgezähltes Münzgeld gab. Ich habe mich an das alte spanische Münzgeld der Siebzigerjahre erinnert, die alten 25-Peseten-Münzen oder 50-Peseten-Münzen, ich habe mich daran erinnert, dass ich mich immer gefreut habe, wenn ich eine 50-Peseten-Münze sah, weil sie groß war und Sicherheit vermittelte, mit dieser Münze konnte man ein sorgenfreies Leben führen, davon konnte man einiges kaufen. Ich habe mich beim Anblick der Schweizer Franken an die alten spanischen Münzen aus der Francozeit erinnert. Die Spanier waren hierhergekommen, sie waren hierhin, in die Schweiz, emigriert, weil die Peseten kaum etwas wert und die Franken viel mehr wert waren. Die Spanier der Siebzigerjahre emigrierten in die Schweiz in der Hoffnung auf mehr Geld für dieselbe Arbeit. Das Leben der Spanier hat sich nicht verändert: Die Mittelschicht versucht, Geld zu verdienen, wir sind darum bemüht, dass es uns an nichts fehlt. Das habe ich bei meinem Vater gesehen und das mache ich: Ich versuche voranzukommen. Niemals werden wir die Kaufkraft der Schweizer haben, weil wir Spanier sind, weil wir aus einem Land mit korrupten, unbrauchbaren, fahrlässig handelnden, faulen und größenwahnsinnigen politischen Eliten kommen, die sich des Wesentlichen nicht bewusst sind, und das Wesentliche ist, dass man in der Schweiz mit derselben Arbeit mehr Geld als in Spanien verdient. Die Faulheit ist schlimmer als die Korruption. Die Faulheit der spanischen Politiker besteht darin, dass sie ein Büro besetzen und von dort aus das

Leben an sich vorbeiziehen lassen, ohne sich darin einzumischen. Sie denken, in das Leben mischen sich schon die Beamten und die Arbeiter ein, die sie dafür bezahlen. Das denken die spanischen Politiker. Wenn es uns gut geht, ist das wegen des Tourismus und wegen der Orangen und der Paellas, nur deshalb, und weil wir zu Europa gehören, weil wir dort sind, wo wir sind, jenseits der Pyrenäen. In keinem anderen Land fällt die kosmische Distanz zwischen den Politikern und dem Volk so sehr ins Auge wie in Spanien. Die Spanier sind wundervoll, arbeitsam und hingebungsvoll, talentiert und fähig, ehrlich und brillant, vital und unternehmungslustig; ihre Politiker dagegen sind faul. Die Faulheit verdirbt ihnen die Seele. Die Spanier, die früh aufstehen, sind diejenigen, die dieses Land aufgebaut haben. Die spanischen Politiker saugen den Spaniern, die früh aufstehen, das Blut aus den Adern, und so funktioniert das Land, es ist in einer Art atavistischem, primitivem Vampirismus gefangen, der seine Wurzeln im mittelalterlichen Feudalismus hat.

Ich muss einfach immer an den See, habe ich zu Mo gesagt.

Es hat keinen Sinn, aus Madrid anzureisen und nicht an den See zu gehen, zum Wasser, zum Besten des Planeten Erde: dem Wasser.

Ich muss immer in der Nähe des Wassers sein, deshalb bin ich so schnell aufgebrochen, auf der Suche nach dem Fluss, den Brücken und dem Licht auf dem Wasser. Und da war der See, inmitten nächtlicher Dunkelheit.

Wenn ich das Wasser sehe, werde ich ruhig. Weil da, wo Wasser ist, immer noch Natur ist, immer noch eine Wahrheit ist. Wo Wasser ist, kann es keine Autobahnen geben, keine Lkws, Flugzeuge, Geschäfte, Wolkenkratzer, Krankenhäuser, Gefängnisse, Irrenanstalten. Wo Wasser ist, kann es keine Lüge geben.

Wenn ich Wasser sehe, ist mein Blick nicht gesenkt, bang, verletzt.

Anschließend bin ich durch die Straßen der Altstadt spaziert, sie waren voller junger Menschen, weil es Freitag war.

Haydn, mein Freund, der alte Dichter, hatte mir vor vielen Jahren einmal gesagt, dass ich ein Wasserzeichen sei. Daran habe ich mich erinnert, als ich das Wasser unter den Brücken betrachtete. Die jungen Leute waren verkleidet, weil es Karneval war.

In den Straßen wurde gelacht und gesungen und Bier getrunken und gekreischt. Die Leute feierten.

Ich habe mich an mein erstes Mal in Zürich erinnert, als Bra und Valdi klein waren, es muss 2007 gewesen sein. Ich erinnere mich, dass wir in einem Novotel wohnten, eine damals sehr beliebte günstige Hotelkette. Das Hotel hatte ein Schwimmbad und wir gingen dort schwimmen. Ich wollte Zürich sehen, aber Bra und Valdi verstanden nicht, dass wir das Schwimmbad gegen Straßen einer unbekannten, ungastlichen und seltsamen Stadt eintauschen mussten. Sie waren Kinder im Alter von neun und zehn Jahren und wollten in warmem Wasser planschen. Sie verstanden nicht, was an einer Stadt interessant sein konnte, wo doch alle Städte gleich sind: Straßen, Verkehrsampeln, McDonald's und Autos.

Für einen Spanier sind alle Städte Europas wie unerreichbar, immer teuer, immer teurer, kulturell anspruchsvoller, wohlhabender als unsere, und sie erinnern uns mit Feindseligkeit daran, dass wir die armen Verwandten dieses Kontinents sind. Wir reisen mit Angst nach Europa, abhängig von dem Preis der Dinge, wir sehen, dass die Taxen und Restaurants in diesen Städten galaktische Preise haben. Im Gegensatz dazu kommen die Europäer nach Spanien und alles erscheint ihnen unfassbar günstig.

Wie immer suchte ich in diesen Städten eine Art Wahrheit oder Schönheit, irgendeine Art von intellektueller Erhebung, ich Armer, wie viel spanische Unterentwicklung trage ich immer mit mir, immer trage ich den Fluch des Franquismus mit mir. Wir Spanier meiner Generation brauchten das Verreisen, vielleicht, weil wir in einem erstarrten Land geboren waren.

Trotzdem suche ich jetzt diese Erinnerungen und finde nichts, nur hier und da blitzt etwas auf.

Ich gehe an Orte, an denen ich vor Jahren mit meinen Söhnen war, und dort ist nichts. Aber es ist sehr wertvoll, das festzustellen.

Nur ich weiß das: dass wir dort waren, in Zürich, und dass ich zwölf Jahre später zurückgekommen bin, ein vollkommen anderer Mensch als der, der 2007 hierherkam.

Und ich denke an diese Metamorphose meines Körpers und meiner Seele und kann nicht umhin, einer Art Schicksal gegenüber dankbar zu sein. Weil ich weiß, dass ich in diesem Jahr 2007 nicht glücklich war, wirklich nicht. Nein, ich war es wirklich nicht. Es ist sehr wahrscheinlich, dass ich es immer noch nicht bin. Es ist sehr wahrscheinlich, dass ich es niemals sein werde. Aber eines ist sicher: Ich versuche, es zu sein, auf schreckliche Art und Weise.

Auf schreckliche Art und Weise, auf eine unvergleichliche Art und Weise gehe ich meinen Weg, rufe ich die Menschen, die ich liebe, auf den Plan und versuche, glücklich zu sein.

Und ich weiß, dass ich es versuche, weil ich mich geändert habe. Man weiß, ob ein Mensch versucht, glücklich zu sein, wenn zu sehen ist, dass er sich verändert.

Es kann sein, dass es eine Zeit gibt, um Familien zu gründen, und eine andere, um sie zu zerstören. Aus den Trümmern einer Familie erhebt sich ein Mann, der allein unterwegs ist.

Ich bin weiter durch die Altstadt gebummelt und habe mir die Uhren in den Schaufenstern angesehen. Weil ganz Zürich ein Lobpreis auf die Uhren ist. Ich sah mir die Preise an.

Alle Uhren waren unglaublich teuer.

Wer kann sich eine Uhr für fünftausend Euro kaufen?

Hätte ich nicht das Recht, endlich eine am Handgelenk zu tragen? Habe ich mich in meinem Leben nicht genug für einen solchen Preis angestrengt?

Was sind die Preise des Lebens?

Die Liebe der Kinder?

Wenn meine Mutter noch lebte, könnte ich sie anrufen und fragen, was sie davon halten würde, wenn ich mir eine Uhr für fünftausend Euro kaufe.

»Was machst du in Zürich?«, würde sie mich fragen.

Und sie würde mir sagen, dass, wenn ich eine Uhr für fünftausend Euro kaufen könnte, ich zuerst ihr eine kaufen sollte. Dass ich ihr eine schenken sollte, und sie würde mich an die wenigen Dinge erinnern, die ich ihr im Leben geschenkt habe, und die zu vielen Dinge, die ich ihr jetzt schenke, wo sie tot ist.

Ich musste lächeln.

Und ich bin weitergegangen. Ich habe die Straßenbahn Nummer neun genommen und bin nach Hause gefahren.

Ich finde niemals den Moment, um ins Bett zu gehen, ich will nicht ins Bett gehen, ich habe das Gefühl, ich müsste weiter auf das Leben achtgeben, dass ich es nicht im Stich lassen dürfte.

Ich gehe ins Bett. In Schweizer Betten schläft man nicht zwischen Laken, sondern unter einem Plumeau. Erst ist mir kalt, dann nicht mehr. Dann ist die Temperatur perfekt. Ich weiß nicht, woran ich denken soll, damit ich müde werde. Ich denke an das Gesicht meines Vaters, als er so alt war, wie ich jetzt bin.

Ich sehe vom Bett aus ein schwaches Licht; es ist das Ladegerät von Mos Laptop, für einen Moment habe ich gedacht, es sei ein Gespenst. Mo benutzt Computer der Marke Apple: Ich nicht, ich benutze die normalen, ich weiß nicht, wie sie heißen. Ich betrachte ihren Computer oft und denke, dass er wahrscheinlich besser ist als meiner, er scheint robuster, er ist häufiger in den Auslagen der Geschäfte zu sehen, cooler, sicherer. Auch teuer, viel teurer. Ich bin inzwischen in dem Alter, dass ich schon nicht mehr die Marke meines Laptops wechseln kann, seltsame Gedanken, ich finde sie lustig. An den Flughäfen, in den Cafés, in den Hotels sieht man nur Menschen mit Apple-Computern, und das führt dazu, dass ich mir zurückgeblieben vorkomme, provinziell, wie jemand, der auf einem Esel reitet, im Gegensatz zu Leuten auf herausgeputzten Pferden.

Ich schlafe ein und fühle mich zutiefst schuldig. Ich habe es gelernt, von Gefühlen beherrscht einzuschlafen, die anderen Panik machen würden, das habe ich immerhin geschafft.

Der Lebenswille, der in der Lage ist, ein menschliches Wesen zu erschaffen, hat eine stärkere Energie als die Verbrennungsenergie der Sonne und aller Sterne des Universums.

Ich denke daran, dass Bra und Valdi das von mir geerbt haben werden, den Willen, leben zu wollen. Es ist keine Immobilie. Es ist kein Geld. Es sind keine Wertsachen. Aber es ist ein großartiges Erbe.

Ich schlafe nicht ein.

69

Ob Mann oder Frau, wer einmal radikal sein Leben geändert hat, hört eine Stimme, die immer dieselbe Frage stellt: »War es das wert?« Es ist die traurigste und kleinmütigste Frage, die es gibt, weil sie voller Unreife und Angst ist und eine unabänderliche Lebensweisheit außer Acht lässt: Nur die Gegenwart zählt.

Die Gegenwart ist unsere Kraft.

Natürlich vermisse ich die beiden Familien, die mein Leben begründet haben: die Familie, in der ich Sohn war, und die Familie, in der ich Vater war, natürlich tut es mir weh, sie verloren zu haben, und ich weiß nicht wirklich, warum sie verloren gegangen sind.

Aber diese Gegenwart, in der ich jetzt lebe, ist unvergleichlich, weil es eine Zeit ist, in der das Unvorhergesehene mein Leben beherrscht. Nichts von dem, was mir passiert, war jemals vorhersehbar, erahnbar, nicht einmal anzunehmen. Auch die Unvorhersehbarkeit ist Freude, weil die Unvorhersehbarkeit so etwas wie ein Geschenk ist, sie ist, als würde ein Engel erscheinen, etwas Großartiges passieren.

Aus dieser Gegenwart heraus betrachte ich das Rätsel, warum sich die Familien verlieren, warum sie sich auflösen. Die einen nimmt der Tod oder die Zeit mit sich, andere Scheidungen und die üblichen Dramen des Lebens.

Es ist ein beunruhigendes menschliches Spektakel, die Familien vorbeiziehen zu sehen, auf dem Weg ins Vergessen, in die Auslöschung.

Ich konnte mir nicht vorstellen, dass ein derart gewöhnlicher Mann wie ich das Interesse des Schicksals wecken könnte.

Wenn ein unverhofftes Schicksal in dein Leben tritt, verliebst du dich am Ende in die Freiheit.

Womit du das verdient hast, lässt sich nicht erklären.

Es geht um das »Verdienen«. Wie viele Schuhe hast du in deinem Schrank? Wie viele Schuhe hatten deine Großeltern? Wie viele Generationen trennen dich vom Hunger? Womit hast du das verdient?

Mein Vater war viel glücklicher als ich und hatte sehr viel weniger Dinge als ich. Das Lächeln, mit dem er der Welt gegenübertrat, werde ich niemals haben. Dieses Lächeln wird mir nicht vergönnt sein, vielleicht, weil ich am Baum der Erkenntnis gerüttelt habe.

Was ist passiert?

Was ist das alles?

Haben wir vielleicht Reichtum mit Müll verwechselt?

Was hätte mein Vater gemacht, wenn ihm ein Leben wie meins beschert gewesen wäre, ein Leben als Schriftsteller, ein Leben mit Büchern und Wissen?

Er wäre kein so großer Mann gewesen, wie er es war, und dieses Rätsel lähmt meine Zunge, trocknet meine Seele aus, schüchtert mich ein und verwirrt mich. In diesem Rätsel gibt es eine Botschaft, die ich nicht zu entschlüsseln weiß.

Sein vornehmes Lächeln, sein nüchterner Charakter, seine große Würde, woher nahm er das, wo er doch die Welt nicht so kannte, wie ich sie kenne? Oder wenn er sie doch kannte und nur so tat, als würde er sie nicht kennen?

Wer war er?

Wer war dieser Mann?

Wer bin ich, wenn nicht eine Alternative zu ihm, eine schlechtere Version seiner Seele?

Das ist es, eine wertlose, mindere, entbehrliche Version seiner Seele, das bin ich.

70

Mo und ich sind nach Basel gefahren. Von Zürich aus dauert es eine Stunde. Als ich den Rhein sah, dachte ich an den Fluss in meiner Heimatstadt, in dem wir immer schwimmen gingen. Das Wasser war genauso nass. Und der Rhein war genauso nass und das Ufer war genauso und der Fluss führte genauso an die Häuser heran, wie ich es in Erinnerung hatte.

Den ganzen Tag in Basel habe ich an die Nässe gedacht, an die Kraft der Nässe als Verbindung zu Lebenden und Toten.

An einem sehr heißen Sommertag erlebte ich zum ersten Mal die Nässe der Flüsse. Die Nässe der Flüsse ist ein Geschenk, das dir die Erde macht, ein Geschenk, das dein Körper nimmt, deshalb denke ich manchmal, dass das, was ich im ersten Sommer meines Lebens in der Nähe des Flusses in meiner Heimatstadt gefühlt habe, ein Gefühl ist, das niemals aufhören wird, das bei meinem Tod aus meinem kraftlosen Körper aufsteigen und sich über mich erheben wird und sich mit der Nässe aller Flüsse auf der Welt verbinden wird.

Das habe ich heute beim Anblick des Rheins gefühlt.

Meine Mutter liebte die Nässe der Flüsse.

Warum?

Manchmal denke ich, dass sie eine von einem verheerenden Mystizismus geprägte Frau war, weil sie mich ärgert, sie berührt mich aus ihrem Tod heraus.

Sie, meine Mutter, sucht mich heim.

Die Frucht, die sie in den Sommern aß, war Spross der Feuchte des Bodens. Immer, wenn ich ein Obstgeschäft betrete, erscheint mir meine Mutter, erinnere ich mich an sie, sie ist diejenige, die das Obstgeschäft betritt, und nicht ich. Meine Passion für Obstgeschäfte ist Erbe meiner Mutter. Sie war diejenige, die die Melonen abtastete und aussuchte. Sie benutzte das Wort »triar«, »auswählen«.

»Man muss die Melonen auswählen«, sagte sie.

Ich benutze dieses Wort, ich bin allein damit, weil niemand es an den Orten, wo ich lebe, sagt, man hört dieses Verb nirgendwo, es hallt lediglich in der Höhle meiner Seele. Das wunderbare Wort »triar«. Es war eines der großen Verben, die Wagner in ihrem Leben benutzte, weil es das Verb des Obstes war.

Und sie wog die Melonen in der Hand, begutachtete ihre Reife, sie drückte ein wenig darauf herum, sie hob sie an die Ohren. Ich dachte, dass alle gleich wären. Aber jetzt mache ich dasselbe mit Melonen, die für mich die Königin unter den Früchten sind. Weil in der Melone alles verborgen ist. Wir wissen nichts von ihr, bis wir sie öffnen. Und in ihr ist die Feuchte der Erde, die sich in Süße verwandelt hat.

Jetzt kehrt meine Mutter aus der Nässe eines europäischen Flusses zurück, an dem sie niemals war. Sie wusste nicht, dass es Nationen gibt, Reiche, Könige, Geschichte, und ich weiß es auch nicht.

Ich habe die Namen aus der Geschichte und der Politik und der Wirklichkeit vergessen, aus Achtung meiner Mutter gegenüber.

Ich höre, wie sie jeden Tag genannt werden, aber ich weiß nicht, dass es sie gibt, und wenn es sie geben sollte, haben sie nichts mit mir zu tun, das hat mir meine Mutter beigebracht.

»Sie haben nichts mit dir zu tun«, sagte sie.

»Nur ich und das Leben, das ich dir geschenkt habe, haben mit dir zu tun, lass dich nicht durcheinanderbringen«, sagt sie jetzt.

Jede Nacht besucht sie mich. Und ich lasse es zu, dass sie es tut.

Und ich wollte im Rhein schwimmen gehen, weil ich in jeden Fluss, den ich sehe, hineinwill.

Die Flüsse waren immer Götter. Ein Fluss ist ein Gott, deshalb ist es wichtig, dass die Kinder an der Hand ihrer Eltern in einem Fluss baden, mit den Fußsohlen die glitschigen Steine am Boden berühren, das Halbdunkel des Wassers kennen, die Bäume, die über dem Flussbett Schatten erzeugen, das Geheimnis der Fische, den

Uferrand, den Geruch des frischen Schlamms, den Schlammfleck im Gesicht.

Wie sehr ich mich an dich erinnere, wenn ich einen Fluss sehe.

Wie besessen du von den Flüssen warst, heute bin ich es.

Weder Bra noch Valdi werden diese Besessenheit erben, sie wird sich mit uns verlieren, ich werde ihnen die Nässe nicht als Erbe hinterlassen können.

Die Welt hat sich gewandelt.

Unsere Welt war anders als diese Welt.

Einundsiebzig Prozent der Erdoberfläche sind Wasser.

Deshalb hast du mich im Sommer zum Fluss in unserem Städtchen gebracht, weil das Wasser mächtiger ist als der Boden.

Und dort habe ich das Wasser kennengelernt und es ist sehr wahrscheinlich, dass Gott selbst aus Wasser ist. Nein, nicht aus Wasser, sondern Wasser.

Und es kann sein, dass du der Atlantische Ozean bist und Papá der Pazifische.

Die Eltern verwandeln sich in Ozeane, weil du das Wasser bist. Immer warst du Wasser und jetzt, wo du tot bist, hast du dich in einen Ozean verwandelt. Und die Fähigkeit, die Toten zu rufen, habe ich von dir. Es gibt sie in allen Kulturen, in allen Zivilisationen.

Die Toten rufen, ist pure Liebe, was sollte es sonst sein, wenn nicht Liebe.

So habe ich, als ich den Rhein gesehen habe, dich gesehen, wie du ausgestreckt auf dem Boden liegst und dich sonnst.

71

Straftaten, Verbrechen verjähren. Justiz und Polizei verfolgen kriminelle Taten nicht weiter, wenn sie verjährt sind. Als ich jung war, schien mir das immer ungerecht, man konnte Verbrechen doch nicht einfach vergessen.

Um das zu verstehen, musste ich alt werden.

Straftaten verjähren, weil der Lauf der Zeit mächtiger ist als die Gesetze der Menschen und weil die Zeit die Veränderlichkeit von Gerechtigkeit und Ungerechtigkeit offenbart.

Die Zeit ist die Form, in der die Natur sich zeigt und uns daran erinnert, dass die Vergangenheit nicht existiert.

Deshalb wird all meine Schuld verjähren, nicht, weil sie verziehen oder ich von ihr freigesprochen würde, sondern weil sie sich in etwas weit Zurückliegendes verwandeln wird. Niemand kann sich an Straftaten erinnern, die vierzig Jahre zurückliegen, weil sie sich aufgelöst haben. Sie sind wie der Wind oder die Brise oder der Staub auf den Straßen.

Wie soll man sich an die Brise oder den Wind oder den Staub erinnern?

Meine Schuld, meine schmerzhafte Schuld, verjährt. Das Leid, das ich in diesem Leben anderen Menschen, die ich liebte, zugefügt habe, verschwindet. Jeden Tag wohne ich dem Auslöschen der Tatsachen bei, jeden Tag ist das Auslöschen gründlicher.

Unsere Verbrechen erlöschen, sie waren nicht einmal solche. Sie waren eher Fehler, die zu Kummer und Qual und Leid geführt haben.

Wer könnte in hundert Jahren den Schmerz, den ich anderen Menschen zugefügt habe, beurteilen oder ahnden. Alles wird verjährt sein. Das Strafrecht und das Verwaltungsrecht erfanden diese faszinierende Formulierung der Verjährung.

Die Verjährung all meiner Fehler ist nahe.

Nichtsdestotrotz ist es eine Tatsache, dass sich mein Herz zersetzt. Dieses Zersetzen begann am Tag meiner Erstkommunion. Ich glaube, ich verstand nichts von dem, was da vor sich ging. Auch dieser Tag ist verjährt. Aber ich erinnere mich an all die Geschenke, die mir gemacht wurden.

Freunde von Bach und Wagner, enge Freunde, schenkten mir ein Fernglas. Ein seltsames Geschenk, das Wagner nicht gefiel, weil sie es nicht verstand noch daraus irgendeinen Nutzen ziehen konnte. Was sollte ein Kind von sieben Jahren mit einem Fernglas anfangen. Und was sollte sie damit anfangen. Es hatte eine hervorragende Qualität, war von einer der besten Marken. Ein Fernglas von 1970, teuer, luxuriös, von einem für unsere Verhältnisse unangemessenen Luxus.

Wir wussten über all die Jahre nichts Vernünftiges damit anzufangen. Auch Bach interessierte sich nicht im Geringsten dafür. Ich glaube, dass er es nicht einmal benutzte. Nicht ein einziges Mal. Ihm war es egal, ob die Dinge fern oder nah waren. Er zeigte niemals die geringste Neugier. Bach, immer jenseits von allem: Seine Gleichgültigkeit, was Nähe oder Ferne der Dinge anging, erscheint mir heute wie eine Lehrstunde in Philosophie. Jenes Fernglas fand sich mal hier und mal dort in der Wohnung. Keiner von uns wusste, was man damit machen sollte. Nach und nach ging es kaputt. Die Hülle war aus Leder. Ich weiß nicht, wo sie abgeblieben ist. Eine der Linsen fiel aus dem Objektiv, das Rädchen zum Scharfstellen klemmte irgendwann. Man konnte nichts mehr scharf sehen, weder nah noch fern, aber das Fernglas war immer noch beeindruckend.

Ich weiß nicht, warum sie mir dieses so sonderbare Geschenk machten. Es war nicht für mich gedacht. Wer weiß, woher es stammte. Vielleicht war es ein Geschenk, das ihnen, den Freunden meiner Eltern, gemacht worden war, und da sie nicht wussten, was sie damit machen sollten, haben sie es mir aufgehalst.

Ein Freund und Arbeitskollege meines Vaters kam zu der Feier.

Er hieß Jordi Pons. Ich glaube, er schenkte mir eine Uhr aus Weißgold. Später schenkte mir mein Onkel Rachma eine Duward aus Gold. Ich stritt mich in der Schule oft, weil meine Freunde dort einfach nicht akzeptieren wollten, dass es Weißgold gibt. Sie sagten, es sei Stahl. Ich glaubte an die Uhr von Jordi Pons, ich glaubte an Weißgold. Es war für mich unvorstellbar, dass sie nicht echt sein könnte. Es war eine Thermidor, so hieß die Marke. Das Weißgold gefiel mir sehr.

Auch dieser Freund meines Vaters gefiel mir sehr, weil er alleinstehend war, gebildet und elegant. Er lebte in Barcelona. Meiner Mutter gefiel er nicht wirklich, aber es war auch nicht so, dass sie ihn nicht mochte. Manchmal kritisierte sie ihn; manchmal lobte sie ihn über den grünen Klee. Wenn mein Vater mich jetzt sehen könnte, wie ich über Jordi Pons schreibe, ich glaube, dass er sich in demselben Maße freuen wie erschrecken würde.

Wieso erinnerst du dich daran, würde er mich fragen.

Auch ich frage mich das. Wieso erinnere ich mich an all das. Viele Jahre später ließen wir Bra und Valdi taufen. Es war ein besonderer Tag, ein sehr besonderer Tag.

Dreißig Jahre lagen zwischen meiner Erstkommunion und der Taufe von Bra und Valdi, aber sowohl meine Erstkommunion als auch die Taufe meiner Söhne wurden in demselben Restaurant gefeiert.

Nicht nur in demselben Restaurant, sondern auch an demselben Tisch und an derselben Stelle im Raum, neben denselben Fenstern.

Dort, wo ich jenes seltsame Fernglas geschenkt bekam, erhielten auch meine Söhne ihre Geschenke. Ich glaube, ich war der Einzige, der dieses verwirrende Detail bemerkte.

Es war derselbe Raum.

Ich war nicht der Einzige. Mein Vater, der große Bach, bemerkte es ebenfalls.

Wir beide bemerkten es, immer wir beide, immer er und ich.

So öffnet sich das Fleisch der Zeit, das Herz des Lebens, wenn du eine Übereinstimmung dieses Ausmaßes betrachtest, verstehst du, dass alles, was uns umgibt, in einer Ordnung fließt, die auch die Unordnung beinhaltet, und in einer Unordnung, die auch eine Ordnung beinhaltet, und alles steht in einer Spannung zueinander und dieser Spannung entströmen Freude, Hoffnung und Schönheit.

Alles verjährt, die Straftaten verjähren, meine Fehler verjähren, meine Schuld verjährt und all meine Hirngespinste werden verjähren.

Vor drei Jahren, 2016, war ich erneut an diesem Ort, in diesem Raum dieses Restaurants, und ich berührte die Luft, weil nur die Luft kommt, um mich zu begrüßen, wenn ich die Vergangenheit rufe.

Ich erinnerte mich an die Worte von Idea Vilariño: »Ich werde dich nicht sterben sehen.«

Das Anrufen der Vergangenheit kann dich vierundzwanzig Stunden am Tag beschäftigen. Was gibt es in meinem Leben sonst außer dieser verqueren und erdrückenden und heruntergekommenen und maßlosen Fülle der Vergangenheit.

Wenn man einem Menschen die Schuld nimmt, ihn von der Schuld befreit, sieht er die Welt ohne Traurigkeit und Angst. Der Erfinder der Taufe war ein großer Mann: Dir die Sünde zu nehmen, heißt, dir die Schuld zu nehmen. Weil wir geboren wurden, tragen wir Schuld, nicht wegen der Erbsünde, was für eine Geschichte, sondern die Schuld, dass unsere Eltern und Großeltern jemandem wehgetan haben und wir es auch tun werden, weil am tiefsten Punkt des Lebens der Schmerz sitzt, den wir unseren Nächsten zufügen.

Und plötzlich nimmt die Taufe die Schuld, und um mir meine zu nehmen, musste ich schreiben und Buße tun und mich reinigen und mich verdammen und mir vergeben und mich verbrennen und mich zerreißen.

Männer und Frauen suchen Freude und finden Schuld.

Jeden Tag denke ich an die Menschen, denen ich auf die ein oder andere Weise wehgetan habe, auch wenn es der unbedeutendste Schmerz der Welt in den Augen eines unparteiischen Richters wäre; aber der Schmerz ist niemals objektiv, der Schmerz findet sich in dem Herzen des anderen, wenn der andere sich verletzt fühlt, kann nichts diesen Schmerz tilgen, der Schmerz ist real und unwiderruflich.

Viele Menschen verstehen das nicht, noch werden sie es jemals verstehen.

Es hat mit den Wellen des Meeres zu tun, mit den Wolken, mit den Bäumen. Niemand würde die Schönheit der Dinge der Natur angreifen: Ein menschliches Herz ist wie ein Baum, es kann die Notwendigkeit nicht verstehen, dass jemand es beschneidet, ihm die Zweige raubt mit dem Versprechen auf ein besseres Leben.

Ich gehe, mit Mo an der Seite, ein paar Schritte eine Gasse im Zentrum von Zürich hinunter und finde mich auf einmal vor einem berühmten Uhrengeschäft mit alten Uhrmodellen im Schaufenster wieder. Es sind keine Uhren aus zweiter Hand. Es sind Uhren, die in der Zeit verloren sind – das Höchste für eine Uhr. Eine Uhr macht aus, Opfer der Zeit zu sein, die sie misst. Ich sehe viele Sammlerstücke in der Auslage: Alle bekannten Marken sind vertreten, mit Modellen aus den 1920er-Jahren bis zu Modellen vom Beginn des einundzwanzigsten Jahrhunderts. Ich bin fast bestürzt, als mein Blick auf ein Modell von Thermidor fällt, vom Beginn der Siebzigerjahre, aus Weißgold.

Mo und ich gehen in die Oper.

Wir hören *Norma* von Vincenzo Bellini im Opernhaus von Zürich, einem eleganten Gebäude vom Ende des neunzehnten Jahrhunderts, das ein älteres, durch einen Brand zerstörtes Opernhaus ersetzt hat. Mich berühren die Gebäude, die verschwinden und all das, was sich in ihnen abspielte, mit sich fortnehmen. Die Gebäude, die sie ersetzen, werden gebaut und verschwinden ebenfalls. Wir haben die billigsten Eintrittskarten gekauft, sie kosten je fünfundzwanzig Euro, es waren die einzigen, die neben den teuersten zu dreihundert Euro noch da waren. Es ist immer so: Die Eintrittskarten, die nicht verkauft werden, sind die teuersten und die billigsten und es bleiben in der Regel Plätze frei. Die Platzanweiserin führt uns zu unseren Sitzen.

Der erste Akt beginnt und ein Chor tritt auf. Es sind Oroveso und seine Druiden. Von da, wo ich sitze, sehe ich die Körper nur aus der Ferne. Wie gut könnte ich jetzt das Fernglas von meiner Erstkommunion gebrauchen. Die Vergangenheit ist ein Keller voller Objekte, die sich erst in der Zukunft als vorteilhaft und nützlich erweisen. Beim Betrachten dieses Kellers denke ich an die Vorsehung, an dieses mythologische Wort: »Vorsehung«.

Norma will ihre Kinder töten, weil der Mann, den sie liebt, sich in eine andere Frau verliebt hat, er hat sich in Adalgisa verliebt. Norma opfert sich in einem Akt der Schönheit genauso, wie ich es jeden Tag meines Lebens versuche. Das Schuldeingeständnis von Norma ist ein Bekenntnis zum Leben, ein Liebesakt, ein einsamer Akt.

Bewegt verlasse ich die Oper.

Die Schönheit Normas trifft mich.

Ich trage Norma in meinem Herzen. Ich bin Norma, sage ich mir. Wir sind alle Norma. Wir sind alle Opfer, Verzicht, Vergebung und Tod, wie Norma. So viel ich auch in diesem Leben verlieren mag, immer wieder werde ich die Möglichkeit haben, diese Oper zu hören, immer werden mir dieses verloren gegangene Fernglas und die ebenfalls verloren gegangene Thermidor-Uhr aus Weißgold bleiben.

Wir steigen in die Straßenbahn Nummer neun und fahren nach Hause.

Ich stelle mir ein Leben als Aristokrat hier in der Schweiz vor, ein Haus im Zentrum von Zürich zu besitzen und jede Woche in die Oper, ins Theater, ins Ballett zu gehen, in guten Restaurants zu Abend zu essen, auf dem See ein Boot zu haben und viel zu schlafen und wenig zu essen und in Frieden zu leben, endlich ruhig, unbesorgt und vergnügt zu sein.

Nichts zu begehren, nichts zu wollen.

Dass es irgendwo jemanden gibt, der auf dich aufpasst, und dass dieser dem Leben der Männer und Frauen das Böse, das Grausame und den Schrecken nimmt.

Das Wort, an das ich die ganze Zeit denke, ist »Vorsehung«, ich schlafe mit diesem Wort in meinem Kopf ein.

»Vorsehung«, was für ein geheimnisvolles Wort.

72

Der traumatischste Moment in meinem Leben lag in der tiefsten Vergangenheit, als meine Eltern mich zum ersten Mal in die Schule brachten. Ich dachte, dass es nur mich auf der Welt gebe, und plötzlich gibt es Hunderte von Menschen, die mir ähneln. Ich muss mit ihnen sprechen, mit ihnen zusammen sein. Und die Freiheit oder die Begeisterung oder die Freude kommt mir abhanden.

Es ist das erste Mal, dass du die Freude verlierst.

Die Menschen, die allein alt werden, ohne Familie, ohne Kinder und ohne Ehepartner, werden wieder zu dem, was ihr Körper einmal war, werden wieder Kind. Ein Kind im Angesicht der Gefahr.

Kinder, die im Angesicht der Gefahr allein waren. Ich verstand damals nicht, warum meine Mutter mich von sich entfernte und mich den anderen übergab, anderen Wesen, die schließlich zu meinem Leben wurden. Das Leben an der Seite meiner Mutter wurde ausgelöscht und ein anderes Leben begann, ein längeres, intensiveres, in dem sie sich von mir entfernte, bis sie starb.

Eines der größten Ärgernisse, die ich im Herzen trage, geht auf eine Stunde in der ersten Klasse in der von Priestern geführten Schule zurück. Der Priester hat das Klassenzimmer verlassen und einem Mitschüler übertragen, auf die Klasse aufzupassen.

Auf die Klasse aufzupassen, heißt, sich auf den Stuhl des Lehrers zu setzen, seinen Platz einzunehmen und darauf zu achten, dass niemand spricht und Ordnung herrscht.

Das passiert vor über fünfzig Jahren.

Vor einem halben Jahrhundert.

Das ausgewählte Kind strotzt vor Stolz. Es hat einen bedeutenden Auftrag erhalten, es ist ein auserwähltes Kind, so sehe ich das. Und ich beginne, darüber nachzudenken, woran jeder Mensch am

Ende denkt, wenn er von seiner Mutter getrennt wird und dem gesellschaftlichen Leben übergeben wird: Warum haben sie ihn erwählt, diesen Jungen, und nicht mich. Hier beginnt der Neid auf einen Posten, der Sozialneid.

Ein fünfjähriges Kind, das den Posten des Klassenaufsehers neidet.

Willkürlich entscheidet er, dass ich schwatze, aber es ist eine Lüge, ich spreche mit niemandem. Und er schreibt meinen Familiennamen an die Tafel. Aber er schreibt ihn mit »B« und mein Familienname ist mit »V«.

Als ich meinen Familiennamen mit »B« anstelle von »V« geschrieben sah, fühlte ich mich gedemütigt und verletzt, gleichzeitig perplex und neugierig, am Rand eines Abgrunds, der davon kündete, dass meine Identität unbedeutend und gewöhnlich für die anderen war.

Ich, der ich ein Gott für meine Mutter war, sah mich dort wie eine unwichtige Sache behandelt, wie ein unbestimmbares Etwas, wie ein Körper, wie einen nichtssagenden und lächerlichen Ballast.

Es war der traurigste Tag meiner Kindheit, der düsterste, der schrecklichste.

Jeder Mensch hat dieses erste Mal. Jetzt kann ich darin Schönheit sehen, weil letzten Endes jenes Kind, das ich war, einfach nur in seine Mutter verliebt war, so wie es alle Kinder auf der ganzen Welt sind.

Kinder, die nicht verstehen, dass sie ein gesellschaftliches Schicksal haben, weil sie dachten, dass es ihr Schicksal sei, auf immer und ewig an der Seite ihrer Mutter zu sein – so dachte ich.

Auf immer und ewig Mutter und Kind, das Kind an der Seite der Mutter, in Herrlichkeit, über das Leben herrschend, mit grenzenloser Macht, so wie in der christlichen Ikonografie. In dieser Ikonografie geht es auch um die Kindheit. Wenn man beim »Gotteskind« einmal von der religiösen Bedeutung absieht, die durch die Umstände bedingt ist und anekdotischen Charakter besitzt, steht es für Folgendes: die Unerschütterlichkeit der Mutter und ihres Kindes, die mit großer Geste Schönheit, Menschlichkeit verkörpern, weil die Menschlichkeit überschwänglich sein muss, damit wir sie begreifen, damit wir sie verstehen, damit unser Herz vor Freude zerspringt.

Ich verlor also mein Reich, als ich in die Schule kam.

Das »B« in meinem Familiennamen war der Beginn des Abschieds aus dem Paradies.

Die Erinnerung ist Fleisch und Blut.

Die Neurochirurgen haben viel mehr Wörter für Fleisch und Blut, aber es sind nur Wörter, Wörter ohne Tatsachen.

Wörter, die die beiden Wörter »Fleisch« und »Blut« weder besser machen noch ihre Bedeutung erweitern noch erklären noch nuancieren.

Fleisch und Blut ist das, was wir waren.

Aber welch wilde Schönheit, jener Junge und der andere Junge, der ich vor fünfzig Jahren war, in einer ersten Klasse, er, wie er mich anschaut und verfügt, dass ich geschwatzt hätte, dass ich eine Regel übertreten hätte, und er, der bereits etwas von Gesetzen verstand, und ich, erstarrt vor Ärger über das Gesetz, und mein Name dem öffentlichen Spott preisgegeben, mit einem Rechtschreibfehler auf eine Tafel geschrieben.

Dann kam der Priester und beschied, dass die Namen weggewischt werden.

Es gab weder eine Bestrafung noch Konsequenzen, es wurde einfach alles für null und nichtig erklärt. Er machte sich nicht einmal die Mühe, die beiden Namen derjenigen, die wir auf der Tafel standen, zu lesen. Er wischte sie routiniert aus.

Dort sah ich, wie sich plötzlich das, was ein unerträgliches Drama mit schrecklichen Konsequenzen schien, in Kreidestaub verwandelte.

73

Mein Vater kannte den Kapitalismus nicht in der Intensität, wie ich ihn gekannt habe. Der Kapitalismus war nicht in ihm, deshalb verlor er nicht das Vertrauen in das entsprechende Wort, er ging davon aus, dass er grundsätzlich gut war. Der Kapitalismus berührte nicht sein Herz.

Sein Leben lang misstraute er niemandem.

Voller Vertrauen reiste er durch die Städte. Niemals misstraute er den Leuten, mit denen er zu tun hatte.

Dieses Vertrauen meines Vaters in die anderen war Gold wert.

Darin war er Mo ähnlich, weil ich keine vertrauensseligere Frau als sie kenne. Immer vertraut sie den Leuten. Immer denkt sie, dass sich die Leute von ihrer besten Seite zeigen und dir niemals irgendwie wehtun wollen.

Ich ähnele meiner Mutter, die ebenfalls ein misstrauischer Mensch war. Ich bin nicht wie mein Vater. Aber jetzt ist mir klar, dass Misstrauen Schwäche und Scheitern bedeutet.

Nein, mein Vater kannte den Kapitalismus nicht in der Intensität, wie ich ihn kannte. Er sah ihn, ja, natürlich sah er ihn. Er sah das Leben von Reichen und Armen, er sah, wie sich der Reichtum willkürlich verschob, aber er wusste sich rauszuhalten, er machte dieses Theater nicht mit.

Wie machte er das?

Ich werde sterben, ohne es zu erfahren.

Er wurde, anders als ich, nie hintergangen. Niemals sah ich, dass er jemand anderem etwas neidete. Als würde er derart durch das Leben hetzen, dass ihm keine Zeit blieb, um sich fremden Reichtum anzusehen.

Er strebte nicht nach materiellen Reichtümern, nach Häusern, nach teuren Autos, nach keinem wie auch immer gearteten Besitz und noch weniger nach Geld.

Er wusste nicht einmal, dass es große Vermögen gibt. Noch verschwendete er einen Gedanken an die reichen Nachbarn in Barbastro und es gab einige. Noch kam es ihm in den Sinn, dass er etwas mit alldem zu tun hätte, damit, reich oder arm zu sein.

Er kam nicht in Versuchung.

Er schaute nicht hin.

Er war mit sich beschäftigt, aber, mein Gott, was war das »sich«. Ich glaube, dass ich es war, ich glaube, dass es Wagner und mein Bruder waren. Und er selbst.

Er hatte etwas ausgesprochen Leutseliges, etwas, das seinen Ursprung in den Herzen der einfachen Leute von Barbastro hatte. Die einfachen Leute schaute er schon an, weil sie seine Neugier weckten. Die Reichen weckten seine Neugier nicht. Die einfachen Leute schon, weil sie ihn wahrscheinlich an das Barbastro seines Vaters erinnerten, an das Barbastro vor dem Bürgerkrieg, als er ein Kind war.

Er erzählte wenig von seiner eigentlichen Kindheit vor 1936.

Aber er musste in dieser Zeit etwas Bedeutendes in den Straßen seines Barbastro gesehen haben. Der Krieg machte das alles zunichte. Mein Vater bewahrte sich eine Art Mystizismus, der ihn in die Regungslosigkeit seines Städtchens zurückbrachte, an einen Platz mit Säulengängen, an die vier Hauptstraßen, an die beiden Brücken über den Fluss, an die beiden Kirchen, an die Kneipen und an die Gärten.

Das ist wohl sein Paradies gewesen.

Und manchmal sah ich ihn durch die Straßen von Barbastro gehen. Er machte das auf eine sehr besondere Weise, so, als würde er die Schatten, die Toten, die Vergangenheit grüßen. Er sah die Vergangenheit seiner Heimat.

Er war eine Brücke zwischen der Vergangenheit und der Gegenwart.

Deshalb spazierte er durch Barbastro, als wäre er ein Engel.

Er mochte das Leben, das ich führen würde, nicht; vielleicht sah er es einmal: Er sah mein Leben oder er sieht es jetzt, und wenn er es jetzt sieht, tue ich ihm sicherlich leid oder er regt sich über mich auf oder ich erschrecke ihn, weil die angeborene Gutherzigkeit ihn davon abhielt, große Städte, viele Reisen, viele Menschen, viele wichtige Dinge zu erleben, die auf irgendeine Weise das letztendliche Problem des Menschen lösen sollen: die Einsamkeit.

Sein Reich der Einsamkeit war kristallklarer.

Ich wiederhole diesen Satz für mich: Sein Reich der Einsamkeit war kristallklarer als jenes der Regierungspräsidenten, als jenes der Ministerpräsidenten, als jenes der Chefs der großen Konzerne, als jenes der reichsten und berühmtesten Menschen des Planeten.

Und dann sehe ich dich wieder, Papá, leuchtend, hinabgestiegen, ohne Geld, ohne Haus, ohne Arbeit, ohne nichts.

Mein Leben ist das, was mir der Kapitalismus in jedem Moment gibt.

Alles, wenn ich atme, ist Kapitalismus.

Die Freunde, die Bekannten, die Kollegen, alle Menschen, denen ich begegne, sehen mich mit den Augen des Kapitalismus.

In seinem Leben gab es Freude, viel Freude. Deshalb pfiff er ständig. Kannst du jetzt für mich pfeifen?

Anfangs begeisterte es ihn, dass ich Schriftsteller war. Aber einmal las er eins meiner Bücher, das war bereits im einundzwanzigsten Jahrhundert, es gefiel ihm nicht. Ich weiß nicht, was er in dem Buch sah, er musste Dunkelheit, Erfundenes und Einsamkeit gesehen haben.

Dunkelheit und Vergänglichkeit, Staub und Schatten, wie es in jenem Film namens *Gladiator* heißt, wo ein ehemaliger Soldat, ein früherer Gladiator, im Angesicht des Todes zu seinen jungen Mördern die Wörter »Staub und Schatten« sagt.

Ich wusste, dass es ihm nicht gefallen hatte, aus seinem Verhalten, auch wenn er nichts sagte. In diesem Sinne glaube ich, dass mein Vater von etwas besessen war, es handelte sich um eine bereits lang währende Besessenheit, die uns seit der Nacht der Zeiten in Beschlag nimmt, eine Besessenheit von Vorfahren, die eine biologische Kettenreaktion hervorbringt, die sich inmitten der Evolution verliert. Mein Vater und der erste Mann, das ist es.

Je weiter sein Tod in die Ferne rückt – und jeden Tag entfernt er sich einen Meter mehr, weil zwischen den Toten Raum und Zeit in demselben Abschied zusammenfließen –, desto besser verstehe ich, dass in meinem Vater eine Art Gott wohnte.

Weil Gott – oder wie man ihn auch nennen mag, es gibt Tausende Wörter, nenn ihn Geheimnis, nenn ihn Wille, Schönheit, nenn ihn Genom, nenn ihn Spezies, obwohl »Gott« ein wirklich überzeugendes Wort ist – in den Körper der Väter schlüpft. Wenn die Väter sterben, zeigt sich Gott ein wenig. Wenn der Tod der Väter in die Ferne rückt, zeigt sich Gott erneut.

Wir sehen ihn in dem Leichnam.

Gott zeigt sich in dem Leichnam deines Vaters. Er erscheint dort zehn Sekunden lang. Und du siehst ihn. Das ist das Geheimnis. Du siehst die unergründliche Energie des Lebens.

Zehn Sekunden lang ist da Gott.

Er lässt es zu, dass du ihn zehn Sekunden lang siehst, damit du dir bewusst wirst, dass er da ist, dass er da sein wird, dass er, auch wenn du es nicht weißt, da ist, er ist da und in seiner Hand leuchtet die Freude.

»Greif sie«, sagt er.

Und du greifst nach dem Leichnam.

74

Irgendwann einmal nahm mich mein Vater mit nach Benasque, ein Städtchen in den Pyrenäen, in ein Hotel, das es nicht mehr gibt. Dieses Hotel hatte ein Schwimmbad, eines der ersten dort in den Bergen. Es war Juni, das Schwimmbad war gerade geöffnet worden und das Wasser eiskalt.

Niemand schwamm darin.

Wenn überhaupt, gab es jemanden, der sich Badesachen anzog. Die alten Schwimmbäder hatten mehr von einer Skulptur als den praktischen Wert von heute. Damals waren sie wie ein Kunstwerk. Sie waren mit großen Steinen eingefasst, sie hatten etwas Robustes, Fantastisches. Die Treppen waren aus Eisen. Sie reichten bis zu drei Meter in die Tiefe. Die alten Schwimmbäder waren wahrhaftig. Die heutigen sind nur schlechte Kopien davon.

Und mein Vater sagte zu mir: »Ich gebe dir fünf Duros, wenn du schwimmen gehst«, eines dieser alten 25-Peseten-Stücke, in die das Gesicht Francisco Francos geprägt war.

Und ich sah ihm in die Augen.

Er wusste, dass ich es tun würde.

Ich trug eine Badehose.

Und ich sprang in das eiskalte Schwimmbecken und ich schwamm ein paar Züge und alle kamen, um das Wunder zu sehen. Es waren einige Leute, einige Hotelgäste, ältere Damen, die die Bergluft genossen. Alles war friedlich, still, ordentlich. Unter den dicht belaubten Pyrenäen-Bäumen standen ein paar Tischchen und Bänke.

Ich stürzte mich in das Schwimmbecken, ich sprang kopfüber hinein. Das eiskalte Wasser machte mir überhaupt nichts aus, weil er mich ansah, weil er dort war. Es gab nichts Feindseliges, weder Schmerz noch Angst noch Gefahr.

Es gab nur das Wasser und mich und die Zeit, die stehen geblieben war, weil ich damals entdeckte, dass sich unter Wasser die Wirklichkeit nicht mehr bewegte, die Zeit sich abschottete und einfror in ihrem Lauf, die soziale Identität desjenigen, der sich unter Wasser aufhielt, verschwand und ich forschte dort, in dieser Zone derjenigen, die in dem Wunsch tauchen, sich aus dem Reich der Lebenden in ein anderes Reich zu begeben, das Reich des Wassers. Vielleicht wollte mein Vater, dass ich das Reich des Wassers entdecke. Gerade er, der nicht schwimmen konnte. Aber auch wenn er nicht schwimmen konnte, wusste er alles. In das Reich des Wassers dringen keine Stimmen, dort gibt es weder Pakte noch Eitelkeiten, dorthin dringen weder Absprachen noch Hierarchien noch Regierungschefs noch Reichtum noch Armut noch Gerechtigkeit noch Ungerechtigkeit, dort gibt es nur Stille, Schwerelosigkeit, die Aufhebung des Hör- und des Tastsinns und das gedämpfte Licht, das hinabsteigt, ein gefiltertes Licht, wie bei einer Erscheinung.

Als ich aus dem Wasser kam, wartete er mit einem Handtuch auf mich. Ich dachte, dass mein Vater die Naturkraft selbst sei, eine unumstößliche Tatsache.

Und die Leute sahen uns beide an.

Vielleicht dachte ich, dass ich mich im Reich des Wassers wieder mit ihm in Verbindung setzen könnte, wenn seine Lebenszeit abgelaufen wäre.

Niemand schwamm an diesem Tag, damals wussten die Leute nicht, wie gut ein Bad in eisigem Wasser tut. Damals wussten die Leute nichts über Spas. Die Leute hatten in jener Zeit nicht viel, aber sie hatten ihr Leben. Alles war mit mehr Anstrengung verbunden, es gab keine Technologie, aber das Leben war reicher. Heute leben wir mit Abbildern des Lebens. Früher, zumindest an dem Tag, an den ich mich erinnere, brauchte das Leben kein Abbild, weil es vollkommen war.

Ich weiß nicht, warum er das machte, warum er mich herausforderte. Ich denke, es war so, weil er mich im Wasser sehen wollte, er machte diese Dinge, aber hierin liegt das eigentliche Problem.

Und das eigentliche Problem ist, das diese Dinge, die er machte – wie dieses Angebot, mir fünf Duros zu geben, wenn ich in einem Schwimmbecken in den Bergen schwamm –, die menschlichsten Dinge sind, die mir im Leben widerfahren sind.

Ich freute mich unbändig, als ich aus dem Wasser kam, und ich hatte die Wette gewonnen, es war, als hätte ich mich in einen Helden verwandelt.

Es gefiel ihm, mich schwimmen zu sehen.

Die vergangene Zeit kann nicht wiederkommen, aber es gibt etwas, das immer wiederkommt, das immer aufs Neue wiederkehrt: das Geheimnis.

Mag das Leben sterben, aber nicht sein Geheimnis, das jetzt in meinen Söhnen wohnt. Die Menschen vergessen das Geheimnis. Deshalb scheitern sie im Leben, sie gehen unter, werden traurig, gehen fremd.

Meine moralische Verantwortung als Schriftsteller ist es, an die Existenz des Geheimnisses zu erinnern.

75

Einmal nahm mein Vater mich zum Pilzesammeln mit. Einer seiner Freunde war dabei. Es war ein Mann, der immer eine filterlose Zigarette im Mund hatte. Er hatte nur wenige Haare auf dem Kopf. Meine Mutter mochte ihn nicht besonders, sie mochte es nicht, dass ihm die Asche der Zigarette irgendwann runterfiel; damals gab es viele solcher Leute, Leute, die rauchten, ohne auf das wenig stabile Konstrukt der Asche zu achten, das immer größer wurde, je weiter die Zigarette geraucht war; und dieses Konstrukt stürzte plötzlich in sich zusammen und beschmutzte das Hemd und die Umgebung des Rauchers mit einem Aschehäuflein. Ich vermute, dass dieser Mann einmal bei uns zu Hause war und meiner Mutter irgendetwas schmutzig gemacht hatte. Meine Mutter rauchte auch, hatte aber einen Aschenbecher in der Nähe. Man könnte von zwei Sorten von Rauchern damals sprechen: von solchen, die einen Aschenbecher benutzten (das waren die moderneren), und solchen, die ihn nicht brauchten (das waren die Urgesteine unter den Rauchern, die genauso rauchten, wie die ersten Raucher damals um das siebzehnte Jahrhundert herum geraucht hatten).

Viele Leute rauchten so, aufs Geratewohl, und jener Freund meines Vaters hatte immer eine Zigarette mit einer frei schwebenden horizontalen Aschesäule im Mund.

Das war epochal.

Jener Freund meines Vaters hatte einen Citroën 2 CV und mit diesem Auto fuhren wir an einem kalten, aber sonnigen Morgen im Oktober zum Pilzesammeln in die Berge. Dieses Auto fesselte meine Aufmerksamkeit, weil es mir wie eine Lüge erschien oder wie ein Spielzeug, weil seine Karosserie so wenig Schutz bot und die Sitze fast so wie Stühle waren. Es schien ein Auto für Kinder zu sein.

Die beiden trugen Körbe, ich nicht. Und sie hatten Messer, kleine Messer, mit einem Holzgriff. Und der Morgen ließ sich für sie gar nicht so schlecht an.

Sie redeten fast nicht, sie waren die Art Freunde, die sich nichts zu erzählen hatten. Mal eine Bemerkung dazu, ob es kalt ist oder regnen wird oder ob es sehr heiß wird, und weniges mehr.

Ich sah, wie mein Vater sich ab und zu bückte, um nach einem Echten Reizker zu suchen. Er mochte es nicht besonders, sich zu bücken, aber er mochte es, Pilze zu finden. Er hätte es vorgezogen, dass der Pilz sich wie von Zauberhand vom Boden emporstreckte und sich in seine Hand legte, ohne dass es nötig gewesen wäre, dass er sich bückte. Er mochte Pilze sehr, aber wir machten das nur einmal. Nie wieder sind wir Pilze sammeln gewesen.

Nur einmal im Leben, und in meiner Erinnerung ist das ein wichtiger Tag, warum?

Damals waren alle Straßen eng und es gab nur wenige Autos, die darauf fuhren. Zu Mittag aßen wir in einer Dorfkneipe. Oktober ist der ideale Monat, um in die Wälder der Provinz Huesca zu gehen. Die Bäume sind in verschiedenen Gelbtönen gefärbt, die Sonne ist so sanft, dass sie einen zu streicheln scheint.

Wir aßen Spiegeleier von Hühnern, die die Kneipenbesitzerin hielt. Wir aßen frisch gebackenes Brot. Alles war frisch zubereitet. Zu den Eiern aßen wir ein wenig *torteta*, eine Art Blutwurst. Mein Vater liebte *torteta*. Ich, um es ihm nachzumachen, ebenfalls. Aber eines Tages verstand ich, was das war – Schweineblut –, und aß sie nicht mehr. Wenn es mir nur niemand gesagt hätte.

Ich kann diese beiden Männer sehen, wie sie Spiegelei essen. Und dort offenbarte mir mein Vater ein Geheimnis, das mich mein ganzes Leben begleitet hat. Er sagte mir, dass man die Eier in siedendem Öl braten müsse, dass es egal sei, ob das Öl qualme, dass sie nur so gut werden würden, und außerdem könne man sehen, dass ein Ei nicht frisch sei, wenn beim Braten das Weiß auslaufe.

Deshalb waren die Spiegeleier, die sie aßen, klein, weil sie frisch waren. Sie aßen jeder zwei Eier. Ich eins. Dann bekamen sie einen hausgemachten Kuchen, der ebenfalls von meinem Vater gelobt wurde.

Aus dem Grund schaue ich mir jedes Mal, wenn ich ein Ei brate, die Größe des Eiweißes an. Ich bin besessen davon, zu sehen, wie sehr sich das Eiweiß ausbreitet, weil in diesem Rund, den das Eiweiß bildet, sich immer das zeigt, was mein Vater mir offenbart hatte, und dieser Tag, an dem wir Pilze sammeln waren und zum Mittagessen in dieser Kneipe gelandet waren, kommt zurück.

So ist es, es ist immer so.

Ich kann kein Ei braten, ohne dass in diesem Moment die Erinnerung an meinen Vater zurückkommt. Es ist ein Wunder, ein Meisterwerk der Erinnerung, ein Geschenk der Natur des Menschen.

Das erste Mal, dass ich in den Vereinigten Staaten, in dem Haus von Mo in Iowa, Eier briet, war ich außerordentlich erstaunt, weil die gebratenen Eier, die ich machte, sehr frisch waren, weil das Eiweiß sehr dicht und kompakt war, nicht dieses Eiweiß, was sich ausbreitet und zerfließt und die ganze Pfanne ausfüllt und das Eigelb schutzlos und in trauriger Einsamkeit zurücklässt.

Deshalb dachte ich daran, dass mein Vater die gebratenen Eier, die die Amerikaner essen, sehr gemocht hätte. Das dachte ich, ich dachte es mit Wut, weil ich es ihm niemals würde sagen können.

Mit Wut werde ich in den Tod gehen. »Geh nicht gelassen in die gute Nacht«, sagte der englische Dichter Dylan Thomas; wir gehen in sie mit vielen ausstehenden Gesprächen, mit vielen Dingen, die es zu erzählen gibt. Die Überlegungen meines Vaters zu den Spiegeleiern sind Gegenstand in einem berühmten Bild des Malers Diego Velázquez. Es ist das Bild mit dem Titel *Eine alte Frau brät Eier.* Die Eier, die auf diesem Bild zu sehen sind, hätten den Segen meines Vaters erhalten. Velázquez malte dieses Bild in Sevilla, im Jahr 1618. Und diese Frau auf dem Bild sieht aus wie die Frau, die meinen Vater und seinen Freund an jenem Morgen bediente, als ich mit ihnen Pilze sammeln war.

Der amerikanische Freund einer Bekannten von Mo war Farmer. Eines Tages saßen wir vier bei einem Kaffee zusammen. Er war ein großer und beleibter Mann, mit rötlicher Haut, und ständig lächelte er, wenn auch ein wenig aufgesetzt. Ein sehr fleißiger Mann, wenn auch diese Beziehung mit der Bekannten von Mo später in die Brüche ging. Aber er war so großzügig, uns ein Dutzend Eier von seiner Farm zu schenken.

Und als ich Öl in der Pfanne zum Sieden brachte und das perfekte und besonders frische Eiweiß dieser Eier sah, dachte ich erneut an meinen Vater und an jene Offenbarung. Und ich dachte erneut an 1618 und an diese Alte, die Velázquez in Sevilla beim Eierbraten gesehen hatte. Und dann erinnerte ich mich an eine andere Sache, an die ich mich bisher noch nicht erinnert hatte, und sie kam auch am Tag mit den Pilzen zur Sprache, aber ich schwöre Stein und Bein, dass ich mich bisher nicht daran erinnert hatte.

Der Satz meines Vaters war folgender: »Stell dir vor, obwohl das Öl siedet, ist das Eigelb fast kalt, das ist doch wirklich mysteriös; außerdem ist es nur gut gemacht, wenn es kalt ist.«

76

Dieser Morgen ist für mich wie ein riesiger, alter und dunkler Korridor, mit wenig Freude am Leben wache ich auf. Arnold ist hier, er hat mich eine ganze Weile nicht besucht, aber er kommt immer wieder. Er wird nie gehen. Mein Körper ist seine Wohnung, wo er ganz in seinem Element ist.

Ich bin allein mit ihm, es ist niemand anderes mehr da. Ohne Familie können die Menschen nicht leben, sagt Arnold, immer sagt er solche Dinge.

Sie schleppen sich über die Erde und werden mitten auf der Straße von einem Infarkt hinweggerafft, so stirbt Omar Sharif am Ende des Films *Doktor Schiwago.* Meine Mutter liebte Omar Sharif.

Die Familie waren ein paar Kinder, die auf einen Vater und auf eine Mutter warten, es gibt Leute, die das wenig schätzen und etwas anderes wählen, aber dieses andere hilft am Ende nicht, wenn man alt und hinfällig wird.

Nichts hilft außer Kinder.

Bra und Valdi wissen das nicht. Eines Tages werden sie es wissen, sie werden diesen verborgenen Sinn erkennen und die Geschichte eines Mannes, ihres Vaters sehen, der verzweifelt auf der Suche nach der Freude war.

Im Bett liegend, dachte ich an all das, ohne Lust aufzustehen, an meiner Seite Arnold ausgestreckt und mich mit Kälte betrachtend, und ich eingewickelt in die Betttücher, die kalt waren, aber angenehm kalt, mit einer Kälte, die mich an die Wohnungen denken ließ, in denen ich in der Vergangenheit wohnte und die keine Zentralheizung hatten.

»Nach dem Tod gibt es nichts«, sagte Arnold, »und deine Liebe zu deinem Vater und zu deiner Mutter ist nichts als ein literarischer

Wahn, oder besser noch, eine Störung; die Leute akzeptieren all das einfach so und genießen die Gegenwart.«

»Ich glaube nicht, dass es in der menschlichen Natur liegt, einfach so zu akzeptieren, dass die Zeit vergeht. Man kann die Gegenwart nicht genießen, ohne die Vergangenheit im Blick zu haben. Die Gegenwart ist wunderbar, wenn sie die Vergangenheit vervollständigt. Das Leben braucht das Gestern. Und auf der anderen Seite kann man in der Resignation Freude erfahren. Und die Gespenster sind nicht minder wichtig als die Wesen aus Fleisch und Blut.«

Damit waren Arnold und ich beschäftigt, als es an der Tür klingelte und mich jemand aus dem Bett holte. Es war ein Handwerker, der den Heizkessel reparieren sollte. In wie vielen Wohnungen hatte ich ohne Zentralheizung gelebt? Die Studentenbuden in den Achtzigerjahren hatten keine gehabt, immer hattest du dort das Gefühl, dass es kalt war. Zentralheizungen setzten sich erst zu Beginn der Neunzigerjahre durch. Nach und nach verschwanden die mit Gas betriebenen Zimmeröfen und die Petroleumöfen und die elektrischen Heizstrahler. Die spanische Heizungsindustrie wurde nach und nach von jener der Kühltechnik abgelöst. Inzwischen besitzen fast alle Wohnungen moderne Klimaanlagen. Erst machte uns die Kälte zu schaffen, dann die Hitze.

Ich habe ihm die Tür geöffnet und den Heizkessel gezeigt, der auf dem Balkon stand. Es war halb zehn Uhr morgens, ein Morgen im März, voller Sonne. Wir beide hielten inne, um in die Sonne zu schauen. Er sagte, dass ich mich glücklich schätzen könne, diese Sonne auf dem Balkon zu haben. Aber ich sagte ihm, dass ich immer in meinem Zimmer sei. Er fragte nicht, warum ich immer in meinem Zimmer sei. Ich nahm an, dass er Kinder hatte. Ich fragte ihn nach seinen Kindern.

Er hatte zwei, Paula und Leandro.

So hießen sie.

Er sagte mir, dass er Alberto heiße, sein Sohn heiße aber Leandro wegen des Großvaters seiner Frau, der so geheißen habe.

Während er den Heizkessel in Ordnung brachte, dachte er mit

lauter Stimme darüber nach, welche familiären Umstände dazu geführt hatten, dass er seinem erstgeborenen Sohn den Namen Leandro gegeben hatte.

»Ich kannte den Großvater Leandro nicht, aber die Familie meiner Frau hat ihn verehrt, sie sagen, dass er ein sehr guter Mensch gewesen sei, immer hilfsbereit. Und es musste so gewesen sein, wenn sie sich so sehr an ihn erinnern. Weil du dich an die schlechten Menschen nicht erinnerst oder schlechte Erinnerungen an sie hast.«

Das hat er gesagt.

Da wir viel geredet haben, hat er mir zum Abschied die Hand gegeben. Ich glaube, dass er gemerkt hat, dass ich höchsten Respekt vor ihm habe, Respekt, der auch gutartigen Neid beinhaltet, weil ich die Glückspilze der Herzen schon beneide.

Die Glückspilze der Herzen, eine unbekannte Sippe; wenn die Finanzverwaltung sie kennen würde, würde sie übertrieben hohe Steuern von ihnen verlangen.

Wenn ich doch nur genauso ein Glückspilz wie dieser Mann wäre, der meinen Heizkessel perfekt gereinigt und überholt hat und der glücklich in eine andere Wohnung gegangen ist, um einen anderen Heizkessel zu reinigen. Ich habe gesehen, wie er meinen gereinigt hat: Er machte es nicht nur mit Geschick, sondern auch mit Eifer.

Er war ein fröhlicher Mann.

Danke, lieber Gott, dass es auf dieser Welt Menschen wie ihn gibt.

Durch diesen Menschen namens Alberto ist Arnold verschwunden.

77

Verflucht seien meine Kurzsichtigkeit, meine Hornhautverkrümmung und mein müder Blick. Arnold ist zurück. Ich sehe immer schlechter und ich habe nie gerne Brille getragen, außer Sonnenbrillen.

Bei meiner Mutter war es genauso. Sie ertrug nur Sonnenbrillen, weil sie ein Accessoire waren. Meine Mutter und ich haben immer Accessoires gebraucht. Auch wenn sie billig und lächerlich waren.

Deshalb war sie von den Chinaläden so begeistert und ich auch. Als sie diese Läden für sich entdeckte, zu Beginn der Neunzigerjahre, wurde sie süchtig und ich auch.

Wir gingen zusammen dort hin und kauften Accessoires, Modeschmuck, billige Ketten und Flitterkram. Sie kaufte kleine Figuren, Elefanten zum Beispiel. Sie hatte eine Elefantenfamilie, fast eine Herde. Sie stellte sie in eine Vitrine. Dort standen die Elefanten, als Dekor der Wohnung. Ich kaufte Scheren und kleine Tacker, die sofort kaputtgingen. Alles war so billig, uns machte es glücklich, mit einem Haufen Kleinkram nach Hause zu kommen.

Die Elefantenherde war von großer Bedeutung. Als Wagner starb, half Mozart mir, die Wohnung auszuräumen. Mo gefielen die Dinge meiner Mutter, und das berührte und beruhigte mich. Der seltsame Nippes, den meine Mutter gekauft hatte. Und dazu gehörte zum Beispiel die Herde aus Gipselefanten, wenn sie denn aus Gips waren. Die Pokale, die mein Vater als Verkäufer, als Handelsvertreter, als Pumbaspieler erhalten hatte. Und das Service und einige seltsame dicke Kochbücher, die Johann Sebastian Bach gehört hatten. All das rettete Mo, ich verstand nicht, wie man all das retten konnte, ich sah den Wert nicht, aber Mo sah ihn schon.

Es schien, als wäre es Mos Mission, mir den Wert all dieser Dinge zu zeigen. Mo rettete eine Orchidee meiner Mutter.

Ja, Mozart rettete eine wagnerianische Orchidee. Sie nahm die Orchidee mit nach Madrid, der Vater von Mo topfte sie um, hegte und pflegte sie. Vor einigen Monaten sah ich die Orchidee, sie sah prächtig aus und stand kurz vor der Blüte und war noch am Leben.

Damals fragte Mo mich sehr oft nach meiner Mutter. Sie wollte wissen, was meine Mutter über sie gesagt hätte. Ich glaube, dass sie ihr sehr gefallen hätte.

Es wäre schön gewesen, wenn meine Mutter noch ein paar Jahre länger auf dieser Welt ausgehalten hätte. Genügend Zeit, damit sie Mo kennengelernt hätte. Das hätte mich glücklich gemacht oder, besser, es hätte mich beruhigt oder mir geholfen. Aber meine Mutter musste gehen. Ihr Fortgehen war wichtig, damit mein Leben Risse bekam.

Es hat nicht viel gefehlt, und Mozart und Wagner hätten sich kennengelernt. Mit Bach wäre das auf keinen Fall möglich gewesen, weil Bach 2005 starb.

Bach stammte natürlich aus dem Barock.

»Lass uns in einen Chinaladen gehen, Mamá«, sagte ich in jener Zeit und sie war glücklich.

Wir brauchten irgendwelchen Dekor, um unser Dasein aufzupeppen. Eigentlich faszinierte uns Luxus, aber wir kamen nicht über die Chinaläden hinaus.

In den Chinaläden hatten sie auch Sonnenbrillen und meine Mutter kaufte sie. Jetzt, mit meinem müden Blick und meiner Kurzsichtigkeit, kommt es mir so vor, als läge alles im Dunkeln. Deshalb kaufe ich für meine Wohnung in Madrid Glühbirnen mit maximaler Leistung, und mache alle Lampen an, in der Hoffnung, dass eines Tages eine Glühbirne in der Stärke der absoluten Helligkeit verkauft wird, Und trotzdem sehe ich nichts und verzweifle.

Ich sehe nur Arnold.

Mein Vater machte in unserer Wohnung in Barbastro immer überall das Licht aus. Meine Mutter machte es überall an und mein Vater regte sich darüber auf.

Mein Vater verwies auf die Stromrechnung, von der ich nicht wusste, was das war, und auf meine Mutter mit all den in der Wohnung angemachten Lichtern.

Und jetzt mache ich alle Lichter an.

Damit es in der ganzen Wohnung immer hell ist.

Immer dieser Kampf gegen die Dunkelheit.

78

Viele Male sah ich die Schrift meiner Mutter und wie diese Schrift nach und nach verkümmerte, wie sie immer weniger Bögen hatte und mehr zu einem Gekritzel oder Gekrakel wurde. Sie hatte eine einfache Schulbildung. Ich schaffe es nicht, sie mir an einem Schreibpult vorzustellen. Ich schaffe es nicht, sie mir in einer Schule vorzustellen. Sie las höchstens manchmal in einer Illustrierten. Sie schrieb nichts. Und wenn sie einmal ein Datum aufschreiben musste, war ihre Handschrift wie verkümmert oder eine abstrakte Malerei. Ich sah das und regte mich auf, es machte mir Kummer und Sorgen. Es tat mir sehr weh und ich wusste nicht, was ich machen sollte. Ich wurde wütend. Aber auf wen wurde ich wütend. Ich wusste nicht, auf wen ich wütend werden sollte. Auf die Geschichte? Auf Spanien? Ich dachte, dass meine Mutter sich anstrengen müsste, ich glaube, das war ungerecht. Mein Vater strengte sich an, die beiden hatten dieselbe einfache Schulbildung gehabt. In der Schrift meiner Mutter war Spanien zu erkennen.

Am Ende ihres Lebens schaffte sie es, wenn es hochkam, ein Wort zu schreiben, und dieses Wort war auf dem Papier fast unleserlich. Ich erinnere mich daran, dass das »e« riesig war, es war wie ein Buchstabe, der an einem Ast hing. Das »m« war schief, in einen Abgrund geneigt.

Ich sehe das Gespenst des Analphabetismus dort, wo meine ganze Familie ist und war, dort, wo wir immer alle waren. Hunderte von Jahren. Alle meine Vorfahren waren Kinder des jahrhundertealten Analphabetismus.

Zurück zu diesen Notizen neben dem Telefon, wo ein Wort stand, das mit einem halb vertrockneten Filzstift geschrieben worden war, das Papier gefaltet, die Vokale sehr breit, die Konsonanten krumm, das »l«, das bis zum Rand des Papiers wuchs, das »p« aufgebläht, das »b« an einer Stelle, wo ein »v« hingehörte, die »a« wie Ballons, die den »o« ähnelten, und die sahen wegen ihres inakzeptablen Anhängsels aus wie Kirschen.

Ich sah das und mein Instinkt sagte mir, dass diese Wörter in dieser verheerenden Rechtschreibung meine ganze Familie repräsentierten. Und mir wurde etwas sehr viel Schlimmeres bewusst, mir wurde bewusst, dass mich das von meiner Mutter entfernte.

Wir waren eine Kunstform, die in der Kunstgeschichte nicht vorkam.

Ich schreibe diese Erinnerung an meine Mutter in der italienischen Stadt Turin, kurz davor, verrückt zu werden, weil ich immer kurz davor bin, verrückt zu werden, vor allem, weil Arnold seine Arbeit gut macht, aber vielleicht habe ich auch endlich verstanden, dass alles gleich bleibt, dass mein Leben vor Jahrzehnten stehen geblieben ist. Wenn ich alleine in einem Hotel bin und mich die Angst in diesen Zimmern, in denen mir alles bedrohlich und gefährlich erscheint, besiegt, liegt das wohl nur daran, dass ich sie vermisse, dass ich meine Mutter vermisse und dass ich ihr geliebter kleiner Sohn bleibe und dass ich nicht einen Zentimeter größer geworden bin. Nur so lässt sich diese Verzweiflung erklären, von der ich niemandem erzählen kann.

Ich habe eine schönere Schrift, ich glaube, das ist alles. Aber ich kann sie verschwinden lassen. Ich nehme in diesem Zimmer den Notizblock vom Nachttisch und den Kuli mit dem eingravierten Namen des Hotels auf dem Schaft und fange an zu kritzeln. Ich schreibe »haber« ohne »h«. Ich deformiere Wörter. Ich mache krumme »m«. Ich mache »o«, die aussehen wie Säcke voller verfaulter Kartoffeln.

Und ich lache.

Das ist eine würdige Hommage.

Ich lege mich aufs Bett und ich muss unglaublich lachen. Ich stehe wieder auf und schreibe jetzt das Verb »haber« ohne »h« und mit »v«. Und so sieht es dann aus: »aver«. Und die Sprache verliert ihre Festigkeit, sie verliert ihren Sinn.

»Meine Mutter war die erste Dadaistin der Geschichte«, sage ich mit lauter Stimme.

Ich bleibe eine Weile stumm und schlafe auf dem Bett liegend an die zehn Minuten.

Als ich wach werde, nehme ich wahr, dass in diesem Zimmer in Turin der Terror der Gerüche begonnen hat. Es kommt mir vor, als würde es in dem Zimmer riechen. Ich versuche, den Geruch auszumachen. Ich glaube, es sind die Vorhänge. Es ist, als würde es nach Plastik riechen. Und plötzlich fällt mir wieder ein, dass die Luftmatratze, die mein Vater für die Ferien am Strand gekauft hatte, genauso roch. Ich bin rausgegangen und durch die Straßen von Turin spaziert und ich kam mir wie ein Besessener vor, der abdriftet. Es gibt keine Möglichkeit, diesen Wundbrand zu stoppen, diesen Fall meines Selbst in meine eigene Vergangenheit. Arnold ist in den Straßen von Turin aufgetaucht und hat mich am Arm gepackt.

Gleichzeitig bin ich wie von einem Gefühl der Wahrhaftigkeit versklavt, das ein Mann in sich trägt, der auf der Suche nach den Toten durch die Städte der Welt spaziert, jenem Gefühl der Wahrhaftigkeit, das im Blick von Arnold pocht.

Jetzt wird mir bewusst, wie das letzte Jahr meines Lebens war: die Flucht, die Reise; während ich reise, habe ich das Gefühl, dass sich die Schönheit mit mir bewegt, dass die Vergangenheit zurückkommt, dass die Welt mich liebt, dass das Leben real ist.

Mir ist bewusst geworden, dass die Humanität gesiegt hat. Gestern war ich in Rom und heute bin ich mit dem Zug nach Turin gekommen. Heute Morgen habe ich im Bahnhof Termini in Rom mit Blick auf die unzähligen Menschen und Züge eine Eingebung gehabt: Die menschliche Rasse ist eine einzige und dabei unsichtbare Identität und dieses Wesen hat sein Ziel erreicht, nämlich den Erhalt der Spezies.

Wir haben als Gattung gesiegt und irgendwie wissen wir das. Jetzt geht es nur noch darum, unsere Leben zu verlängern; wir sind auf der Suche nach dem ewigen Leben; ich suche es aus Liebe zu denen, die mich lieben. Und auch aus Liebe zu mir selbst. Ein langes

Leben sollte von Gesundheit begleitet sein. Dieses Wort, das Wort »Gesundheit«, verfolgt mich immer mehr, es ist möglich, dass es das wichtigste Wort in diesem Reich des Lebens ist. Meine Mutter spürte, dass die Gesundheit sie verließ, und sie konnte es nicht ertragen. Sie fand, dass die Natur gemein zu ihr war. Seitdem die Natur das mit meiner Mutter machte, hasste sie sie, verfluchte sie sie: Ich denke, dass sie mit mir dasselbe machen wird. Die Natur war gemein zu meiner Mutter. Ich sah diese Gemeinheit. Wie konntest du das meiner Mutter antun, o Natur, ihr, die die Einzige auf der Welt war, die dich so liebte, wie du in der ersten Nacht der Spezies geliebt wurdest.

Ich habe Mo angerufen, um ihr zu erzählen, was in mir vorging, und sie hat mir zugehört und mir gesagt, dass ich mich beruhigen soll. Ich habe ihr gesagt, dass ich die Gemeinheit der Natur gesehen hatte. Ich stelle mir vor, dass sie gedacht haben wird, dass ich verrückt werde; das ist es nicht, auf der anderen Seite, ich weiß es nicht. Also gut, ich habe mich beruhigt. Und ich habe aufgelegt, aber fünf Minuten später war ich schon wieder voller Angst und im Gespräch mit Arnold.

Ich habe meinem Sohn Valdi eine WhatsApp geschickt, aber ich werde nie eine Antwort erhalten. Valdi zu schreiben, ist, wie Gott zu schreiben. Mein Sohn Valdi und Gott sind zwei Wesen, die niemals auf die Briefe antworten, das ist wunderschön.

Mir ist nicht bekannt, dass Gott den Menschen, die zu ihm sprechen, antwortet.

Valdi hält es genauso.

Gott und Valdi sind gleich weit weg.

79

Ich habe die Übersetzung meines Romans in Italien vorgestellt. Ich habe also vor mehr als zweihundert Menschen von Bach und Wagner geredet. Die Leute haben mich dazu beglückwünscht, dass ich die Geschichte meiner Familie erzählt habe.

Ihr beiden seid hier, ins Italienische übersetzt. Jetzt kennen euch die Leute in Italien und ich habe darüber nachgedacht, ob das gut oder schlecht ist.

Ich glaube, dass Papá es schlecht finden würde und Mamá würde es davon abhängig machen, was sie mir dafür, dass ich eure Leben erzähle, bezahlen. Wie Mamá eben so war.

»Was schenkst du mir von all dem Geld, das man dir dafür bezahlt, dass du von deinem Vater und mir erzählst?« – Das hätte Wagner zu mir gesagt. – »Du wirst mir ein schönes Geschenk machen müssen und deinem Vater auch, weil du uns so wenig geschenkt hast, als wir noch lebten, und ich weiß ja, dass du es nicht konntest, und jetzt, wo du es kannst, sind wir nicht mehr da. Jetzt, wo du uns was schenken könntest, sind wir nicht mehr da, das ist zum Totlachen und ich weiß, was dir das bedeutet hätte, dass es für dich wichtig gewesen wäre. Ich hätte es toll gefunden und deinem Vater wäre es ziemlich egal gewesen, du weißt ja, wie dein Vater war. Er wäre aber bestimmt dankbar gewesen, wenn du ihn zu einem Abendessen in ein gutes Restaurant eingeladen hättest, das hätte ihm schon gefallen.«

Ich weiß sehr genau, was vor sich geht, wenn diese Stimmen kommen: Was vor sich geht, ist, dass ich auf der Suche nach Tricks und Täuschungen bin, Finten und Kniffen, um das verheerende Lebewohl, das wirkliche Lebewohl, zu verhindern. Ich erfinde mir das alles, um euch auf dieser Welt zu halten.

Jedes Kind sagt Lebewohl und kehrt dann zu seinem Leben zurück.

Was bin ich für ein Kind, dass ich euch auf dieser Welt festhalte und nicht zulasse, dass ihr euch ausruht. Ich weiß, was vor sich geht: Ich will euch aufwecken, ich will euch nicht schlafen lassen, ich lasse euch nicht bei den Toten ruhen, ich erlaube nicht, dass ihr die euch zustehende Ruhe und das Vergessen im Nichts derjenigen findet, die nicht mehr da sind.

Deshalb denke ich, dass ihr euch über die Dinge empört, die euer Sohn über euch schreibt. Ich denke, dass ihr mich hasst und mich verflucht, weil ich euer Leben öffentlich gemacht habe.

Aber indem ihr mich hasst, oder sei es auch nur, dass ihr euch fürchterlich über mich aufregt, seid ihr nicht mehr tot und kommt ins Leben zurück. Indem ihr wütend auf mich seid, und ihr habt recht damit, verlasst ihr den Tod, die Stille, die Unbeweglichkeit der Verstorbenen. Weil sich die Toten nicht ärgern, nicht böse werden, noch hassen können.

Das mache ich mit den Büchern, die ich über euch schreibe.

Ich setze euch zu, ich bedränge euch, ich piesacke euch, wie man das bei Menschen macht, die gerade einen Infarkt haben oder auf der Schwelle zum Tod stehen, man muss ihnen Ohrfeigen geben, damit sie nicht einschlafen, weil, wenn sie einschlafen, werden sie nicht mehr aufwachen.

Es ist eine Liebesgeschichte, die niemals aufhört.

Warum diese Liebesgeschichte?

Normalerweise gibt es Liebesgeschichten zwischen einem Mann und einer Frau oder zwischen einem Mann und einem Mann oder zwischen einer Frau und einer Frau, aber nicht zwischen einem Kind und seinen Eltern.

Was ist hier los?

Ich habe einfach nichts, das ist passiert. Ich bewege mich auf ein großes Nichts zu und ich habe nur euch zwei. Es gibt niemanden sonst mehr in meinem Leben. Weder Mo noch meine Söhne, die ich liebe und die mich lieben, können mir helfen.

Niemand kann mir helfen.

Nur ihr beiden könnt mir helfen und ihr seid tot.

Die Vergangenheit hat sich in einen Gott verwandelt.

Deshalb könnt ihr mir helfen, weil ihr es nicht könnt, deshalb halte ich mich an das Unmögliche. Es ist dieses »Ich sterbe, weil ich nicht sterbe« von Teresa de Cepeda.

80

Ich rufe am Empfang an und bitte darum, das Zimmer wechseln zu können. Wir verstehen uns nicht gut. Deshalb gehe ich zum Empfang hinunter. Die Dame am Empfang spricht Spanisch und sagt mir, dass sie mich begleitet. Sie zeigt mir eins im vierten Stock.

Ich bleibe in dem neuen Zimmer, aber ich glaube, dass es ein Fehler war. Ich verlasse das Hotel und spaziere durch Turin, die ganze Zeit denke ich, dass ich besser nicht gewechselt hätte. Jemand von der Organisation, die mich nach Turin eingeladen hat, zeigt mir die Stadt.

Ich bin begeistert von dem, was ich sehe.

Was ich sehe, versetzt mir Prankenschläge und dann wird mir klar, dass es möglich ist, dass es in mir etwas Unerklärliches gibt, und dass das immer mein Problem gewesen ist, Dinge zu sehen, die nicht existieren, außergewöhnliche Dinge zu sehen, wo nichts ist, Dinge, die dir das Leben schwerer machen.

Die Frau von der Organisation fragt mich, während wir durch die Stadt spazieren, nach den Charakteren meines Romans.

Wir betreten den Königlichen Palast von Turin, und während ich mir ansehe, wo die italienischen Könige lebten, erzähle ich der Frau von der Organisation, wo meine Familie lebte. Ich erzähle ihr von Barbastro. Plötzlich wird mir klar, dass es keinen Sinn hat, einer italienischen Frau von dieser Stadt zu erzählen, weil ich glaube, dass ich das aus Eitelkeit tue, weil ich nicht das Recht habe, mich derart in den Mittelpunkt zu stellen, es erscheint mir unrechtmäßig.

Ich sage deshalb, um das Gespräch in eine andere Richtung zu lenken: »Wir alle kommen irgendwo her und wir alle haben eine Familie, erzähl mir von deiner.«

Sie erzählt mir von ihrer, aber nur sehr kurz, und ich verstehe sie nicht besonders gut. Ich würde unglaublich gerne Italienisch sprechen, aber es ist mir nicht gegeben. Tausende Dinge sind mir nicht gegeben.

Der Heilige Geist schenkte den Aposteln die Gabe der Zungenrede, die Gabe, in allen Sprachen der Welt, die es gibt und die es gab, zu sprechen.

Das Latein, das Aramäische, das Hebräische, das Sanskrit, wie wären diese alten, nutzlosen, wo auch immer hin verschwundenen Sprachen wohl. Niemand auf der Welt spricht mehr Latein. Die Sprache, in der so viele Dinge gesagt wurden, ist tot. Die Sprache, die diese Zivilisation geschaffen hat, gibt es nicht mehr, so wie es jene, die mich erschaffen haben, auch nicht mehr gibt.

Ich kehre in mein Hotel zurück und betrete das neue Zimmer und weiß, dass ich die richtige Wahl getroffen habe. Ich würde gerne Latein sprechen, um die Schönheit zu feiern, ich würde die Luft mit lateinischen Silben schmücken, die niemand mehr spricht. Ich erinnere mich in diesem Moment an Don Luis Castilla, bei dem ich hauptsächlich Latein hatte. Ich erinnere mich, wie mir beim Übersetzen von Vergil der Kopf geraucht hat. Weil Vergil zu übersetzen in gewisser Weise war, als würdest du die Zivilisation mit den Händen fassen.

Ich stelle mir einen Mann oder eine Frau vor, die eine Sprache sprechen, die nur drei Sprecher hat: einen lebenden und zwei tote; eine Sprache, die keiner kennt. Die keiner versteht. Die Person wird denken, dass sie nicht sprechen kann, so geht es mir. Millionen und Abermillionen Menschen sprechen Sprachen, die mir unbekannt sind, und die Sprache, die ich spreche, sprechen nur zwei Tote und ich.

Ich glaube, dass ich vor der Erstarrung fliehe.

Die Erstarrung erschreckt mich, deshalb sage ich alle beruflichen Reisen, die mir angeboten werden, zu. Ich glaube, dass kein anderer Autor so viele Reisen wie ich annimmt.

Die ganze Zeit an demselben Ort zu sein, zwingt dich, jemand zu sein, eine bekannte Identität zu haben. Wenn du reist, wenn du beständig reist, bleibt dir keine Zeit, an dich selbst zu denken, du ziehst durch die Städte, über die Bahnsteige, durch die Straßen, durch die Flughäfen, durch die unwirtlichsten Orte. Deine Identität löst sich auf und dann ist Ruhe.

Deshalb reise ich, um mich nicht daran zu erinnern, dass ich einen Namen habe, um mich nicht mit mir selbst zu belasten.

Von Stadt zu Stadt, von Land zu Land, um mich nicht selbst zu spüren, weil, wer sich bewegt, keine Zeit hat, sich selbst zu denken. Stillstehen ist, wie sich im Spiegel anzusehen. Sich bewegen bedeutet, alle Spiegel zu zerstören. Sich bewegen heißt, sich nicht reflektiert zu sehen. Wer in Bewegung ist, kann nicht von einem Spiegel oder einer Fotografie eingefangen werden.

Ich reise auch, weil sich die Gespenster manchmal in den Städten der Lebenden verirren. Dann begebe ich mich auf die Suche nach euch.

Die Gespenster erschreckt die Erstarrung, weil es sie daran erinnert, dass sie tot sind, deshalb reisen sie, wie ich das tue. Wir fliehen vor der Erstarrung, weil sie dich in einen Bürger verwandelt, in ein Wesen mit gesellschaftlichen Verpflichtungen, in ein Wesen mit Familie, mit Arbeit und mit ständigem Wohnsitz.

Ich habe keine Familie, zumindest nicht offensichtlich, ich habe Reste oder Erinnerungen an Familie, die mir an der Haut kleben, und die einzige Möglichkeit, zu vergessen, dass ich keine Familie habe, ist, zu reisen.

Deshalb reise ich, weil ich meine Familie verloren habe. Und dieser Verlust lässt sich nicht wettmachen. Man kann ihn nur verherrlichen, vergrößern, ihn preisen, aber ihn nicht wiedergutmachen, man kann ihn erforschen, bis dieser Verlust Schönheit absondert.

Ich gehe durch das Hotelzimmer und denke, dass sie hier in Turin sein werden, mein Vater und meine Mutter.

Sie werden sich in irgendeiner Stadt auf der Welt verlaufen haben und ich muss sie suchen, aber ich weiß nicht, in welcher Stadt. Je mehr Städte ich besuche, desto mehr Möglichkeiten wird es geben, sie zu finden.

Ich öffne das Fenster des Zimmers und kalte Luft dringt herein und ich sehe in der Ferne die Berge, die Alpen, voller Schnee. Ich müsste dort hin, in die Alpen, ich müsste sofort dort hin und nach ihnen fragen.

Ich sehe drei Wesen, die reisen, drei Wesen, die vor der Erstarrung fliehen. Zwei dieser Wesen reisen als Tote. Der andere reist als Lebender. Aber wir drei reisen.

Vielleicht verherrliche ich den Beruf meines Vaters: Er war Handelsvertreter, ein Mann, der in Pensionen schlief. Ich bin Wortvertreter, ich schlafe jetzt in Hotels. Ich weiß nicht, ob die Hotels, in denen ich schlafe, besser sind als die Pensionen, in denen mein Vater schlief.

Er hat mir nicht von diesen Zimmern erzählt, von diesen Speisehäusern, diesen Gasthäusern. Niemals hat er sie mir beschrieben.

Warum sollte ich irgendwohin, wenn ich nicht meinem Vater davon erzählen kann. Ich kann ihm nicht erzählen, was ich esse, was ich sehe, was ich kaufe, was ich betrachte. Ich kann ihm nicht die Städte beschreiben, die ich besuche. Deshalb esse ich nichts; deshalb sehe ich nichts; deshalb kaufe ich nichts; deshalb betrachte ich nichts; deshalb bin ich in keiner Stadt.

Doch, einmal sprach er mit mir über eine Pension. Es war die Pension Vivas in der Stadt Jaca. Ich stelle mir vor, dass er sich allein gefühlt haben muss, so wie ich jetzt in den Hotels, in denen ich schlafe. Der Grad der Einsamkeit ist ebenfalls wichtig, weil ich gerade Mo angerufen habe und wir zehn Minuten gesprochen haben. Aber dann haben wir das Gespräch beendet. Und das Gespenst meines Vaters ist wieder da und das Gespenst aller Zimmer der Gasthäuser und Pensionen, in denen er während seines Berufslebens schlief.

Ich glaube nicht, dass mein Vater jemals dieses Wort »Berufsleben« verwendet hätte.

Ständig frage ich mich, was hast du gemacht, Papá. Hast du durch deine Anstrengungen zum Reichtum in Spanien beigetragen?

Was ist Reichtum?

Bevor Reichtum verteilt werden kann, muss er geschaffen werden. Wer schafft heute in Spanien den Reichtum? Davon spricht schon keiner mehr. Sind die hohen Staatsbeamten diejenigen, die den Reichtum schaffen? Wer schafft ihn? Wer gibt uns zu essen?

Du hast ihn geschaffen. Du hast dazu beigetragen, dass die Männer in den Sechzigerjahren bei einer Schneiderei einen Anzug in Auftrag geben konnten, das hast du gemacht. Was haben andere gemacht? Was machen die Leute heute?

Ich sah dich nicht, wenn du um sechs Uhr in der Frühe aufgestanden bist, weil ich dann noch schlief.

Du sahst mich nicht früh aufstehen, weil wir damals schon nicht mehr zusammenwohnten.

Meine Söhne sahen mich nicht früh aufstehen, so wie ich dich nicht früh aufstehen sah, es ist ein Programm, das hinter den Kulissen abläuft, im Dienst des Wohlstands eines Landes.

Ich erinnere mich, dass du vorgabst, keinen Wecker zu brauchen, dass du ihn der Lage wärst, zu einer bestimmten Uhrzeit aufzuwachen. Ich hörte dich das sehr oft sagen. Alles, was ich dich sagen hörte, kommt wieder.

Weil du manchmal um fünf anstatt um sechs aufstandst, wenn du nach Teruel musstest, was dein entferntestes Ziel war.

Ich sollte dich nicht länger suchen, aber es gibt in meinem Leben aktuell nichts, was so schön wäre, wie dich zu suchen, vielleicht, weil ich mich selbst suche, indem ich dich suche.

Dich zu suchen, ist Schönheit.

Ich suche dich nicht länger um deinetwillen noch um meinetwillen, sondern der Schönheit wegen.

Ich war derjenige, der hörte, wie du damit angabst, keinen Wecker zu brauchen, und mir schien das eine außerordentliche Heldentat, die deine legendäre Herkunft bezeugte, deine vortreffliche Herkunft, weil alle Arbeiter dieser Welt einen Wecker brauchten, aber du nicht. Und wie gerne ich jetzt dieses Geheimnis beschwören würde, um zu wissen, ob dieses Geheimnis noch irgendwo leuchtet.

Weil sich dieses Geheimnis wie eine gigantische Feuerschlange in meiner Seele windet, immer dann, wenn ich früh aufstehen und den Wecker meines Smartphones stellen muss, weil ich mich, wenn ich mit dem Zeigefinger auf dem Bildschirm die Uhrzeit wähle, an deine Worte erinnere, und diese Worte, die du so oft sagtest, scheinen mir fremd, wie blaue Tränen.

Ich verstehe nicht, warum ich mich so oft an dich erinnere, warum ich mein Leben der Erinnerung an dich opfere. Ich verstehe diese Größe nicht. Ich verstehe sie nicht. Weil mich die Erinnerung an dich verzehrt und mich in den Raum der Seelen führt, an einen Ort, an dem sich Geheimnis, Schönheit und Freude verbinden.

81

Die Eitelkeit der Menschen ist so unverhältnismäßig wie pervers, diese Eitelkeit, zwischen Männern und Frauen unterscheiden zu wollen, zwischen Menschen dunkler Hautfarbe, weißer Hautfarbe, gelber Hautfarbe.

Es ist nur Eitelkeit.

Diejenigen, die der Gleichheit zwischen Männern und Frauen auf der Spur sind, glauben, dass sie nicht gleich sind, aus Eitelkeit. Die Eitelkeit der Geschichte der Menschheit. Immer die Eitelkeit. Die Eitelkeit, Recht sprechen zu wollen.

Als wüsste die Natur, ob jener Körper männlich oder jener weiblich ist. Unsere Eitelkeit empört mich. Aber sie lässt mich etwas sehen, das ich von meiner Mutter geerbt habe. Meine Mutter unterschied nicht zwischen Männern und Frauen. Für sie gab es nur das Leben, es war für sie unbestimmt, ungestalt, endlos, selbstverständlich, beständig, von Gesellschaft und Konventionen unabhängig, uneitel, ohne Verpflichtung, ohne Entwicklung, schwebend und unerschütterlich.

Diese Abwesenheit von Eitelkeit war ein Geschenk, das sie mir machte.

Wie konnte sie mir so etwas schenken, etwas so Zartes und Originelles.

Ich kann nicht zwischen Männern und Frauen unterscheiden, weil ich ein Ignorant bin, weil ich ein zutiefst uninformiertes Wesen bin, weil ich nicht den Glauben und die Eitelkeit in mir trage, die man haben muss, um Anatomien zu unterscheiden.

Ich weiß nicht, wie die Anatomie eines Mannes verglichen mit der Anatomie einer Frau ist. Unterscheiden zu wollen, zwingt mich zu einem Glaubensakt, bei dem meine Intelligenz versagt, scheitert, Schiffbruch erleidet, sich auflöst.

Jemand, der niemals einen Unterschied bemerkte, kann nicht an die Gleichheit glauben, nicht, weil er die lange Leidensgeschichte der Frau verkennen würde, sondern aus Demut.

Wie sollte ich zwischen Mann und Frau unterscheiden, wenn ich nicht an die Gesetze der Menschheit glaube, an die Gesetze der Geschichte, an die Gesetze der Gesellschaft. Wo ich doch nur verzweifelt versuche, in die Nacht des Geheimnisses zurückzukehren, in die Nacht des Mondes, der Sterne und der Flüsse, was die Heimat ist, die meine Mutter mir gezeigt hat.

Das Leben rächt sich in jedem Augenblick an den Gebildeten und Gelehrten und den Weisen. Weil das Leben Engel erwählt, es erwählt keine Bischöfe. Weil das Leben Dichter erwählt und keine Schriftsteller.

Unglaublich, wie das Leben ist.

Wie verrückt es ist.

82

Ich bin im Prado-Museum. Alle großen Gemäldegalerien zeigen königliche Hochzeiten und Hochzeiten von Kaisern. Die Hochzeiten der Könige sind prunkvoll und überdauern in den Museen, in der Erinnerung der Geschichtsbücher und überdauern in der Erinnerung der Menschen.

Die Hochzeiten der Untertanen sind bescheiden und einsam. Damit wird ein elementares Gebot erfüllt, das die Gründung eines Volkes betrifft, darauf basierend, dass der Armut und der Anonymität von Millionen ein Reichtum und die Erinnerung an einen Einzelnen entgegengesetzt werden, denn, damit die Völker und die Nationen existieren, muss eines ihrer Mitglieder gekrönt werden, als wäre es ein übernatürliches Wesen.

Es ist ein Glaubensakt.

Deshalb befahlen die Könige und die Herrscher seit der Antike den Kniefall, weil das, was sie repräsentierten, unerreichbar sein musste, fern, vortrefflich, unmissverständlich, wenn man wollte, dass es das Volk oder die Nation gab.

Je gewaltiger und Furcht einflößender die Repräsentanz eines Staates oder einer Nation ist, desto mehr Macht und Geltung besitzt dieser Staat oder diese Nation. So war es lange Zeit.

Um an die Existenz eines Kollektivs zu glauben, muss dieses Kollektiv einen zerstörerischen und omnipotenten Repräsentanten haben. So ist die Geschichte gewesen.

Bereits vor drei Jahrhunderten zweifelten wir all das nichtsdestotrotz an. Die Nationen verderben, die Könige werden lächerlich gemacht und die Leute leben, wie sie können.

Die einzige Möglichkeit in meinem Alter, in Frieden zu leben, ist, ein wenig Schönheit zu atmen. Vielleicht die Schönheit, die aus der

Vergangenheit kommt, als wäre sie ein Glaube oder eine Religion. Wenn wir sie anbeten, wenn wir sie verehren, wie ich es tue, schickt die Vergangenheit uns ein wenig verborgene Freude. Dem widmete sich der französische Autor Marcel Proust in den letzten Jahren seines Lebens.

»Welcher Religion gehören Sie an?«, fragten sie Proust.

»Meine Religion ist die Vergangenheit«, antwortete er.

Marcel Proust wurde am 10. Juli 1871 in Auteuil geboren, einem Viertel in Paris, und er lebte einundfünfzig Jahre, was heute wenig ist. Er hatte große Augen und einen Schnurrbart. Ich stelle ihn mir vor, wie er sich im Spiegel ansah. Im Jahr 1905 starb seine Mutter, die er abgöttisch liebte. Das war ein Schlag, von dem er sich niemals erholte. Der Tod seiner Mutter war der Auslöser für sein großes Werk, seine Enzyklopädie *Auf der Suche nach der verlorenen Zeit.* Auch war er der Auslöser für seine Idee, sich zu erinnern, weil der Tod seiner Mutter ihn verstehen ließ, dass sich das Leben durch die Erinnerung an das Leben vervollständigen lässt. Er wurde sich bewusst, dass es nur eine Person auf der Welt gegeben hatte, die sein ganzes Vertrauen verdiente, und das war seine Mutter, die keine andere Frau oder kein anderes menschliches Wesen jemals ersetzen konnte. Das ist Scheitern: sich bewusst zu werden, dass die bedingungslose Liebe nur rückwärtig betrachtet werden kann. Auch ich wurde mir dessen bewusst, als mein Vater und meine Mutter starben.

Er schloss sich in Paris in einem Zimmer ein, verließ es nie und widmete sich der Feier der Vergangenheit. Er ertrug keinen Lärm. Er ließ Korkplatten an die Wände seiner Wohnung anbringen. Er war ein Pionier der Schalldämmung. Es gibt nichts, was ich besser verstehen könnte, als Kork an die Wände anzubringen, um sich vor dem Lärm abzuschotten. Die Suche nach der Wahrheit ist dieselbe wie die nach der absoluten Stille. Ich hätte gerne den Tag erlebt, an dem ein paar Handwerker in die Wohnung von Proust kommen, um die seltsamste Aufgabe ihres Lebens zu erledigen: die Wände mit Kork zu isolieren. Sie haben noch nie etwas Vergleichbares gemacht. Es scheint eine sehr leichte Arbeit zu sein, weil die Korkplatten im Vergleich zu den Ziegeln oder Steinen oder dem Marmor nichts wiegen. Jedoch stellen sie bald fest, dass ihr Auftraggeber ein Perfektionist ist, der sie zu einer quälenden Sorgfalt zwingt. Prousts Arnold, wie auch der von Kafka, ist der Lärm.

Die erste Schalldämmung in Paris wurde in der Wohnung von Marcel Proust gemacht. Die Handwerker verstehen den Auftrag nicht, aber Proust bekommt leuchtende Augen. Er glaubt, dass er dem Lärm, seinem persönlichen Arnold, den endgültigen Schlag versetzt. Freud hätte gesagt, dass er in die Stille des mütterlichen Uterus zurückkehren wollte. Vielleicht suchen wir alle diese Stille. Und Proust begann, über all das zu schreiben, was er erlebt hatte, und in dem Maße, wie er schrieb, rettete er das Gelebte und verlieh ihm eine epische Dimension, er verwandelte es in eine geheiligte Geschichte, und so erschien ihm das gegenwärtige Leben erträglich, er hörte keinen Lärm mehr.

Er putschte sich auf.

Ein nach seinem eigenen Leben, nach seiner Vergangenheit Süchtiger.

Wenn er sich ausruhte, wenn er ruhig, mucksmäuschenstill dasaß, auf irgendeinen verfluchten Lärm horchend, und dann feststellte, dass die Korkplatten funktionierten, flutete Freude sein Herz.

Von allen Schriftstellern, die es jemals gab, ist er derjenige, den ich am besten verstehe.

Marcel Proust stirbt am 18. November 1922 in Paris, ohne dass er sich des Todes bewusst gewesen wäre, weil er sein Leben in Tausende von Seiten gerettet hatte. Er stirbt von der Vergangenheit betäubt. Er stirbt von Freiheit und Freude erfüllt.

Tausende Seiten, Millionen Wörter.

Ich stelle mir folgende Szene vor: Ich komme mit einem Schiff in eine große Stadt, so etwas wie New York zu Beginn des zwanzigsten Jahrhunderts, ich trage Koffer, einen Mantel voller gestopfter Löcher, ich habe Hunger und friere.

Und ein Beamter fragt mich nach meiner Religion. Dieselbe

Frage, die auch Proust gestellt wurde. Weil man unmöglich leben kann, ohne an etwas zu glauben.

»Meine Religion ist die Vergangenheit«, antworte ich.

Eine Religion, die sich auf die Vergangenheit gründet, auf die Verehrung des Vaters und der Mutter und von allem, was in einer früheren Zeit als dieser war, in der die geliebten Menschen nicht sterben.

Ich weiß also, wohin ich gehe.

Ich kehre nach Hause zurück.

Ich klingele an der Tür, weil ihr mir noch keine Haustürschlüssel gegeben habt, weil ich noch zu klein bin. Ich komme an die Klingel. Und ich klingele und du öffnest die Tür, Mamá, du öffnest sie und diese Szene findet jetzt statt und sie wiederholt sich und wiederholt sich und wiederholt sich und ich schreibe sie in all meinen Büchern, weil das ein Gebet ist, eine Anrufung, ein Psalmengesang, was dazu führt, dass du von etwas gekrönt erscheinst, was du nicht hattest, als du lebtest, du erscheinst von Schönheit und Freude gekrönt.

Weil die Freude ein Geheimnis ist.

Weil ich gerade eine Religion gegründet habe. Es gab einen sehr berühmten Literaturkritiker, der sagte, dass die großen Schriftsteller persönliche Religionen gegründet haben, wie etwa der Schriftsteller Franz Kafka. Die Vorstellung ist mir sehr lieb, natürlich bin ich nicht Kafka, aber ich habe mein eigenes Herz.

Die Einbildung, die Illusion, ein Herz zu haben.

83

Heute habe ich fünfzehn Minuten mit Bra telefoniert. Das Tolle an den Smartphones ist, dass sie die Gespräche vermessen. Ich vertraue den Zahlen mehr als den Wörtern. Ich hatte fünfzehn Minuten mit ihm, das ist ein Erfolg.

Deshalb muss ich wissen, wie viele Minuten es sind.

Es ist egal, worüber wir sprechen, was zählt, ist die Zeit.

Weil die Zeit das Miteinander misst, und das ist das Fundament der Liebe: die Stunden, die Tage, die Jahre an der Seite eines geliebten Wesens.

Fünfzehn Minuten, das ist die Zeit unseres Miteinanders gewesen.

Und trotzdem bin ich ruhig. Weil ich bei einem Gespräch von drei Minuten traurig gewesen wäre. Die Eltern müssen zeigen, dass sie sich bei jenen Themen, für die sich ihre Kinder interessieren, auskennen und dass sie etwas darüber wissen wollen, mit dem Ziel, fünfzehn Minuten zu erreichen.

Nach dem Gespräch mit ihm bin ich allein in einem Restaurant am Stadtrand von Madrid essen gegangen.

Ich habe Fleisch bestellt.

Plötzlich kam mir das Restaurant wie eine Kirche vor. Die Kellner waren jung, so um die zwanzig Jahre alt. Ich betrachtete sie eine Weile. Von Zeit zu Zeit sehe ich meine Söhne in alle jungen Menschen der Welt verwandelt.

Ich sehe sie arbeiten.

Die Kellnerin hat mir das Fleisch gebracht und mich gefragt, ob es mir schmecke. Sie musste zwanzig sein. Sie hatte dunkle Haut. Sie bemühte sich. Sie könnte meine Tochter sein.

Dann habe ich mir die Haare schneiden lassen. Und ein Zwanzigjähriger hat mich bedient, die Arme voller Tattoos. Ich habe an den Vater dieses jungen Friseurs gedacht.

Die radikale Schönheit unserer Kinder, daran denke ich. Der Welt dargebrachte Schönheit, einer Welt, die für diese Darbringung nicht zugänglich ist. Väter und Mütter sehen, wie ihre Kinder zu harter Arbeit bestimmt werden, damit andere sich bereichern, aber ohne die Bereicherung dieser wenigen würden wir alle im größten Elend enden. Das ist pervers und gleichzeitig lustig.

Die außerordentliche Schönheit all der Kinder aller Männer und Frauen dieser Welt sollte beschützt werden.

Mo hat keine Kinder. Wir probierten es, aber es klappte nicht. Ich betrachtete sie und stellte mir unser Kind vor, das ihr Haar geerbt hätte. Ich dachte an ein Mädchen. Als wir vor fünf Jahren zusammenkamen, versprachen wir uns, ein Kind zu bekommen. Ich hatte schon zwei, aber es machte mir nichts aus, noch eins zu haben.

Ich war sehr berührt, als Mo akzeptierte, dass es sehr schwierig werden würde, mit mir ein Kind zu bekommen. Wir waren bei einem Spezialisten und ergriffen Maßnahmen. Aber es passierte nicht. Ein Teil von mir hatte Bammel. Inzwischen habe ich keinen Bammel mehr. Jetzt denke ich, dass es wunderschön gewesen wäre, einen Sohn oder eine Tochter mit ihr zu haben.

Ich bin sicher, dass es ein Mädchen geworden wäre.

Ich schaffte es, mir vorzustellen, wie sie ausgesehen hätte. Ich dachte, dass sie von ihr den rötlichen Ton der Haare geerbt hätte und die länglichen Finger. Ich stellte mir Namen vor. Ich dachte an Elvira oder Clara oder María, eben Namen, die mir gefallen. Oder Carmen oder Isabel oder Inés. Die spanischen Frauennamen sind so schön. Ich hatte wegen meines Alters Sorgen. Kinder aufzuziehen, ist sehr anstrengend. Vor etwa vier Jahren fürchtete ich, dass Bra und Valdi wenig begeistert wären, wenn sie erführen, dass ich ein Kind haben würde und sie ein Halbgeschwister. Ich fürchtete mich sehr vor ihrer Reaktion. Die Vorstellung, dass das Ganze zu einer Tragödie werden könnte, erschreckte mich. Jetzt bereue ich diese Angst. Man muss nicht solche Angst haben. Immer die Angst. Ewig die Angst.

Die Angst, die aufgrund der Reaktion der anderen auf dein Tun entsteht.

Auch fürchtete ich, dass dieses Kind mich nicht lieben würde. Dass es mehr seine Mutter liebte. Vielleicht, weil mir das so mit Bra und Valdi ergangen ist. Auch darin liegt Schönheit, einen Erzeuger mehr als den anderen zu lieben, und der weniger Geliebte versteht es nicht nur, sondern es freut sein Herz.

Es ist hart, mit der Frau, die du liebst, kein Kind zu haben; wir hätten uns früher treffen müssen, vielleicht fünf Jahre früher. Ich weiß es nicht.

Auch wenn wir es nicht haben, stellen wir es uns vor, träumen wir von ihm.

Ich stellte und stelle immer noch Berechnungen über die jeweiligen Alter an; ich mutmaßte, dass, wenn dieses Mädchen (weil ich ja dachte, dass es dieses Mal ein Mädchen sein würde) zehn Jahre alt wäre, ich sechsundsechzig wäre; und wenn sie fünfundzwanzig wäre, ich einundachtzig wäre.

Vielleicht und mit etwas Glück wäre dann alles vorbei. Ich würde sie mit einundachtzig in dieser Welt zurücklassen, sie wäre gerade fünfundzwanzig. Fünfundzwanzig Jahre ist wenig, es ist deshalb wenig, weil das Leben noch sehr zart ist, wenn man erst fünfundzwanzig Jahre alt ist, aber sie hätte noch ihre Mutter, und das beruhigte mich.

Ich stellte mir mein hohes Alter mit drei Kindern vor, das hatte was. Das alles ereignete sich aber nur in meiner Vorstellung, das heißt gar nicht.

Die Tochter, die Mo und ich nicht haben, oder dieser Sohn, ist ein Rätsel unserer Liebe, ein Geheimnis. Ein großer spanischer Autor, von dem ich viel gelesen habe, beklagte sich darüber, keine Kinder mit seiner letzten Frau gehabt zu haben, weil sie die Liebe seines Lebens war, aber er hatte sehr wohl Kinder mit seiner ersten Frau.

Die Kinder wissen es nicht, aber sie kommen auf diese Welt, um die Liebe zwischen Männern und Frauen zu besiegeln.

Die Kinder verwandeln sich in Feuerringe, die einen Mann und eine Frau für immer aneinanderbinden. Sie sind fleischlicher Ausdruck eines Liebeswillens. Ein Mann und eine Frau, die sich für ein Kind entscheiden, suchen nach der Verwurzelung ihrer eigenen Liebe, auch wenn sie das nicht wissen. Es wird nicht so einfach sein, unsere Ehe zu beenden, sagen sich Eheleute mit Kindern unbewusst.

Ich erinnere mich an ein Ehepaar, mit dem meine Eltern befreundet waren. Es war ein Ehepaar ohne Kinder. Ich kann das Gesicht dieser Frau jetzt vor mir sehen, das des Mannes ist aus meiner Erinnerung gelöscht. Ich höre meine Eltern so etwas sagen wie, dass sie keine Kinder haben konnten.

Sie waren immer zusammen. Im Spanien der 1970er-Jahre war es nicht einfach als kinderloses Ehepaar, wenn die beiden Ehepartner bereits älter als vierzig Jahre waren. In diesen kinderlosen Ehen gab es Enttäuschung und Frustration, Hunderte Stunden wurde die Natur befragt, als handelte es sich um eine Bestrafung.

Jenes kinderlose Ehepaar war mit meinen Eltern befreundet, aber etwas trennte sie und dieses Etwas waren mein Bruder und ich. Dieses Ehepaar könnten Mo und ich jetzt sein, aber ich sah als Kind, dass sie sehr verliebt ineinander waren, weil ich mich ganz genau an das Engelhafte dieser Frau erinnere und an ihr hübsches Gesicht, und ich erinnere mich, dass sie sehr liebevoll nach der Hand ihres Mannes griff.

Sie bekamen keine Kinder, sie hatten keine Kinder und die Leute redeten. Die Leute reden immer. Das machen die Leute in Spanien: reden. In jenen Jahren redeten sie über das eine; heute über das andere.

Niemals wird das Gerede aufhören, weil das Gerede ein riesiger Ozean ist, den wir Gesellschaftsleben nennen.

Das Gerede, immer das Gerede. Ohne Gerede gibt es weder Epochen noch Gesellschaft noch gemeinschaftliches Leben, gibt es keine Geschichte. Immer reden Menschen hinter deinem Rücken.

Vor fünfzig Jahren gab es einige unbestreitbare Gründe. Diese Gründe sind heute verschwunden und es gibt andere, die jetzt unbestreitbar, in fünfzig Jahren lächerlich sind. Aber das Gerede bleibt.

Das Gerede ist ein Kind der Polizei.

Die Schönheit ist Kind der Natur.

Die Leute machen sich über das Gerede von früher lustig und in der Zukunft werden sich die Leute über das heutige Gerede lustig machen und diejenigen, die sich heute über das Gerede der Vergangenheit lustig machen.

84

Wie soll ich ein Jahr von dem anderen unterscheiden, wie 1970 von 1977, wie 1980 von 1985, wie 1999 von 2009?

Alles ist Vergangenheit, eine Erfindung meiner Gedanken, meine Dinge, emotionale Bedürfnisse, Fantasien, Wahn, mein Leben.

Einmal, 2002 war es, wollte ich die Zeit herausfordern, ich war wie in Trance. Es war während der Osterferien und wir waren in einem winzigen Dorf an der Küste von Hondarribia. Wir spazierten über den Strand, der Wind war heftig, aber die Sonne schien.

Plötzlich überkam mich unbändige Freude. Die Mischung aus Sonne und Wind benebelte mich.

Ein verrückter Anfall von Freude.

Bra war fünf Jahre alt. Und er wollte, dass wir um die Wette rannten. Und wir rannten.

Der Strand war wie leer gefegt. Ein Strand im Norden von Spanien, mit einem welligen und aufgepeitschten Kantabrischen Meer mit Gischt in der Luft, Wasser, das der Wind in unsere Gesichter peitschte.

Ich umarmte Bra heftig, sehr heftig und hob ihn vom Boden hoch. Ich hielt ihn in die Höhe.

Und ich sagte zu ihm: »Versprich mir, dass du niemals diesen Moment vergessen wirst, dieser starke Wind soll sich dir ins Gedächtnis einprägen, dieser Wind, der uns fast wegfegt, Wind, Meer und Sonne, diese drei Elemente werden dir helfen, deine Erinnerung zu wecken, ich möchte, dass das die erste Erinnerung an deinen Vater ist, denk daran, präg sie dir ein, versprich mir das, die erste Erinnerung an etwas Wildes, an etwas Mächtiges, an etwas Schreckliches, an etwas Stürmisches, an etwas Glückliches, an die bedingungslose Liebe, die ich für dich empfinde und immer empfinden werde, weil ich dich immer lieben werde, was auch immer in deiner Zukunft passiert, wie auch immer du sein wirst, ich werde immer dein Vater sein, ich werde immer bereit sein, alles für dich zu tun, ohne dass ich jemals etwas von dir bekomme, weil, wenn du mir irgendwann einmal etwas gibst, es muss nur ein winziger Kuss sein, nicht einmal ein inniger Kuss, nur ein kleiner Kuss, weil ich diesen kleinen Kuss dann in die größte Festung des Universums verwandeln werde, größer als die Galaxien, größer als Millionen von Sternen, größer als Gott selbst, so liebe ich dich, Bra, so, vergiss das niemals, sag das deinen Kindern, die Kinder deiner Kinder sollen das ihren sagen, bis die Sonne auf die Spezies Mensch fällt und das Leben ausgelöscht wird, und auch wenn das Leben ausgelöscht ist, werde ich zu dir zurückkommen, ich schwöre es dir, ich werde in dein Blut zurückkommen, weil ich dein Vater bin, und bevor ich dein Vater war, war ich der Sohn des großartigsten Mannes der Menschheitsgeschichte, weil mein Vater der anständigste, gütigste, eleganteste und redlichste aller gewesen ist, dein Großvater.«

Bra versprach es.

Ich drückte ihn an mich.

Der Wind war außerordentlich stark, wie auch die Sonne und ich wollte, dass dies die Taufe von Bras Erinnerung würde, ich wollte, dass die Unermesslichkeit des Meeres der Unermesslichkeit seiner Zukunft entspricht.

Aber wir haben niemals wieder darüber gesprochen, noch werden wir jemals wieder darüber sprechen und ich glaube, er hat es vergessen. Ich habe mein Ziel nicht erreicht.

Jetzt weiß ich, dass ich tatsächlich an meinen eigenen Vater dachte. Es war 2002 und ich ahnte seinen nahen Tod.

Ich war damals Beamter und aufgrund meiner Stellung als Staatsbediensteter bekamen wir in dem staatlichen Hotel von Hondarribia einen Sonderpreis, einen Rabatt für Lehrer des Ministeriums für Erziehung, sodass wir dort absteigen konnten. Wenn es nicht so gewesen wäre, hätten wir es nicht bezahlen können. Weil die Paradores damals staatlich waren und den Beamten Sonderpreise machten. Ich erinnere mich, dass mich jene kleinen Gefälligkeiten erstaunten, mit denen die Verwaltung ihre öffentlichen Bediensteten belohnte. Staatliche Rabatte oder private Rabatte, Hauptsache, Rabatte. Wie sehr mich Rabatte freuten und sie freuen mich immer noch.

Mein ganzes Leben bestand aus Rabatten, ich habe mehr den Ruf der Rabatte gehört als den Ruf Gottes. Die Mittelschicht ist von Rabatten abhängig.

Ohne die Rabatte hätte unser Leben keinen Sinn. Und es wäre schlimmer. Und das ist lustig, wir müssen auch über diese endlose menschliche Komödie lachen können.

85

Ich bin zurück in Zürich. Ich wollte Mo sehen, auch wenn es nur für drei Tage war. Wir machten einen Ausflug nach St. Gallen, das ist eine Stunde von Zürich entfernt.

Mo hatte in der Stadt zu tun, sodass ich allein durch das Zentrum spazierte.

Ich weiß nicht, wie die Kirche in St. Gallen hieß, in die ich ging. Ich kann mir die deutschen Namen nicht merken, was an den minderen Fähigkeiten meines Hirns liegt, das mit dem Alter und dem ganzen Ärger und der Macht von Arnold immer schlechter wird. Auch wusste ich nicht, ob die schweizerische Stadt, in der ich mich befand, St. Gallen oder San Gallo hieß, weil im Internet beide Namen gebraucht wurden. Dieser Zweifel beunruhigte mich. Denselben Zweifel hatte ich, als ich die Stadt Basilia besuchte, die hier Basel genannt wird. Was ich dagegen sofort wusste, war, dass ich mich in der Kirche wohlfühlte. Ich konnte mich auf eine gepolsterte Bank setzen. Im Inneren war niemand, was mir erlaubte, die Stille zu genießen, etwas, das so selten vorkommt, etwas, das in der Zukunft das Motiv für Verbrechen sein wird, weil die Menschen aufgrund des Lärms verrückt werden. Um der Stille halber wird gemordet werden, wie heute um des Geldes halber gemordet wird, weil die Welt eine schrill tönende Hölle sein wird.

Die Tage sind gezählt, an denen ein normaler Mensch kostenlos Stille genießen darf. Auch die Sonne wird letzten Endes Geld kosten. Nicht alle werden sich in Zukunft sonnen können. Es wird eine verseuchte Sonne geben, die für alle verfügbar sein wird. Die richtige Sonne wird ein Luxusartikel sein, wie das Wasser der Flüsse.

Was wären die alten europäischen Städte ohne die Kirchen und die Kathedralen. Immer bezweifle ich die Datierung historischer

Architektur. Wenn man mir sagt, dass jene Kirche aus dem sechzehnten Jahrhundert ist, bezweifle ich das. Wenn man mir sagt, dass sie aus dem elften Jahrhundert ist, dann denke ich, dass ich belogen werde. Jenseits des neunzehnten Jahrhunderts steigt mein Geist aus. In diesem Moment lacht Arnold, ihm gefallen meine Zweifel, weil die Zweifel ihn nähren, sie sind sein Fleisch, sein Zucker, sein Gemüse, sein Obst, seine von Wasser triefende Wassermelone.

Ich bemerkte, und das verwirrte mich, dass die Kirchen der Geist der alten Städte sind. So ging es mir auch in Barbastro. Ich dachte darüber nach, wie es wäre, in einer Kirche zu leben.

Ich verließ die stille Kirche und ging zu einer anderen, viel größeren, wo auch Touristen waren, die Fotos machten. Interessant fand ich die Beichtstühle, weil daran die Namen der Priester standen, die dort die Beichte abnahmen. Es waren Beichtstühle aus dem neunzehnten Jahrhundert, aus geschnitztem Holz mit Skulpturen pausbäckiger Engel und dicken grünen Vorhängen. Mit einer Hand schob ich die Vorhänge zur Seite und war versucht zu fragen: »Jemand da?«

Ich hätte bleiben sollen, um in einem dieser Beichtstühle der Kathedrale von St. Gallen zu leben, in der geheimnisvollen Schweiz. Es wurde bereits dunkel, als Mo und ich in einen Zug stiegen. Als wir in Zürich ankamen, tranken wir im Hauptbahnhof einen Kaffee und ich genoss den verständlichen und unveränderlichen Namen der Stadt, weil es bei Zürich nicht so war wie bei St. Gallen oder bei Basel.

Dann, auf dem Weg in die Wohnung, schaute ich mir zum x-ten Mal die Uhrengeschäfte an. Ich dachte an die Werkstätten, in denen diese Uhren mit den berühmten Marken hergestellt wurden. Ich dachte an Sieben-Stunden-Schichten. Ich dachte an sehr qualifizierte Arbeiter, ein Glücksfall von Zeit-Arbeitern, Spezialisten für winzige Mechanismen, die die Tage messen, die uns bleiben.

Ich dachte an ihren Ruhestand, an die Weihnachtsessen mit den Kollegen, an die Freude dieser Essen, an die Freude ihrer Gehälter, an die Freude, die die betrieblichen Zulagen zum Gehalt auslösen.

Das Gehalt und seine alljährliche Erhöhung, der steigende Verbraucherpreisindex, die zunehmenden Aufträge haben das Leben der europäischen Arbeiter fröhlicher gemacht.

Alle Uhren, die ich in dem Schaufenster sah, hatten unvorstellbare Preise. Vor bereits einigen Jahrzehnten kamen plötzlich die außerordentlich billigen und beliebten japanischen Quarzuhren auf und das Messen der Zeit demokratisierte sich. Aber mir reicht es nicht, genau zu wissen, wie viel Uhr es ist.

Ich will die Uhrzeit auf einem wunderschönen Ziffernblatt aus Gold sehen, das der Zeit, die mir bleibt, Würde und ein wenig Schönheit verleiht.

Ich brauche eine Golduhr, nicht, um Luxus zur Schau zu stellen, sondern um die Zeit mit Schönheit oder Beständigkeit zu versehen.

Gold ist beständig.

Ich glaube, dass mein Bruder die Eheringe von Bach und Wagner hat. Er wird sie gut verwahren.

Die Eheringe müssen aus Gold sein, damit sie das Vergehen der Jahre aushalten. Alles verliert sich, aber das Gold wandert in den bescheidenen Heimen von Generation zu Generation, bis ein Krieg oder die Armut kommt, dann muss es verpfändet oder unter Preis verkauft werden.

Niemals fragte ich meine Mutter, warum sie nach dem Tod meines Vaters seinen Ehering an einer kurzen Kette um den Hals trug. Ich sah ihn dort hängen. Ich dachte, dass es dafür einen ästhetischen Grund gebe und dass sie so ihre Witwenschaft zur Schau trage.

Ich glaube, dass meine Eltern in gewisser Weise nicht an den Familienstand glaubten, sie hatten etwas Anarchisches. Deshalb hatten sie keine Hochzeitsfotos. Sie fühlten sich nicht wie ein normales Ehepaar, so wie meine Mutter sich auch niemals wie eine Witwe fühlte.

Ich habe das geerbt, eine Abneigung gegen die vom Staat geregelten Familienverhältnisse. Es ist nicht so, dass du die eigene Frau nicht liebst, du möchtest nur nicht, dass diese Liebe institutionalisiert wird. Du möchtest nicht, dass etwas ganz Simples durch die

Gesetze der Menschen einen künstlichen Überbau in Form eines Vertrages erhält.

Du möchtest auch niemanden besitzen.

Ich mag diese Ausdrücke wie »mein Ehemann« oder »meine Frau« nicht. Dieses Besitzanzeigende gefällt mir nicht.

Plötzlich war sie allein und der Mann, der sie fünfundvierzig Jahre lang begleitet hatte, war verschwunden, aber sie war keine Witwe. Weil, wenn sie sagte, dass sie Witwe sei, würde sie diesen Zustand für sich anerkennen, und sie lehnte jegliche Verbindlichkeit ab. Deshalb fühlte mein Vater sich auch nie als Großvater. Es war eine Abneigung gegen das Normale, gegen die Gesellschaft, gegen Normen, gegen die geregelten Familienverhältnisse. Sie glaubten an eine Form von Originalität und sie machten es aus Instinkt, nicht aufgrund von Erziehung oder weil sie besonders vornehm daherkommen wollten.

Sie waren reiner Instinkt.

Jetzt denke ich an die Haut. An die fünfundvierzig Jahre, die mein Vater diesen Ehering am Ringfinger trug. Er steckte ihn sich zum ersten Mal am 1. Januar 1960 an. Jemand – ich war es nicht – hat ihn ihm am 17. Dezember 2005 abgezogen. Fast sechsundvierzig Jahre, nur ein paar Tage, und jener Ehering hätte sechsundvierzig Jahre mit jener Haut feiern können.

Es waren also fast sechsundvierzig Jahre Eheleben.

Alles, was wir sind, ist in unseren Körper eingeschrieben. Das ist die Ehe: die minutiöse Kenntnis des anderen Körpers. In diesem Wissen offenbart sich uns das Leben. Die Form eines Fußes, die Anstrengung, die sich in einer Geste zeigt, wenn wir die Küche sauber machen, die Haltung der Hand, wenn im Haushalt ein Malheur passiert, der Blick nach einem schwierigen Telefongespräch, die Art, sich hinzusetzen, um fernzusehen, die Weise, die Zahnbürste auf dem Waschbecken liegen zu lassen, die Menge an Wasserdampf, die nach dem Duschen auf dem Badspiegel bleibt, die über das Bett verteilte Unterwäsche, all diese Unmengen an Wissen, in denen sich das Leben zeigt und in denen wir sehen, was das Leben ist.

86

Heute ist ein Freund meines Vaters zu meiner Lesung in einer städtischen Bibliothek in Barcelona gekommen. Er ist gekommen, damit ich ihm mein Buch signiere.

Papá, du hast noch eine Menge Freunde, die über Spanien verstreut leben.

Leute, die dich irgendwann gemocht haben und dich dann in einem Buch gesehen haben.

Sie sind alle zusammengekommen, weil ein Buch sie zusammengebracht hat.

Er kam mit leuchtendem Blick.

»Ich war ein sehr enger Freund deines Vaters«, hat er zu mir gesagt, er war so aufgeregt, dass seine Stimme brach und seine Augen ganz glasig wurden. An seiner Seite stand seine Frau, sie war blond, jünger als er.

Er hieß Gabriel Borrell und ich glaube, dass ich dich gelegentlich von ihm habe reden hören. All die Namen von Menschen, die du in deinem Leben genannt hast, sind für mich legendäre Namen, die das Geheimnis des Universums in sich tragen und verbergen. Es sind Legenden, deine Spuren in der Welt. Deiner großen Spuren in der Welt, für die ich nur ein bescheidener Chronist bin, so fühle ich mich. Als wären das Namen anderer Herrscher des Lebens, die die Welt an deiner Seite regierten. Prinzen, Granden, ehrenwerte Männer, Wächter einer Wahrheit, die im spanischen Norden ihre Wurzeln hatte.

Er hat etwas gesagt, das mich sehr neugierig machte. Er hat mir gesagt, dass er gelegentlich das Zimmer mit dir in einem dieser Gasthöfe für Handlungsreisende teilte, Ende der Fünfzigerjahre, in der Stadt Teruel.

Sofort habe ich ihn nach seinem Alter gefragt. Ihm wurde bewusst, dass ich Belege dafür suchte, dass das, was er sagte, stimmte. Und anstatt mir sein genaues Alter zu sagen, hat er mir gesagt: »Ich war zehn Jahre jünger als dein Vater. Dein Vater war wie ein Lehrer oder ein großer Bruder für mich.«

Seine Frau hat gesagt: »Er hat geweint, als er das Buch gelesen hat, wir haben uns so gefreut, als wir gehört haben, dass du nach Barcelona kommst.«

Gabriel Borrell schaute mich an und suchte dich und suchte sich selbst.

»Dein Vater war wie Cary Grant«, hat er zu mir gesagt. Er hat das mit viel Überzeugung gesagt, wie jemand, der viele Jahre sehr genau, Beweise und Gegenbeweise abwägend, über diesen Vergleich nachgedacht hat. Nicht wie jemand, dem das gerade einfällt, sondern wie jemand, der eine Entdeckung gemacht hat und sie teilt, mit dieser Freude von jemandem, der einen Schritt nach vorne macht, der die gesamte Menschheit betrifft.

Genau darauf wollte ich hinaus: Lange Zeit hatte ich nach deinem *Alter Ego* in der Geschichte des Films gesucht, weil ich in der Geschichte der Musik ja wusste, wer du warst, und in musikalischer Hinsicht war dein Name bereits verbraucht und ich weiß, dass du dich ausdehnst wie das Universum und mehr Orte, mehr Räume, mehr Legenden besetzen musst.

Und durch Gabriel Borrell habe ich das verstanden.

Du warst Cary Grant.

Ich muss dir sagen, dass ich manchmal dachte, du wärst Elvis Presley, und in irgendeinem Paralleluniversum warst du Elvis. Aber ich bin hier nicht maßgebend. Gabriel Borrell schon, er hat dich vor Jahrzehnten so getauft.

Sodass du ab heute nicht mehr Bach bist. Dieser Name löst sich für immer auf, er zerfließt, er verschwindet und ab heute heißt du, dank deines Freundes, Cary Grant. Und ich bin es nicht gewesen, ich möchte das wirklich klarstellen, dass weder ich noch die Literatur deinen endgültigen Namen gefunden haben.

Es ist einer deiner Freunde gewesen.

Es ist deshalb das Leben gewesen.

Das Leben hat dich noch einmal getauft, es hat dir einen weiteren Pass geschenkt, mit dem du durch den leeren Himmel dieser Galaxie reisen kannst, den ich dir ständig erfinde, um nicht allein zu sein.

So hast du dich erneut verändert, wie die Lebenden es tun, die in beständiger Bewegung sind.

Wie schwer es ist, in dieser Welt tiefe Freude zu finden, und wie kurz die Momente der Freude sind.

Eine so tiefe Freude, die gleichzeitig zerstört, verwandelt, vernichtet.

Ich habe sie in diesem Namen, der mir fehlte, gefunden, in dieser perfekten Beschreibung.

Mir fehlte dieser Name, um dich erneut an meiner Seite zu haben, damit du weiterhin anwesend bist, mehr Räume besetzt, dich endlos ausweitest.

Jetzt bist du keine Musik, jetzt bist du bewegtes Bild.

Ich muss nur zu den alten DVDs gehen, da bist du, mit deiner umfassenden Filmografie. Mein Lieblingsfilm mit dir ist *Die Nacht vor der Hochzeit,* ein Film von 1940, unter der Regie von George Cukor, aber du gefielst mir auch sehr in *Der unsichtbare Dritte* von 1959 und dort führte niemand Geringeres als Alfred Hitchcock Regie.

Dein Name ist Cary Grant, der große Hollywoodschauspieler, dem du ähnlich warst, was vor fünfzig Jahren Gabriel Borrell sah, und zwar in verschiedener Hinsicht: das Gesicht, das Kinn, die Form des Kopfes und der Schultern, der Blick, die Statur, die Präsenz, deine Art, dich zu kämmen, die Körpergröße, die Vorliebe für Doppelreiher.

Ich bin im Hotel, es ist Mitternacht und ich bin über deinen neuen Namen glücklich, weil dein neuer Name eine Wiedergeburt ist und die Bestätigung, dass deine Verwandlungen Beweglichkeit und Ironie in sich tragen. Trotzdem ist immer die Angst an meiner

Seite, die schwarze Glocke der Angst, das heißt der große Arnold Schönberg, der in der Geschichte des Kinos Nosferatu sein könnte. Weil, wenn du jetzt Cary Grant bist, hat Arnold sich in Nosferatu verwandelt. Ich habe eine Handvoll Bonbons von der Theke der Rezeption gegriffen und esse sie wie besessen.

Ich esse sie nicht.

Ich kaue sie voller Wut und bemerke, wie sie in meinem Mund zu kleinen Stücken werden. Sie sind wie Scherben.

Pure Angst.

Purer Nosferatu.

Mein Zimmer geht auf einen Hof mit Bäumen und Garten raus, und als es Mitternacht ist, höre ich Vögel singen. Es ist ein Gesang mit einem unheimlichen Unterton, Vögel, die in der Nacht heulen.

Es sind keine Frühlingsvögel.

Es seid ihr beiden.

Aber sie kann sich nicht weiterhin Wagner nennen.

Es sind eure Geister. Wie nicht an die Toten glauben, wo ihr zwei jetzt Tote in Form von Vögeln in der Nacht seid, Vögel, die nach meinem Licht hungern.

87

Ich war gerührt, als ich meine Eltern das erste Mal tanzen sah. Ich glaube, dass so meine leidenschaftliche Liebe zur Musik entstand, weil die Musik meine Eltern in etwas verwandelte, das ich mir nicht vorstellen konnte. Es kann sein, dass ich sie deshalb so nannte, Bach und Wagner, es kann sein, dass ich deshalb in allem Musik sah.

Als mein Vater mit meiner Mutter tanzte, veränderte sich sein Gesicht, er wurde zu einem Hollywoodstar, es kann sein, dass er deshalb zu Cary Grant wurde.

Meine Mutter sah aus wie Ava Gardner.

Wenn sie tanzten, materialisierte sich ihr jugendlicher und freudiger Ausdruck.

Die Freude war damals Materie.

Tänze auf der Kirmes zu Beginn der Siebzigerjahre, Tänze bei den Hochzeiten von Freunden, bei kleinen Feiern, bei Taufen, Volkstänze mit Orchester bei den Stadtfesten Anfang September, weil vom 4. bis zum 8. September die Fiestas de Barbastro stattfanden, und dieses Datum war heilig.

Wo auch immer ich bin, der 4. September bringt mein Herz zum Hüpfen.

Der 4. September war das wichtigste Datum der Welt, weil dann die Fiestas begannen, und Ava und Cary waren sehr glücklich, sie putzten sich heraus, machten sich schick.

Ich kann in New York oder in Paris oder in Rom oder in Madrid sein, wenn es der 4. September ist, stehen sie vor mir und tanzen, weil dann die Fiestas de Barbastro beginnen.

Weil es der 4. September 1973 ist.

Und sie tanzen.

Und das Wunderbarste: Ich kann sie sehen.

Ist es nicht ein Geschenk, sie sehen zu können?

Ist es nicht Freude, dieses Geschenk, sie sehen zu können, wie sie am 4. September 1973 waren?

Und sie tanzen, tanzen bis zum Morgengrauen.

Weil sie sich gerne amüsierten.

Cary Grant und Ava Gardner tanzen, sie tanzen vor mir.

So, wie sie waren.

Und wenn ich sage, so, wie sie waren, kann ich nicht anders, als euch bei einer anderen höchstpersönlichen Verwandlung zu sehen, als wäret ihr die Helden jenes Films von 1973, unter der Regie von Sydney Pollack, mit dem Titel *So wie wir waren,* und dort ist mein Vater Robert Redford und meine Mutter ist Barbra Streisand.

Erinnern wir uns, wie wir waren, sagtet ihr euch jeden 4. September. Und das ist mein Lebensziel: zu bewahren, was ihr wart.

Gibt es eine größere Aufgabe als das? Kann ein Mensch einen schöneren Auftrag als das haben?

Am Ende von *So wie wir waren* treffen sich Robert Redford und Barbra Streisand in den Sechzigerjahren durch Zufall in New York wieder. Beide haben sich ein neues Leben aufgebaut. Sie lieben sich immer noch, aber sie sind nicht mehr die, die sie mal waren. Es passiert dasselbe wie in dem Gedicht von Idea Vilariño. Sie wissen, dass keiner von ihnen den anderen sterben sehen wird, weil, auch wenn sie sich liebten oder sich lieben, hat ihnen das Leben unterschiedliche Schicksale beschert.

Das habe ich gelebt, das habe ich in allen möglichen Formen gelebt.

Und du verstehst etwas Schreckliches: Keine leidenschaftliche Liebe, die wirklich Leidenschaft ist, dauert ewig, weil die Intensität der Brennstoff für die Leidenschaft ist.

Wenn wir zusammengeblieben wären, wären wir nicht glücklich geworden.

Wir sind nicht zusammengeblieben und waren trotzdem nicht glücklich.

Es bleibt uns nur, uns wie wild an die Wörter zu klammern und uns immer wieder einen Satz zu sagen, ihn auf Englisch zu sagen, *The Way We Were,* oder ihn auf Deutsch zu sagen, *So wie wir waren*, oder ihn auf die herzzerreißende Art und Weise wie in dem Gedicht von Idea Vilariño zu sagen: »Ich werde dich nicht sterben sehen.«

88

Es gibt jemanden, über den ich nicht gesprochen habe. Ich erinnerte mich gestern an ihn, als ich auf dem Computer Fotoordner durchsah und ihn auf einem Foto entdeckte.

Als ich ihn sah, machte mein Herz einen Sprung. Fast weinte ich, als ich Brod wiedersah, meinen Hund, das Wesen, mit dem ich vierzehn Jahre meines Lebens frühstückte.

Ich hatte ihn bei den ganzen berühmten Toten meiner Familie vergessen. Ich hatte diese Kreatur vergessen, die ich mit meinem ganzen Herzen liebte und um die ich mich nicht gut gekümmert habe, als sie alt wurde.

Auch von ihm habe ich mich nicht verabschiedet.

Um niemanden war ich in der Lage, mich zu kümmern, deshalb schreibe ich, auf der Suche nach einer eingebildeten Vergebung. Aber ich habe ein klares Bewusstsein davon, dass ich mich um Bra und Valdi werde kümmern können. Weil auf mich eine Stelle des außergewöhnlichen Romans *Père Goriot* des französischen Autors des neunzehnten Jahrhunderts Honoré de Balzac zutrifft. Es gibt eine Stelle, wo Goriot ausdrückt, was er für seine zwei Töchter empfindet: »Als ich Vater wurde, verstand ich Gott. Er ist immer überall, weil die Schöpfung sein Werk ist. Monsieur, so bin ich für meine Töchter. Nur dass ich meine Töchter mehr liebe als Gott die Welt, weil die Welt nicht so schön wie Gott ist und meine Töchter schöner als ich sind.«

Ich wusste nicht, wie ich mich um Brod kümmern sollte, als er krank wurde. Ich würde nervös, sah, dass er sehr viel Aufmerksamkeit brauchte. Nosferatu sagt, dass ich mich nicht für die anderen aufzuopfern weiß. Ich taufte ihn auf diesen Namen im Angedenken an Max Brod, der ein enger Freund von Franz Kafka war, deshalb nannte ich ihn so. Die Leute verstanden den Namen meines Hundes nicht gut, sehr oft verwechselten sie ihn mit Tom, was in der Tat ein Hundename ist. Ich korrigierte die Leute immer, wenn sie seinen Namen falsch aussprachen. Andere sagten »Rod«. Wenige sprachen den Namen »Brod« richtig aus.

Ich konnte ihn nicht Kafka nennen, das wäre ein wenig übertrieben gewesen, vielleicht aber auch nicht. Als er als Welpe in mein Leben kam, Weihnachten 1995, dachte ich lange über seinen Namen nach. Ich hatte gerade das Gesamtwerk des Prager Autors gelesen und ich erkannte, dass das Leben meines Welpen Kafka geweiht werden musste.

Jetzt, wo ich darüber nachdenke, Kafka wäre ebenfalls ein guter Name gewesen. Aber ich wählte einen bescheideneren, was eine kafkaeske Lektion zu beinhalten scheint, weil Kafka der bescheidenste Schriftsteller aller Zeiten war.

Ich dachte, dass Max Brod, der Freund von Kafka, der Erfinder Kafkas war. Auch wusste ich, dass Max Brod Kafka sehr mochte, und sie verband eine intensive Freundschaft. Die intensiven Freundschaften müssen immer gefeiert werden, weil sie selten sind.

Brod schätzte Kafkas Werk mehr als sein eigenes. Brod verehrte Kafka, deshalb habe ich meinem Hund Brods Namen gegeben, wegen der Größe, die ich in dem Herzen dieses Mannes sah, der in die Literaturgeschichte als der perfekte Freund einging.

Die größte Ehre, die ich Kafka erweisen konnte, war, den Namen seines besten Freundes Max Brod zu nehmen.

Deshalb nannte ich den Hund Brod.

Und Brod und ich waren glücklich. Wir zwei waren durch und durch kafkaeske Wesen. Wir lachten zusammen und verschworen uns gegen Regeln und Autorität. Wir hatten alle möglichen Gespräche, feinsinnige Gespräche von großer moralischer und philosophischer Tiefe. Wir waren bereit, die Macht zu ergreifen, es musste sich nur ergeben. Wir sahen alle Filme von La 2 in der Reihe Cineclub zusammen, Filme von Carl Theodor Dreyer, Sergej Eisenstein, Max Ophüls, Andrei Tarkowski und Luis Buñuel.

Einmal habe ich ihn mit an den Strand genommen und wollte ihm eine Badehose anziehen. Fast hätte ich es geschafft.

Ein anderes Mal setzte ich ihm eine Sonnenbrille auf.

Ich mochte es, ihn zu duschen.

Er pinkelte an die Straßenlaternen und ich applaudierte. Er bellte die Polizei an und ich applaudierte. Er achtete nicht auf die roten Ampeln und ich auch nicht. Er hatte Angst vorm Mond und ich ebenfalls.

Eines Abends im Januar 2009 blieb das Herz von Brod stehen. Er starb im Alter von vierzehn Jahren und drei Monaten.

Nach und nach verschwand er aus meiner Erinnerung, und das, obwohl ich mir bei seinem Tod versprochen hatte, ihn niemals zu vergessen.

Wenn ich sterbe, könnte es sein, dass er mich empfängt, er an der Seite meines Vaters und meiner Mutter.

Ich glaube, ganz altmodisch, nach dem Tod in Empfang genommen zu werden. Alle menschlichen Wesen tragen diesen Glauben in sich, der von dem Fest des Lebens herrührt, sich daran zu erinnern, dass es bei den Festen im Leben immer Leute gab, die auf einen warteten, um zu feiern, dass man sich trifft.

Ich erinnere mich, dass Brod, als er an jenem Abend im Januar 2009 in meinen Armen die Augen schloss, wieder sein göttliches Wesen annahm. Und diese wunderbare Verwandlung fand in dem Zimmer beim Tierarzt statt.

Als er gestorben war, sah ich, wer Brod war.

Mein Gott, wie großartig das Leben ist, die Materie und die Geheimnisse. Wie viel Schönheit Brod in seinen vierzehn Jahren in sich versammelt hatte. Brod war ein Kind. Vierzehn Jahre sind einhundertvierzig und die einhundertvierzig sind tausendvierhundert.

Brod war das Oberhaupt von Tausenden und Abertausenden Rudeln von Hunden, die in ihre Oberhäupter verliebt waren. Brod war pure Liebe.

Vergiss mich nicht.

Ich konnte dich nicht besser lieben.

Der Tierarzt verabreichte ihm die tödliche Spritze und er sah mir in die Augen und Brod wusste ganz genau, dass das der Moment des Abschieds war.

Er schaute mich an, wie ein erschrockenes Kind einen ansieht.

Er schaute mich an und sagte mir, »Mach das nicht, ich liebe dich, mach das nicht und ich bitte nicht um meinetwillen darum, dass du es nicht machst, es ist um deinetwillen, sag dem Tierarzt, dass er es nicht machen soll, dass er mich noch ein paar Monate länger an deiner Seite lassen soll, um deinetwillen und auch, weil ich mir deine Furcht vor der Leere zu eigen gemacht habe, das wird dich eines Tages retten, deine Furcht vor der Leere wird dazu führen, dass deine Fehler, dein Nichterscheinen, deine Versäumnisse, deine Ängste, deine geringe Opferbereitschaft denen gegenüber, die dich liebten, verziehen werden«.

Dann nahm der Tierarzt den Körper mit in ein anderes Zimmer und drei Minuten später kam er mit seinem Halsband, auf das sein Name und meine Telefonnummer graviert waren. Mit gebrochenem Herzen und dem Halsband in der Hand verließ ich die Klinik.

Ich glaube, dass Bra und Valdi sich kaum noch an ihn erinnern. Cary Grant streichelte ihn ab und zu. Sie sahen einander eine Weile neugierig an. Ava Gardner gab ihm oft etwas zu fressen.

Ava sah in Brod einen Menschen, das machte sie auch bei den Autos meines Vaters so. Ava nannte ihn armen Teufel, weil er für sie wie ein Bettler war, jemand, der um etwas bettelte. Auch verstand sie nicht wirklich, warum ihr Sohn mit einem Hund lebte oder einem Bettler mit ausgesprochen seltsamem Namen.

89

Wie hatte ich dich vergessen können?

Du tratst ein Jahr, bevor Bra geboren wurde, in mein Leben. Als du ein Welpe warst, habe ich ständig mit dir gespielt. Du hast mich mit deinen kleinen Zähnen gebissen.

Ich schaffe es nicht, ich weiß nicht, wie ich dich zu den Toten bringen soll, wie ich es bei meinen Eltern gemacht habe. Ich schaffe es nicht, dass du erscheinst, als hätte dich dein Tod an einen Ort gebracht, wohin mein Wille nicht reicht.

Du kannst dich nicht ausgelöscht haben, weil nichts, was ich in diesem Leben geliebt habe, sich auslöschen kann.

Nicht, solange ich lebe.

Nichts von dem, was Objekt meiner Liebe gewesen ist, kann der Tod nehmen. Wie romantisch ich doch bin, ich bin wie eine Figur aus *Sturmhöhe.*

Ich mochte es, dich von der Leine loszumachen, wenn ich mit dir Gassi ging, weil ich wollte, dass du rennst. In jenem Park des Stadtviertels ranntest. Ich setzte mich auf eine Bank und du liefst los und nach einer Weile kamst du zurück und schautest mich im Licht der Sonne aufmerksam an.

Wer war ich für dich, wenn nicht beständige Liebe und Herrschaft? Ich beherrschte dein Leben, weil wir uns liebten. Ich befahl Dinge. Du führtest sie aus, wenn du Lust dazu hattest, und ich lachte mich tot.

Dein Urteilsvermögen war grandios.

Ich gab dir niemals Hundefutter, außer wenn nichts im Kühlschrank war. Ich mochte es, wenn du das Essen der Menschen gegessen hast.

Ich mochte es, für dich zu kochen.

Ich mochte es nicht, dass du überall deine Haare verteiltest, die ganze Wohnung voller Hundehaare.

Und manchmal rochst du nach Hund, aber wonach zur Hölle hättest du auch riechen sollen, wenn nicht nach Hund. Dir andererseits schien mein Körpergeruch das, was für mich das teuerste französische Parfüm auf der Welt war.

Du mochtest meine Socken und schliefst mit meiner Unterwäsche zwischen den Pfoten. Wie sehr du mich liebtest. Wie du mich ansahst. Wie gut du meine Schwächen kanntest, meinen Egoismus, meine Zwänge, meine Ängste, meine Mittelmäßigkeit, und trotzdem liebtest du mich.

Warum liebtest du mich, wo ich es nicht wert war, geliebt zu werden. Darin warst du wie mein Vater. Meine Mutter liebte mich, weil wir gleich waren. Aber die Liebe meines Vaters und deine war ein Akt der Großzügigkeit, und das wird so sein, bis das Universum verbrennt, erfriert, zusammenbricht, sich zusammenzieht oder was auch immer passiert, was die neuen Propheten meinen, die darin mit den alten Romantikern des neunzehnten Jahrhunderts übereinstimmen.

Ich finde dich schon in deinem Versteck.

Ich sehe dich, zusammengekauert, auf meine Hand wartend.

Da habe ich dich schon von den Toten hervorgeholt.

90

Ich bin so alt, wie mein Vater 1987 war, immer suche ich nach dieser Art von Vergleichen und Parallelen. 1987 kaufte sich Cary Grant das Auto, das sein letztes sein würde.

Er kaufte sich einen Seat Málaga.

Es war die letzte materielle Erfolgsgeschichte seines Lebens.

Der Kauf kostete ihn ungeheuer viel Kraft. Der Seat 1430, der den Seat 124 ersetzte, war bereits sehr alt, fünfzehn Jahre alt. Der Seat 124 blieb dagegen nur zwei Jahre an unserer Seite.

Fünfzehn Jahre der 1430, zwei Jahre der 124, als wollte uns dieses geheimnisvolle Verhältnis zwischen der Zeit und den Autos etwas sagen.

Kurz nachdem mein Vater den 124 gekauft hatte, brachte Seat den 1430 heraus. Und Ava sah ihn, sah eines Tages den Seat 1430 auf der Straße.

Und er gefiel ihr. Sie war ganz begeistert, als sie nach Hause kam.

»Das ist wirklich Pech, ein paar Monate später, und wir hätten uns den 1430 kaufen können, der ist wirklich viel schöner«, sagte Ava.

»Stell dir mal vor, er hat vier Scheinwerfer und nicht nur zwei, wie unserer, das macht viel mehr her«, urteilte Ava.

Und diese vier Scheinwerfer erzeugten in der ganzen Familie eine Art transzendentales Sehnen. Wir machten nichts her: Unser Auto machte nichts her. Plötzlich standen wir im Dunkeln, weil wir nur zwei Scheinwerfer hatten und nicht vier. Wir waren von Dunkelheit umgeben, das Fehlen jener vier Scheinwerfer setzte uns enorm zu.

Meinem Vater ging es in jener Zeit gut. Und am Ende entschied er, den Seat 124 zu verkaufen und den Seat 1430 zu kaufen. Und Ava gab dem neuen Auto den Namen »Vierzehndreißig«, so nannte sie es immer.

Niemand außer meinem Vater und mir hat jemals mehr über die Unterschiede eines Seat 124 und eines Seat 1430 nachgedacht. Und ich mehr als mein Vater.

Und ich denke weiterhin darüber nach.

Und ich werde bis zu meinem Tod darüber nachdenken.

Wenn meine Mutter »der Vierzehndreißig« sagte, erstrahlte meine ganze Familie. Meine Mutter war mit dem Vierzehndreißig froh, weil außerdem die Räder riesig waren und er einen Metalliclack hatte und das Verdeck schwarz war und er eine Uhr am Armaturenbrett hatte und er ein zusätzliches Innenlicht hatte und die Polster rot waren und luxuriös und er einen Drehzahlmesser hatte. Mein Vater hatte das Gefühl, seinen 124 verraten zu haben. So war mein Vater, übernatürlich originell, ein überaus treuer Mensch.

Er verkaufte den 124 an einen Bekannten.

Mein Vater und ich spazierten Hand in Hand durch Barbastro und manchmal traf er auf seinen alten 124, der in irgendeiner Straße geparkt stand. Er erkannte ihn sofort am Nummernschild. Er überprüfte, ob der neue Besitzer ihn gut behandelte. Er schaute nach, ob er sauber war, ob auf der Windschutzscheibe Staub war, ob er aufgemotzt worden war, wie der Reifenabrieb war. Einmal sah er, wie sein neuer Besitzer ihn in der prallen Sonne abgestellt hatte, und er litt und regte sich auf und sagte traurig und resigniert: »Ich habe ihn an einen Trottel verkauft.«

Ich lernte das Kennzeichen des Seat 124 auswendig, es hieß: HU-35322. Und immer, wenn ich ihn auf der Straße sah, machte mein Herz einen Sprung, und wenn er in der Sonne stand, litt ich, und wenn er im Schatten stand, war ich beruhigt.

Ich hatte mir den Kummer meines Vaters angesichts der offensichtlich unwichtigsten Dinge im Leben zu eigen gemacht, ich machte es aus Liebe und heute, fast fünfzig Jahre später, scheint mir das ein Beweis von Schönheit zu sein, von Schönheit, die mein Vater und ich schufen, unsere tiefe Verbundenheit und unsere tiefe

Einsamkeit und unser Eigensinn, weil mein Vater wirklich eigen war und weil ich es auch bin.

Vater und Sohn voller Mitleid für ein Auto, dem wir durch unsere Eitelkeit Schaden zugefügt hatten, das wir durch unsere Sehnsucht danach, etwas Besseres zu sein, gedemütigt hatten.

Mein Vater und ich gelangten zu der Einsicht, dass es grausam gewesen war, dass wir uns von jenem Seat 124 getrennt hatten. Wir klammerten uns daran, uns vorzustellen, ihn zu pflegen. Wir dachten, dass er nichts dafür konnte, nur zwei Scheinwerfer und nicht vier zu haben, keine Uhr im Armaturenbrett zu haben, keinen Drehzahlmesser und keine breiteren Reifen zu haben oder einen Metalliclack.

Der rote Metalliclack des Vierzehndreißig hatte für meine Familie etwas von einem überirdischen Purpur, als würden die Modernität und die Macht der neuen Dinge die ganze Familie erheben. Weil der Metalliclack in den Siebzigerjahren ein Mythos war. Ava machte, dass die Metallicfarbe des Vierzehndreißig für uns zu einer Offenbarung wurde, sie wies uns einen Weg hin zu einem verheißungsvollen Wohlstand, der niemals eintrat.

Weil, was kam, der Tod, das Verlassensein und die Stille waren.

Vielleicht sah mein Vater das, als er sich von diesem Auto verabschiedete, das nur zwei Jahre bei uns war.

Wir gingen Hand in Hand, Cary und ich, auf der Suche nach dem, was hätte gewesen sein können, als ob dieses Auto eine alternative Idee von der Zukunft unserer Familie beinhaltete, die durch den Verkauf verschwand. Währenddessen änderte meine Mutter den Namen des neuen Autos, wie sie es immer tat, weil sie immer die Namen der Dinge änderte, und erhob jene Maschine mit Rädern zum neuen Flaggschiff von uns vieren.

Ich glaube, dass mein Vater eigentlich Opfer derselben Sache war wie ich heute, des Gefühls, nichts wert zu sein, weil wir nicht eitel sind.

Alles, was uns im Leben passierte, war außerordentlich und unglaublich und wir erlebten es, ohne die wahre Natur dessen zu kennen, was sich mir jetzt offenbart, so viele Jahre später. Ich hatte die beste Familie, die man sich vorstellen kann, und es ist eine Verpflichtung der Menschen, die eigene Familie gegen die Schönheit des Universums zu stoßen, sie zu stoßen, damit sie kämpft und siegt, damit die eigene Familie schöner sei als alles andere, was es je gegeben hat.

Und der Vierzehndreißig war das Auto, das fünfzehn Jahre bei uns blieb. Weil es meinem Vater ab 1975 dann schon nicht mehr gut ging. Sie mussten einen Kredit aufnehmen, um ihn gegen den Seat Málaga zu tauschen. Aber Ava (ich weiß nicht, wie sie es gemacht hat) fand eine Formulierung, um die Situation zu erklären. Ich war erstaunt, dass sie dieses Wort gefunden hatte, es schien mir unglaublich, dass meine Mutter auf diesen Ausdruck gekommen war.

Und sie sagte zu den Leuten: »Wir haben ihn finanziert.«

Das sagte Ava Gardner zu den Leuten, vor allem zur Familie, weil es damals nicht viele Leute um sie herum gab. Sie benutzte diesen Ausdruck, weil sie bei der Bank Geld aufnehmen mussten, sie musste ihn im Fernsehen gehört haben, so musste es gewesen sein.

91

All diese Abstürze in meinem Leben kommen von euch beiden, von wem sonst?

Ihr beide seid Arnold. Es ist nicht mehr Arnold. Es ist Nosferatu. Arnold war es im Reich der Musik und im Reich der Bilder ist es Nosferatu.

Alles hat sich verändert.

Es gibt keine Musik mehr, jetzt kommen die sichtbaren Gespenster.

Diese stechenden Schmerzen der Seele. Dieser Riss. Diese tiefe Liebe zum Leben, das auch Qual und Wahnsinn ist. Von wem habe ich den Wahnsinn? Von dir, Mamá?

Ich betrachte den Balkon.

Weißt du, was es heißt, den Balkon zu betrachten?

Und trotzdem werde ich es nicht tun.

Ich werde im Leben ausharren, wie alle anderen auch. Aber erlaubt mir, dass ich mit euch spreche, das hilft mir am meisten.

Leben bedeutet letztendlich für mich, mit euch zu sprechen, euch zu erzählen, was mir passiert.

Habt ihr gelegentlich darüber nachgedacht, dass auch ich sterben würde?

Habt ihr gelegentlich an diese Gegenwart gedacht, in der ich zurückgeblieben bin?

Habt ihr euch mich hier vorgestellt, wie ich abtreibe, vollkommen verloren bin, wie ich verzweifelt Freude und Licht suche?

Habt ihr euch vorgestellt, wie mein Leben in diesem 2019 sein würde, dass ihr dann schon nicht mehr auf dieser Welt wärt?

Ich glaube schon.

Du, Mamá, du hast bestimmt daran gedacht, weil es bei dir genauso war.

»Du bist genau wie deine Mutter«, sagte Cary Grant zu mir.

Er wusste, was er sagte. Am Ende haben die Ärzte dir Antidepressiva verschrieben. Wie wenig die Leute über Antidepressiva wissen.

Du hast mir die Angst gegeben, Mamá.

Du hast mir Nosferatu geschenkt.

Du hattest das in den Genen, sodass ich mich an die Angst gewöhnt habe. Vor allem und jedem Angst zu haben. Jede Nacht ist sie da. Und ich denke, dass jener, der mich besucht, dich früher besuchte.

Du hattest Angst vor Ratten. Es war kein Ekel oder Abscheu. Es war etwas Übernatürliches. Du dachtest, die Ratten wären Wesen, die dich zerstören, vernichten wollten.

Einmal gab es eine oder du hast gesagt, dass eine im Haus sei, in dem Gang, in einem kleinen Hohlraum unter dem Waschraum. Für mich verwandelte sich dieser Hohlraum in die Hölle, weil er das für dich war.

An diese Stelle, wo die Ratte war, erinnere ich mich heute noch, fünfzig Jahre später. Kannst du dir das vorstellen? Du hast jene Stelle in einen schrecklichen Ort verwandelt. Mit den Jahren hast du aufgehört, von den Ratten zu sprechen, aber in jener Zeit war dieses Tier für dich eine absolute Schreckensvision.

Papá hat auf dich aufgepasst, er war auf der Hut und hat verhindert, dass du jemals eine sahst. Zum Beispiel warnte Papá dich, wenn eine Ratte im Fernsehen oder in einem Film zu sehen war, damit du dir die Augen zuhieltest oder das Wohnzimmer verließest.

Ihr habt euch wirklich geliebt.

Ich habe lange gebraucht, um das zu verstehen, weil ich nie mitbekommen habe, dass ihr euch das gesagt habt.

Das heißt, die Macht eurer Liebe zeigte sich nicht, als ihr noch da wart, sondern jetzt, wo ihr tot seid. Weil sich das Leben erst in der Erinnerung in seiner tiefen Bedeutung zeigt.

Das wusste Marcel Proust, er war der Erste, der das wusste. Ich weiß es auch. Die Leute haben die Verpflichtung, es zu wissen. Sie sollten es in der Schule unterrichten.

Ich weiß, dass ihr mir diese Nachricht schickt, ich weiß, dass ihr wolltet, dass ich bis in den letzten Winkel der Erinnerung an eure Leben gelange.

Wie kann ich diese Liebe bewahren, die ihr füreinander empfunden habt?

Einmal haben wir die Sommerferien in einem Häuschen eines befreundeten Ehepaars verbracht, ich war noch sehr klein. Und der Ehemann fand eine tote Ratte auf einem Weg, und weil er wusste, dass du dich ekeln würdest, wollte er einen Spaß machen und dich erschrecken.

Er betrat das Haus, die Ratte am Schwanz gepackt. Sie war nicht sehr groß. Aber als du sie gesehen hast, bist du panisch geworden, du hast gekreischt und bist auf einen Stuhl gestiegen und hast den Namen von Cary Grant gerufen, der sofort gekommen ist und fürchterlich mit diesem Typen geschimpft hat.

Wir sind am selben Abend abgereist.

Ihr habt niemals mehr mit diesem Ehepaar gesprochen.

Ich glaube, dass mein Vater dich sehr liebte. Und das ist ein weiteres Geheimnis unter Tausenden von Geheimnissen, die im Herzen jenes menschlichen Wesens wohnten, das die Güte hatte, mein Vater zu sein.

Manchmal denke ich, dass ich ihn nicht verdient habe.

Manchmal denke ich, dass du ihn ebenfalls nicht verdient hast, weil du und ich, wie er sagte, gleich waren.

Auch du hast ihm beigestanden, hast ihm geholfen. Vielleicht, weil es außerhalb der Ehe nichts gibt, nichts existiert. Und eventuell verstehen wir dieses Nichts erst nach dem Tod.

Ich will damit sagen, dass eure Ehe unter Millionen und Abermillionen toter und verschwundener Ehen noch größer wird.

Weil mir in diesem Leben nichts Schöneres bleibt, als mit euch zusammen zu sein und an eure unkonventionelle Ehe zu denken, als währte sie mit einer Art ewig geltendem Vertrag immer noch.

Jede Nacht versuche ich, mich mit Pillen gegen Nosferatu zu verteidigen, damit er nicht mein ganzes Herz verschlingt, sondern nur einen Teil.

Er, Nosferatu, ist hier bei mir, er bringt mir alles, er hat mir gerade diese Frage gebracht. Nosferatu will wissen, ob ihr an meinen Todestag gedacht habt. Das ist hart, daran zu denken, ist traurig. Aber Nosferatu besteht auf diese Frage.

Nosferatu sagt, wenn ihr mich so sehr geliebt habt, müsstet ihr irgendwann daran gedacht haben, dass mein Todestag viele Jahre nach eurem wäre, und diese enorme zeitliche Distanz zwischen eurem Tod und meinem – folgert Nosferatu – wäre für euch Anlass gewesen, zu glauben, dass, wenn ich sterbe, euer Tod in meinem Herzen vollkommen vergessen sein wird.

Nosferatu sagt, dass ihr nicht an meinen Tod gedacht habt, als ihr gestorben seid, und dass das bedeutet, dass ihr mich im Grunde nicht geliebt habt.

Jetzt ist er still, vielleicht hat ihn sogar selbst erschreckt, was er da gerade gesagt hat. Aber auch wenn er still ist, bleibt er an meiner Seite. Er ist dort, ruhig, eisig kalt, aber wie eine Schlange atmend. Ich traue mich nicht, seine Hand zu berühren: seine Hände stechen, seine Hände sind Falten und Schmerz und stinkendes Blut. Seine Zunge ist schwarzes Wasser. Seine Nase ist voller gelber Insekten.

Und ich rufe euch, ich besinne mich auf all das, was ich mit der Erinnerung erreichen kann. Seltsam ist das Leben eines Mannes, den die Erinnerung an ein unkonventionelles, beerdigtes und verschwundenes Ehepaar glücklich macht.

Alle spanischen Ehepaare liebten sich. Tausende und Abertausende spanische Ehepaare, die nicht berühmt waren, aber eine außerordentliche Würde besaßen, hatten eine Liebesgeschichte, und das ist ein Geheimnis der spanischen Geschichte: bescheidene Männer und Frauen, die heirateten und vierzig oder fünfzig Jahre zusammenlebten, alt wurden und sich liebten, das ist sehr schön und so war das bei euch beiden und ich wüsste gerne, wo die Liebe von Tausenden und Abertausenden spanischen Liebespaaren geblieben ist.

92

Ich bin gerade in dem französischen Städtchen Collioure angekommen. Ich habe mich in einem Hotel eingemietet, das sich neben dem Grab des Dichters Antonio Machado befindet. Und es ist schon komisch, dass mein Leben als spanischer Schriftsteller oder, besser, das Leben irgendeines spanischen Schriftstellers nur ein klar definiertes Ziel hat: nicht so zu enden wie Don Antonio Machado, nicht im Exil zu enden, krank und arm und elendig. Auch wenn in seiner Todesstunde seine Mutter bei ihm war.

Ich habe mit Mo telefoniert, die ich nicht weiter so nennen kann, weil sich alle Namen verändert haben.

Ich werde sie jetzt Katharine Hepburn nennen, weil sie sich äußerlich sehr ähneln, die Haare und das Gesicht und die Fingerform. Sie hat mir gesagt, ich solle heute nicht schreiben, sondern schlafen gehen.

Nachdem ich mit ihr gesprochen hatte, bin ich in Collioure spazieren gegangen. Ich bin zum Strand gegangen, um das Wasser zu sehen, um das Meer zu sehen, wenn die Nacht das Leben verfinstert und das Meer verschwindet. Es ist, als wäre die Nacht stärker als die Meere.

Sie ist es.

Ein Junge ging mit seinen Hund Gassi, da er noch ein Welpe war, hat er nicht gehört und ist auf mich zugelaufen. Als er vor mir stand, hat er mir in die Augen gesehen und niemanden gesehen und ist davongelaufen.

Für ihn war ich niemand.

Aber für Brod war ich alles.

Dann habe ich wieder an Brod gedacht und gedacht, wie glücklich das Herrchen dieses Hundes war, der mich nicht sah.

Ich war auch einmal für einen deiner Spezies sehr wichtig, habe ich zu dem davonlaufenden Hund gesagt.

Ich bin in das Hotelzimmer zurückgegangen und habe alle Lichter angemacht, auch die im Bad. Das Zimmer war jetzt hell, aber nie reicht es. Ich habe mich erneut betäubt, weil Nosferatu sich näherte, und ich habe euch erneut gerufen.

Nosferatu hat sich neben mich gesetzt.

»Gib mir die Hand«, hat er gesagt.

Ich wusste nicht, dass sich meine Gefühle in lebende Wesen verwandeln würden, und ich wusste auch nicht, dass die Tatsache, dass ich meine Söhne nicht jeden Tag sehe, mich so nah an ein Leben voller Spiegel, Blumen, Engel, Halluzinationen, Störungen führen würde, und das mit einer Heiterkeit, die nicht meine ist, sondern zu der ihr mir verhelft, ihr beide.

Ihr beide.

Nosferatu sagt mir manchmal, dass Santa Teresa de Jesús dasselbe passiert war.

Das sind dumme Witze von Nosferatu.

Ja, sie war eine bedeutende Frau, nicht, weil sie heilig war, sondern weil sie sich vor Liebe zum Leben verzehrte. Teresa de Cepeda ist eine universelle Schriftstellerin. Spanien und die Welt haben sie lange Zeit ignoriert. Immer wird von Cervantes gesprochen und sehr wenig von dieser Frau.

Ich komme zu euch zurück, zu euch beiden durch sie.

Weil ich nichts im Leben erreicht habe, außer euer Sohn zu sein. Ich habe es nirgendwohin gebracht.

Welche Art von Geheimnis ist das?

Ist das immer so?

Ist das nur mir so ergangen?

Für Brod war ich der einzige Grund seiner Existenz.

Ich spreche mit Bra und Valdi aus diesem Bewusstsein heraus, dass ich nichts anderes erreicht habe, als Sohn zu sein, daran denkend, dass ihnen in fünfunddreißig Jahren dasselbe passieren wird, was heute mir passiert. Als wollte ich sie auf eine Fährte führen.

Aber ich kann die beiden nicht mehr so nennen, weil die Musik vom Kino abgelöst worden ist, Gabriel Borrell hat diesen Wechsel herbeigeführt.

Und deshalb ist Valdi jetzt Montgomery Clift und Bra ist Marlon Brando.

Die unaufhörliche Veränderung aller Dinge, das Kommen und Gehen der Namen in der Zeit, das Kommen und Gehen von Menschen: von der Musikgeschichte zur Kinogeschichte, und mit der Kinogeschichte endet alles, das ist die letzte Metamorphose dieser Liebesmühe.

Meine Familie ist jetzt im Kino.

Sie sind jetzt keine Melodie mehr, sondern Bewegung.

93

Und hier bin ich, in Collioure, am Grab von Antonio Machado, der ein Symbol für das bleierne Spanien ist. Weil Spanien ein Land ist, das uns bedrückt. Spanien ist hartnäckig, tragisch und hier leben Menschen voller Hass, wo auch immer dieser Hass herkommen mag, aber es war das Land von Cary Grant und von Ava Gardner und ich liebe es.

Ich liebe es, weil es euer Land war.

Wir waren nichts anderes als Spanier und das war gut so. Weil ihr es wart, bin ich es. Weil Antonio Machado es war, und er war es mit besonnenem Stolz und heiterem Intellekt und mit außerordentlicher Bescheidenheit, und wenn er es war, können wir alle Spanier sein. Weil ich gesehen habe, dass ihr euch in Spanien verliebt habt, und das hat mir gefallen.

Mein Land seid ihr beiden.

Und ich bin hier, neben den Gebeinen eines Dichters, der viel liebte und mehr litt, eines Dichters, der ein Buch mit dem Titel *Kastilische Landschaften* schrieb. Es ist ein ebenso bewundernswerter wie bescheidener und schlichter Titel, der jedes Mal, wenn er in meinem Hirn erklingt, mich berührt und mir ein Lächeln ins Herz zaubert. Ich erinnere mich in diesem Moment an zwei Zeilen: »geh hinauf, an einem blauen Abend, zum Espino/auf die Höhe, wo ihre Erde ist«. »El Espino« ist der Name des Friedhofs von Soria. Dort beerdigte Machado seine Frau Leonor Izquierdo. Machado hatte sie nie vergessen. In diesen Versen bittet er einen Freund, zum Grab seiner Geliebten zu gehen. Die Liebe ist erst mit dem Tod vollkommen. Deshalb gefallen mir diese Verse so sehr. Die Liebe ist am stärksten, wenn einer der Verliebten stirbt.

Es passierte am 1. August 1912 in Soria, bei unerträglicher Hitze, und der Körper einer achtzehnjährigen Frau und die Tränen eines siebenunddreißigjährigen Mannes, der Totenwache hält, und das Gerede in ganz Soria.

Das Hotel, in dem ich wohne, heißt Casa Pairal, es ist ein familiengeführtes Hotel. Und hierher möchte ich euch bringen, Cary und Ava, in die familiäre Atmosphäre und Dekoration meines Zimmers. Ich würde für den Rest meines Lebens hier drinnen bleiben und vom Fenster aus auf den Dorfplatz sehen.

Heute ist Markt.

Es ist kalt, ein Märzende mit Wind und Feuchtigkeit, mit unfreundlichem Wetter. Aber ich habe in diesem Zimmer eine Zuflucht gefunden. Ich drehe die Heizung auf und mache mich daran, euch zu rufen.

Und ihr kommt.

Ihr kommt immer.

Weil ich denke, dass das, was mir an Leben bleibt, darin bestehen wird, mich jeden Tag mit euch zu unterhalten, in allen Hotelzimmern, in die mich das Schicksal führen will.

Ihr seid in den Hotelzimmern.

Die Hotels sind meine Wohnung geworden, weil ich auf der Welt keine Wohnung habe. Hepburn hat mir ihre in Madrid angeboten und ich habe angenommen, aber im Grunde habe ich keine Wohnung. Ich ziehe Heps (ich kürze ihren Namen ab) Herz ihrer Wohnung vor.

Ich habe keine Wohnung.

Aber das ist blendend, weil es eine Form von Verzicht, von Bescheidenheit, von Entsagung, von Gebet ist.

Ein Mann, der von Hotel zu Hotel zieht, durch Spanien, Portugal, Italien, Frankreich und Amerika reist und sich an zwei verliebte Gespenster erinnert.

Aber in diesem Zimmer des Hotels Casa Pairal fühle ich euch stärker als in anderen Hotels und der Grund dafür ist, dass es sich um ein familiengeführtes Hotel handelt, eines dieser typischen alten Häuser, ein Haus vom Ende des neunzehnten Jahrhunderts, und die

Mauern, die Wände, die Böden, die Decken gefallen euch, weil sie euch an unsere Wohnung in Barbastro erinnern, deshalb seid ihr hier so gegenwärtig.

Und dann gibt es ein weiteres erstaunliches Detail: Dieses Zimmer ist tapeziert, so wie die Wände unserer Wohnung in den Siebzigerjahren tapeziert waren.

Ich streichle über die veralteten Möbel des Zimmers. Ava war sehr stolz auf die Kommode im Eingangsbereich. An die Muster darauf kann ich mich nicht mehr erinnern, ich weiß nicht, ob es Sprüche waren, bestimmt, aber wenn es so war, habe ich ihnen keine Aufmerksamkeit geschenkt, und jetzt tut es mir leid, es tut mir ausgesprochen leid, zu sterben, ohne zu wissen, warum ihr jene Kommode so sehr gefiel. Und hier gibt es eine sehr ähnliche, deshalb habe ich sie gestreichelt, um zu sehen, ob sie mir etwas über jene sagt, in die meine Mutter so verliebt war.

Die Nacht schreitet voran, aber ich will nicht schlafen gehen, weil ihr in den Nächten kommt, wenn es nach eins ist, dann erscheint ihr, wie zwei große Wesen von den Sternen.

Eine Ehe muss Kinder und Vermögen teilen, damit sie Bestand hat, ist es das? Funktioniert sie auf diese Weise? Es gibt Tausende glückliche Ehen.

Geld und Kinder, als die beiden großen Säulen der Liebe. Und ich finde es schön, sowohl das Geld als auch die Kinder. Wie viel Angst alleinstehende Menschen oder jedweder Mann oder jedwede Frau wegen des Geldes haben, wenn sie alt werden.

94

Ich möchte an ein Silvester erinnern, das mir das Herz brach, wobei es mir ebenso das Herz brach, wie es mir Barmherzigkeit schenkte.

Die Anthropologen sagen, dass die Barmherzigkeit aus dem alten Ägypten stammt oder dass sie sich dort zum ersten Mal zeigte.

Ich war an der Reihe, Silvester mit meinem jüngeren Sohn zu verbringen, der jetzt nicht mehr Valdi heißt, sondern Montgomery Clift, wie ich bereits gesagt habe. Aber er wollte nicht nach Madrid kommen, das war 2017, der Übergang von 2017 zu 2018.

Hepburn und ich entschieden, den Tag mit ihm in Saragossa zu verbringen. Aber wir mussten uns ein Hotel suchen. Und wir mussten einen Ort suchen, um mit ihm zu Abend zu essen. Ich suchte nach Restaurants, die an diesem Abend alle mit Silvesterdinner aufwarteten, inklusive eines ausgiebigen Angebots an alkoholischen Getränken.

Ich trinke seit dem 9. Juni 2014 keinen Alkohol mehr. Und Hepburn trinkt ebenfalls keinen Alkohol. Sie hat noch nie Alkohol getrunken, weil sie Epileptikerin ist. Sie kann es nicht aus den einen Gründen, ich nicht aus anderen. Wir können beide nicht einmal einen Schluck trinken, weshalb uns manchmal in Gesellschaft eine Makellosigkeit und Besonderheit anhaftet, wie man sie bei Kindern findet. Manchmal habe ich gedacht, dass Heps gutes Wesen daher rührt, dass sie niemals in einem alkoholisierten Zustand war, ein Zustand, der den Sinn für Gut und Böse zerstört. Ich weiß es nicht. Aber sie war noch niemals betrunken, das heißt, dass sie auf eine andere Art und Weise durch die Welt geht. Der Alkohol ist auch eine Kriegserklärung an die Welt, du führst Krieg gegen dich selbst. Das niemals kennengelernt zu haben, ist, als würde man eine Form von moralischer Jungfräulichkeit bewahren. Das niemals kennengelernt zu haben, heißt, Entscheidungen immer mit klarem Verstand getroffen zu haben, rein willentlich, in voller Verantwortung.

Es hatte daher keinen Sinn, dass wir an einem Silvesterdinner mit reichlich Alkohol teilnahmen.

Was tun?

Ich fragte Monty, ob es ihm etwas ausmachen würde, im Hotelzimmer zu Abend zu essen. Und er war einverstanden. Hep und ich mieteten uns in einem geschichtsträchtigen Hotel in Saragossa ein, das im Laufe der Jahre seinen Charme eingebüßt hatte, in den Neunzigern aber ausgezeichnet gewesen war.

Es war das Hotel Boston, in dem der Sänger Prince, der russische Politiker Gorbatschow und sogar Michael Jackson geschlafen hatten.

Aber dann war es bergab gegangen, sodass ich für läppische fünfzig Euro ein Zimmer mit zwei Betten, einem gewissen Luxus und einem Tisch, der ausreichend groß war, um dort ein paar Teller und verschiedene dem Datum mehr oder weniger angemessene Speisen abzustellen, buchte.

Bevor die Geschäfte zumachten, gingen Hepburn und ich einkaufen. Es war ein etwas chaotischer Einkauf. Ich war verwirrt. Ich konnte nicht klar denken, aber Hep ergriff die Initiative und bestimmte, dass alles doch einen Sinn habe, ich klammerte mich an sie wie an einen Strohhalm. Ich sah in nichts einen Sinn. Alle Welt hatte eine großartige Silvesterfeier; unsere würde extrem seltsam, verkehrt, anders sein. Also suchten wir uns einen Supermarkt und kauften das Teuerste, was wir sahen.

Wir kauften Paté, Bellota-Schinken, ein paar Gambas aus Huelva und ein paar riesige Geißelgarnelen und eine Torta del Casar, wie eine Schafskäsespezialität aus Extremadura heißt. Monty kauften wir Coca-Cola, sein Lieblingsgetränk. Und für uns zwei kauften wir einen alkoholfreien Rosé-Sekt, ein Getränk, das für Kinderfeste gedacht ist. Wir mussten Messer und Gabeln und Teller und Gläser kaufen. Da Hep Plastik hasst, kauften wir richtige Teller, richtiges Besteck und richtige Gläser. Diese Sachen sind jetzt in der Wohnung in Madrid. Sie sind in der Küche, ab und zu sehe ich sie und mir bricht es das Herz.

Ich hatte Angst, dass Monty in diesem Silvesteressen eine Beschädigung, ein Scheitern, einen Abgrund sähe, dass er sähe, dass sich sein Vater bereits für immer vom Geist der Weihnacht entfernt hätte.

Ich war nervös, irgendwie verschreckt.

Die Teller und das Essen machten durchaus etwas her. Alles sah gut aus, aber ich dachte beharrlich an Cary Grant und Ava Gardner.

Gütiger Gott, was hätten sie von alldem gehalten. Hätten sie mir in die Augen geschaut? Hätten sie mir geholfen? Für meinen Vater waren die Weihnachtstage ausgesprochen wichtig.

Ich kenne keinen Menschen, der Weihnachten mehr liebte. Was würde mein Cary Grant von diesem Silvesterabend halten. Er, der alles so liebevoll und gekonnt vorbereitete. Er, der aus Neujahr den wichtigsten Tag unserer Familie machte, ein Symbol unserer Identität als Familie, wenn wir denn eine Familie waren.

Waren wir es?

Wenn wir es waren, erinnere nur ich mich daran. Wenn wir es waren, erinnere nur ich mich daran, wie er alles vorbereitete, weil er für diese Gelegenheit echten Champagner kaufte und vor Freude pfiff.

Zu meiner Überraschung hatte Monty an alldem Spaß und fand es toll. Er mochte den Schinken. Und außerdem hatten wir einen Beutel mit Eis für die Coca-Cola gekauft, den ich in der Badewanne aufbewahrte.

Ab und zu ging er sich das Eis anschauen: Der Beutel verlor mehr und mehr die Form und das gefrorene Wasser lief aus und verteilte sich in der Badewanne.

Monty maulte nicht nur nicht rum, sondern das Ganze amüsierte ihn. Dann streckte er sich auf einem der Betten aus, während wir die letzten Dinge vorbereiteten. Der Schafskäse aus Extremadura war ein Reinfall, und das, wo er so viel Geld gekostet hatte. Der Käse war überreif und verpestete uns das ganze Zimmer. Am Ende habe ich ihn aufgegessen, weil ich panische Angst davor habe, Essen wegzuwerfen. Wenn ich Essen wegwerfe, scheint mir, dass ich das Leben töte. Wenn ich Essen wegwerfe, gibt es überhaupt keinen Grund, warum ich weiterleben sollte, so funktioniert mein Hirn. Wenn ich Essen wegwerfe, werde ich panisch; wenn ich Essen in den Müll werfe, überfällt mich eine Traurigkeit, die mich umbringen kann. Wenn ich Essen wegwerfe, kommt Nosferatu und isst mein Herz.

Wir hatten auch Weintrauben gekauft.

Wir machten den Fernseher an und Monty schien es großartig zu finden, das Glockengeläut zum neuen Jahr zu hören und die Weintrauben auf dem Bett, auf meinem Bett liegend, zu essen. Niemals hatte er Silvester in einem Hotelbett verbracht und dabei die Weintrauben gegessen.

Was ist das nur für eine Familie, die ganze Zeit musste ich daran denken. Aber es lief gut. Weihnachten verwandelt sich, wenn alles verschwunden ist, in ein schwarzes Loch. Obwohl dieses Datum für jemanden wie mich so aufgeladen ist, bin ich weiterhin von dieser Zeit wie magisch angezogen, weil sie mich an meinen Vater erinnert.

Ich entspannte mich langsam und genoss, dass es unerwartet schön war in diesem Hotelzimmer, wo mein Sohn Monty, meine zweite Frau Hepburn und ich selbst den Beginn von 2018 feierten.

Hep trug viel dazu bei, ich glaube, dass sie merkte, wie schlecht es mir ging, und sie half mir bei allem. Sie half mir, Nosferatu im Zaum zu halten. Sie merkte es instinktiv. Bei ihr fallen Instinkt und Gutherzigkeit zusammen. Sie ist auch zurückhaltend, deshalb zeigt sie ihre Gutherzigkeit nicht verbal. Nosferatu schaute sie die ganze Zeit an. Nosferatu schaute uns drei in jener Nacht an: Monty, Hepburn und mich.

»Ihr drei gehört mir«, dachte Nosferatu.

»Nein, nur ich«, sagte ich.

»Nur du«, sagte er, »stimmt, mit dir habe ich genug zu tun. Dich werde ich so lange quälen, bis du flehst, sterben zu dürfen.«

Er war dort, in diesem Hotelzimmer, er erzeugte eine tiefe Niedergeschlagenheit in mir, er bohrte Schuld, Verrat, Schwäche in meine Seele, moralischen Lärm, der in meinem Kopf, in meinen Gliedern, in meinem Herzen widerhallte.

Dennoch, der Anblick des neuen Bestecks, der Teller, des Essens, der beiden Betten, all das aufregende Neue, das es in Montys Leben gab, das alles und das gegenwärtige Leben als einzige Möglichkeit, glücklich zu sein, zu akzeptieren oder mit einer gewissen Freude zu leben, streichelten mein Herz und bremsten Nosferatu.

Aber Nosferatu schweigt einfach, bis er eine Möglichkeit sieht, wieder zu erscheinen. Nosferatu ist das Böse der Welt, das sich mein Herz einverleibt hat. Nosferatu ist die Unvollkommenheit des Lebens, die sich in meinem Willen breitgemacht hat. Nosferatu ist meine Verantwortung und meine Unverantwortlichkeit.

Ich verdanke dem Hotel Boston eine spontane Nacht der Wiedergutmachung. Wir drei sahen fern. Hepburn hatte auch Spülmittel für die Teller und das Besteck gekauft, so hatten wir eine improvisierte Küche. Wir hatten auch Tüten für den organischen Müll.

Die Flasche mit dem Kindersekt spritzte mitten ins Zimmer. Dieser Sekt war so schlecht, er schmeckte süß und nach Karamell, dass wir kaum zwei Schluck tranken.

Hep und ich verwandelten uns mit diesem Kindersekt in zwei Kinder.

Ich schüttete den Rest der Flasche in den Ausguss, darum tat es mir nicht leid, weil es ein so ekelhaftes Getränk war.

Die Glocken läuteten und wir wünschten uns ein frohes neues Jahr 2018, das für mein Leben als Autor so bedeutend sein würde, was ich in diesem Moment aber noch nicht wusste.

Hepburn rief ihre Eltern an. Sie mit ihren Eltern sprechen zu hören, machte mich sehr froh und ich sah darin eine Wiederholung dessen, was ich mit meinen Eltern gemacht hatte. Sie wünschten sich ein frohes neues Jahr. Die Liebe, die Hepburn ihren Eltern entgegenbrachte, zu sehen und zu hören, erinnerte mich an meine zu Cary Grant und Ava Gardner.

In jedem Wort von Hepburn waren sie. Daran dachte ich, wie die Liebe genährt wird, wie sie aus allen Gesprächen zwischen Eltern und Kindern gespeist wird.

Es ist egal, dass meine Eltern bereits die von anderen sind, ihr beiden kamt durch den Vater und die Mutter von Millionen von Menschen, und das schien mir heilend und barmherzig.

Um fünfzehn Minuten nach zwölf sagte Monty, dass er seine Freunde treffen würde. Ich begleitete ihn in die Lobby des Hotels.

Gemeinsam nahmen wir den Aufzug nach unten.

Es war bereits 2018 und er war gerade zwanzig geworden.

Ich dachte an den 1. Januar 1982, das Jahr, in dem ich so alt geworden war.

Ich dachte daran, ob er an diesen 1. Januar 2018 denken würde, wenn er den 1. Januar 2054 erlebte und so alt wäre, wie ich jetzt bin. Ich streifte in Gedanken diesen 1. Januar 2054, in dem Monty sich an den 1. Januar 2018 auf die gleiche Weise erinnern würde, wie ich mich an den 1. Januar 1982 erinnerte.

Die Pforten der Zeit waren sperrangelweit offen und ein unbekannter Wind bewegte sie, Pforten der Zeit, die sich in den Angeln drehten.

Ich gab ihm einen Kuss und er zog mit seinen Freunden los.

Ich blieb dort stehen, inmitten einer riesigen Lobby, einer Lobby, die fünfundzwanzig Jahre zuvor sehr luxuriös gewesen war. Ich erinnere mich, als das Hotel eröffnet wurde. Ganz Saragossa sprach damals davon.

Jetzt war es alt. Aber es hatte immer noch etwas. Es war kein großartiges Hotel mehr. Vor einigen Jahren hatte es einen Stern verloren: Es war von fünf auf vier herabgestuft worden. Ich glaube, dass die Hotels sich ihres Verfalls bewusst sind. Die Hotels sind Zeuge vieler Dinge und verwandeln sich am Ende in menschliche Wesen. Es litt, als man ihm einen Stern wegnahm. Es ist aus einer anderen Zeit. Neue Hotels sind entstanden, die ihm dem Rang ablaufen.

Als es erbaut wurde, hätte ich niemals gedacht, dass ich darin einmal Silvester feiern würde, und trotzdem bin ich vollkommen davon überzeugt, dass das Hotel Boston dies seit seiner Einweihung 1992 wusste.

Es wusste, dass ich dort eine sehr besondere Nacht verbringen würde, eine Nacht, die etwas fortschrieb und an etwas erinnerte, eine Nacht, die ich jetzt, so gut es geht, in Freude zu verwandeln versuche.

95

Am nächsten Tag trafen wir, als wir mit den Koffern den Gang entlangliefen, auf einen jungen Mann vom Empfang. Ich weiß nicht, warum ich ihn unbedingt ansprechen wollte, es war einer dieser euphorischen Momente, in denen Nosferatu lebt, weil Nosferatu auch Euphorie und Rausch ist.

Ich sagte zu dem Mann vom Empfang, dass ich mich daran erinnerte, dass Mitte der Neunziger Michael Jackson im Boston gewohnt habe. Der junge Mann verwandelte sich in einen Engel, er lächelte mich an. Das heißt, dass er mich wie ein Engel ansah, und er wusste, wovon ich sprach. Nicht, weil er ein Fan von Michael Jackson gewesen wäre, sondern weil er von demselben wie ich besessen war: dem, was von den Lebewesen, die über den Raum, die Häuser, die Luft, die Straßen, den Wind verstreut waren, bleibt.

Und er bot uns an, uns die Suite, in der Michael Jackson gewohnt hatte, zu zeigen. Er ging den Schlüssel holen. Wir warteten an die fünf Minuten auf ihn. Die Suite lag im sechsten Stock. Er öffnete eine riesige, prächtige Holztür und vor uns breitete sich einbalsamierter Luxus der Neunzigerjahre aus.

So waren die Pyramiden, vielleicht verstand ich in diesem Moment die Philosophie der großen ägyptischen Grabmäler: in der Zeit gefangene Orte, Sehnsucht nach Beständigkeit, danach, dass alles so bleibt, wie es ist, dass sich nicht einmal der Rahmen eines Bildes bewegt, dass der Teppich Bestand habe, dass alles Bestand habe, dass alles unauslöschlich sei.

Es ist ein Traum, der mich in die Wohnung nach Barbastro führte, weil diese Wohnung für mich wie eine ägyptische Pyramide ist.

Erneut dachte ich an meine Eltern, dass ihnen die Geschichte mit der Suite von Michael Jackson gefallen hätte. Weil diese Suite zu ihrer Vorstellung von Luxus passte, weil ich diese Vorstellung kannte. Der Luxus der Neunzigerjahre war dem Luxus der Siebzigerjahre noch sehr ähnlich.

Es gab ein riesiges Wohnzimmer, ein ebenfalls großes Esszimmer, ein Fernsehzimmer, eine in die Jahre gekommene Küche und Teppiche und antike Möbel und Bilder mit Hirschen und Bäumen und ein Holzschiff in einem Vitrinenschrank und eine Maske und einen unechten Elefantenzahn. Alle diese Dinge gehörten niemandem.

Hepburn und ich waren sprachlos. Der junge Mann sagte: »Das Beste kommt noch.« Und er führte uns zum größten Schlafzimmer.

»Hier schlief Michael Jackson«, sagte er.

Und er ließ sich auf das Bett fallen.

»Darf ich?«, fragte ich.

Und er sagte: »Bitte.«

Und ich ließ mich neben ihn fallen und Hepburn in ihrer Zurückhaltung beschränkte sich darauf, uns zuzuschauen. Sie traute sich nicht, sich auf das Bett fallen zu lassen. Ich bestand darauf, aber ihr schien es irgendwie unangemessen. Sie fand, dass uns das nicht zustand, als gäbe es jemanden, der diese Art von Erlaubnis erteilen würde.

Und so lagen der junge Mann und ich da, den Blick gen Decke. Dann strichen wir mit größter Sorgfalt die Matratze wieder glatt, damit nicht eine Falte zu sehen wäre und die spanische Pyramide von Michael Jackson unversehrt bliebe.

Und ich empfand Mitleid. In der Nacht, in der er in diesem Bett geschlafen hatte, war er noch vom Glück geküsst gewesen, hatte er noch eine Zukunft gehabt. Ich versuchte, Kontakt mit ihm aufzunehmen. Aus dem Grund, weil ich es nicht nur geschafft habe, mit meinem Vater und meiner Mutter zu sprechen. Ich habe es auch geschafft, mit anderen Toten zu sprechen.

Auch das ist ein Geschenk von Nosferatu.

Weil sich der Schlüssel, um das Reich der Toten zu betreten, Liebe nennt oder Mitgefühl.

Es ist eine Lüge. So heißt er nicht.

Er heißt Barmherzigkeit.

Die Barmherzigkeit ist größer als die Liebe und das Mitgefühl. Die Barmherzigkeit ist ein Geschenk, nur wenige Menschen sind in der Lage, Barmherzigkeit zu empfinden. Außerdem führt die Barmherzigkeit in den Wahnsinn.

Der Herr der Barmherzigkeit ist Nosferatu.

Wenn die Toten dich von Barmherzigkeit erfüllt sehen, lassen sie es zu, dass du kommst. Weil du ihnen Würde gibst, ihnen eine innige Umarmung schenkst, ein wenig Respekt, ein wenig Licht, du zeigst ihnen deinen Schmerz, der wie ihrer ist.

Und ich sprach mit Michael Jackson.

Ich sagte ihm, dass alles gut sei, dass er sich keine Sorgen machen müsse, dass er mit seinen Liedern Liebe in die Welt gebracht habe, dass alles vergeben sei und dass er ruhig schlafen solle.

Das sagte ich ihm.

Dann gingen wir essen. Es war ein Neujahrsessen.

Wir feierten das neue Jahr in einem italienischen Restaurant in der Altstadt von Saragossa. Mein älterer Sohn, mein Marlon Brando, kam dazu.

Und da waren wir vier: Hepburn, Monti, Brando und ich, der ich keinen Namen habe, als würden wir einen berühmten Hollywoodfilm der Fünfzigerjahre drehen, eine berühmte Produktion mit einer denkwürdigen Besetzung.

Ich habe oft daran gedacht, dass ich keinen Namen habe, dass es unmöglich ist, einen Namen für mich zu finden. Der, der diese Geschichte erzählt, ist ein Wesen ohne Namen. Warum haben alle von mir geliebten Wesen einen Namen und ich nicht? Weil es sehr schwierig ist, dass ein menschliches Wesen etwas aus sich heraus wird, jenseits von dem, wie die anderen ihn sehen.

Die anderen müssten mich taufen.

Keinen Namen tragen, nur Barmherzigkeit sein.

96

Cary Grant und Marlon Brando haben im Laufe ihrer Karriere sehr unterschiedliche Rollen besetzt.

Sie waren sehr verschieden.

Keiner ihrer Filme ähnelt sich.

Im Gegensatz dazu sind mein Grant und mein Brando sehr ähnlich.

Mein Sohn Brando kommt nach seinem Großvater, dem großen Cary Grant.

Ich finde, sie sind sich in ihrer Art, im Leben zu stehen, sehr ähnlich. Beide sind durchweg anständig. Brando hat das von seinem Großvater geerbt: ernsthaft zu sein und daraus folgend anständig.

»Dein Vater ist ein sehr ernster Mann«, das hörte ich immer in meiner Kindheit.

Die Ernsthaftigkeit war eine Form von Zurückhaltung und von Scham. Natürlich war Grant ernst, weil seine Art, die Dinge zu sehen, ihn zu einem zutiefst gutherzigen Menschen machte. Gutherzigkeit verpflichtet sehr oft zu Schweigen und das Schweigen wird als Ernsthaftigkeit wahrgenommen.

Mein Gott, wie sehr habe ich meinen Vater geliebt und wie sehe ich ihn jetzt in Brando. Sie sind gleich. Nüchtern, zurückhaltend, eigenwillig, fern jedweder Form von Prahlerei, genügsam, ehrbar, schweigsam.

Wie kann es sein, dass ein Großvater und ein Enkel sich so sehr ähneln? Das ist für mich ein Wunder, ein außerordentlicher Umstand, weil ich Zeuge dessen geworden bin.

Ich bin Zeuge geworden, wie mein Vater im Charakter und Temperament von Brando aufersteht, nur auf eine andere Art. Es ist dasselbe Wesen, aber in einem anderen Körper, mit anderen Händen, mit einer anderen physischen Verfassung, mit einem anderen Geist, in einer anderen historischen Zeit. Es ist eine atemberaubende Form von Liebe.

Die Genetiker und all die Wissenschaftler, die über Vererbung forschen, verstehen die Liebe nicht.

Und suchen danach.

Was sie suchen, habe ich vor mir, weil ich meinen Vater und meinen älteren Sohn gemeinsam in einer Dimension schreitend sehe, die reine Schönheit ist.

Warum hast du dich in meinem Sohn verewigt, Papá? Hast du das gemacht oder hat das die Natur gemacht? Was ist die Natur anderes als das Ergebnis deiner Liebe? Ich glaube, dass du nicht von meiner Seite weichen wolltest, ich glaube, dass du mich nicht allein auf der Welt zurücklassen wolltest und dass du in Brando wiedergekommen bist und mich diesen Übergang, diesen Tunnel, sehen lässt.

Du lässt mich einen Weg sehen, an dessen Ende du bist, unter einem Baum sitzend, dessen Schatten aus Gold ist.

Brandos Strenge, sein Geist, seine anspruchsvolle Art zu denken, seine Starrköpfigkeit, seine genaue Vorstellung davon, was gut ist und was schlecht ist, kommen von dir.

Möchtest du, dass ich dich erneut sehe?

Das ist es, ich weiß es.

Du willst, dass ich dich erneut sehe, du hättest niemals sterben dürfen, ich bin so erschöpft, ich ziehe von Hotel zu Hotel, von Stadt zu Stadt, von Kontinent zu Kontinent, ich leide in den Zimmern, ich höre in den Zimmern jede Form von Lärm, das Klagen, die Schmerzen der Welt, aber gleichzeitig rufe ich dich von diesen Zimmern aus, einem Ritual aus Angst und Verzweiflung folgend.

Wie oft kommt das Wort »Verzweiflung« in dem vor, was ich schreibe? Dieses Wort hast du mir hinterlassen.

In einem halben Jahrhundert wird Brando mich in seinem Sohn sehen. Wie wird das sein? Du weißt es schon, du weißt schon, wie das sein wird.

Erzähl es mir.

97

Ich bin endlich in Venedig. In meinem Labyrinth von Reisen war Venedig der Mittelpunkt. Diese Stadt hat auf mich gewartet. Ich bin gerade angekommen. Für heute ist Hochwasser angesagt.

Ich werde zu einem Theater gebracht, um über mein Buch zu sprechen, um über euch zu sprechen. Ich habe mit Hepburn telefoniert, um ihr zu sagen, dass ich Angst habe. Die Leute sind nett. Ich sehe euch beide in meinen Lesern. Leute kommen, damit ich ihnen das Buch signiere. Es regnet in Venedig und ich denke die ganze Zeit an meine Schuhe, die feucht geworden sind.

Ich mache mir große Sorgen um meine Schuhe.

Ich versuche, Fotos von Venedig zu machen, ich weiß nicht so genau, ob ich ein Tourist oder ein Autor bin. Ich habe Angst, ja. Hepburn schreibt mir auf WhatsApp, dass ich mich beruhigen soll. Wegen der Reisen und Heps Arbeit sind wir immer wieder getrennt.

Ich bin nicht normal, wenn ich allein bin, und Hep weiß das. Wenn ich allein bin, zieht Chaos in mein Herz ein und ich kann ganz schnell panisch werden oder mutlos oder euphorisch sein. Hep sagt zu mir: »Versprich mir, dass du nicht nervös wirst, komme, was wolle.« Wenn ich mit niemandem rede – wenn Hep nicht in der Nähe ist, rede ich für gewöhnlich mit niemandem –, dringe ich in eine Stille vor, in der die gesprochene Sprache ihren Sinn verliert, als würde ich nicht mehr Spanisch sprechen, als würde ich überhaupt keine bekannte Sprache mehr sprechen. Eigentlich sollte man nur mit jenen Personen sprechen, die das, was man sagt, nicht gegen einen verwenden, deshalb neige ich dazu, nur mit Hep zu sprechen. Aus Instinkt, ich weiß, dass still zu sein, das Beste ist, wenn Hep nicht da ist. Und so vertraue ich letzten Endes nur noch einer einzigen Person auf dieser Welt.

Eine Spanischstudentin hat mich interessanterweise abgeholt, um mich zu begleiten. So werde ich mich verpflichtet fühlen, spanisch zu sprechen und die Stille zu verlassen. Ich werde sie Gina Lollobrigida nennen. Sie ist vierundzwanzig und hat meinen Roman gelesen. Wir sprechen über ihre Beziehung zu ihren Eltern. Ich sage zu Gina, dass sie nicht so hart zu ihrem Vater sein soll. Ich sage ihr, dass sie ihren Vater anrufen soll, da sie ihn schon lange nicht mehr gesehen hat. Ich betrachte Ginas Schuhe eine Weile und denke an ihre Mutter. Ich denke daran, dass ihre Mutter ihr sicherlich bei der Wahl der Schuhe hilft, daran, wie wichtig es ist, jemanden zu haben, der einem hilft, Schuhe auszuwählen und zu kaufen. Ich bin nicht in der Lage, mir Schuhe zu kaufen, ich bin noch nicht einmal in der Lage, eine Stange Brot zu kaufen, immer habe ich das Gefühl, barfuß herumlaufen und zu essen aufhören zu müssen. Weil ich mit meiner Mutter Schuhe kaufen gegangen bin. Meine Mutter hat sie ausgesucht und mein Vater pries die Wahl, so war es viele Jahre und so ist es seit viel mehr Jahren nicht mehr.

Ich denke daran, was das Leben für Gina bereithält. Sie fragt mich nach Monty und nach Marlon. Sie und Monty sind nur zwei Jahre auseinander. Sodass das Wunder geschieht, an das ich mich langsam gewöhne, und ich sehe in Gina eine Tochter.

Ich lebe in einem Sturm der Barmherzigkeit.

Mein Herz öffnet sich für die Barmherzigkeit.

Ich verwandele alle jungen Menschen, auf die ich treffe, in meine Kinder.

Ich will, dass es ihr gut geht, und ich beginne, ihr alle möglichen Tipps zu geben. Ich komme bei den Tipps, die ich ihr gebe, durcheinander. Ich verheddere mich, ich widerspreche mir. Mir scheint, dass ihr Vater und ihre Mutter eine wunderbare Tochter haben. Sie lacht über diese unvermutete Adoption. Sie hilft mir mit dem Regenschirm. Sie muss denken, dass ich ein seltsamer Typ bin, ein Mann am Abgrund: Und wenn sie das denkt, ist es mir egal, weil es die Wahrheit ist. Gina sagt, dass, weil ich mein Leben in dem Roman erzählt hätte, sie mir ihres erzählen würde. Und es ist erstaunlich, weil es nicht das erste Mal ist, dass mir das passiert.

Für Gina war es wichtig, mir ihr Leben zu erzählen, weil sie, obwohl sie glaubt, dass sie voller Dinge ist, die Kummer oder Schmerz auslösen, instinktiv weiß, dass ihr Leben auch schön ist. Sie erzählt mir ihr Leben vor dem Canal Grande und das Wasser und die Architektur, die eins sind, helfen uns und beschützen uns.

Beim Gedanken an Ginas Leben sehe ich, wie sie sich in einen Engel verwandelt. Ich glaube, dass ich verrückt werde. Ein gutes Verrücktsein. Überall sehe ich Gutherzigkeit. Ginas Lächeln ist ein Weg, der bis zu ihrem Vater und zu ihrer Mutter führt, und ich denke, dass dieses Lächeln Erbe einer der beiden ist oder beider.

Ich schaue auf das Wasser des Canal Grande und gleichzeitig denke ich an die Geburt von Gina, ich denke an die Großeltern, an die große Freude, die Gina auf diese Welt gebracht hat.

Gina hat mich dazu gebracht, daran zu denken, wie ich in ihrem Alter war. Wenn ich nur vierundzwanzig wie sie sein könnte.

98

Cary Grant, Ava Gardner, Monty Clift, Marlon Brando, Katherine Hepburn, Gina Lollobrigida und Nosferatu, alle in Venedig, eine großartige Besetzung, ein Luxus der Kinogeschichte.

Es scheint, als wären wir offiziell bei dem Internationalen Filmfestival von Venedig eingeladen, das zum fünfundsiebzigsten Mal stattfindet.

Ich wandere über die Erde, durch die Städte, durch die Länder, aber das wusste meine Mutter schon alles, meine Mutter wusste, dass das passieren würde.

Sie hat es sich eines Tages vorgestellt und jetzt lebe ich das, was sie sich vorgestellt hat. Ich mache nur das: das leben, was sie bereits wusste, was ich leben würde, weil, wenn es nicht so ist, wenn meine Mutter sich mein aktuelles Leben nicht vorgestellt hätte, ich sofort sterben müsste, vor Scham und Leere sterben.

Meine Mutter muss gewusst haben, wie mein jetziges Leben sein würde, und wenn sie es wusste, stehe ich immer noch unter ihrer Herrschaft, ihrer guten Herrschaft, hat sie mich immer noch im Blick, weil eine Mutter immer weiß, wo ihr Kind ist, auch wenn diese Mutter nicht mehr im Reich der Lebenden weilt.

Wenn meine Mutter leben würde, das weiß ich, hätte sie die Kraft einer Göttin.

Und ich kann mir noch etwas anderes vorstellen, ich stelle mir vor, was Monty und Brando gerade machen: Was auch immer es sei, sie machen es ohne mich, ich entferne mich immer mehr, wenn ich nicht bereits vollkommen aus ihrem Leben verschwunden bin. Ich kann nicht sehen, was sie machen, ich kann es mir nur vorstellen. Es kostet mich ungemein viel Kraft, meinen Platz in dieser Welt zu finden, ich habe ihn nie wirklich gefunden, weil ich niemals gewusst habe, welchen Sinn mein Leben hatte, deshalb habe ich keinen Namen, deshalb wandere ich umher, deshalb reise ich.

Alle gemeinsam gehen wir am Canal Grande entlang.

Das erste Mal fand die Mostra Internazionale d'Arte Cinematografica di Venezia 1932 statt. Noch war in Spanien kein Krieg, aber mein Vater war bereits auf der Welt. Und meine Mutter wusste bereits, dass sie uns in diesem Jahr alle zum Filmfestival nach Venedig einladen würden, weil wir große Schauspieler sind, weil wir hübsch sind, weil wir Filmstars sind.

99

Ich kehre ins Hotel zurück. Ich öffne die Fenster, das Oxid des Meeres hat das Holz angegriffen.

Und die feuchte und salpetrige Luft trägt eine Vision zu mir. Ich sehe Monty und Marlon in dreißig Jahren. Ich sehe meinen Abschied. Ich sehe, wie zwei reife Männer einem Alten die eiskalte Stirn küssen.

Sie denken an ihren Vater und ich bemerke gerade, dass alles, was ich schreibe, von einer unermesslichen Liebe ihnen gegenüber getragen ist und dass ich nichts anderes als diese Liebe bin und es außerdem eine Liebe ist, für die es im Leben keine Entsprechung gibt, weil sie erst eine Entsprechung haben wird, wenn ich tot bin.

Weil die großen Liebesgeschichten erst durch die Zukunft, dort, wo sich die Zeit überschlägt, perfekt werden.

Und das hat sich mir in Venedig offenbart.

Ich sehe Monty und Brando beim Bestatter Kataloge mit Särgen durchsehen, wie sie sich die verschiedenen Modelle ansehen. Sie sind ernst. Ich war am 18. Dezember 2005 ernst. Ihre Frauen sind bei ihnen. Ihre Frauen umarmen sie und sie umarmen sich ebenfalls. Jetzt lieben sie sich mehr, weil ich fort bin. Wenn die Väter und Mütter sterben, lieben sich die Geschwister plötzlich mehr, als wäre das ihr Vermächtnis.

100

Diese Nacht hat mich, als ich wieder im Hotel war, das Gespenst eines Freundes besucht. Er ist vor mehr als fünf Jahren gestorben. Aber ich bin nicht in der Lage gewesen, zu bemerken, dass er mich liebte.

In der Weihnachtszeit 2013 rief er mich an. Das muss um den 20. Dezember gewesen sein. Mein Freund, den ich Cooper nennen werde, weil er die Augen von Gary Cooper hatte, fragte mich, was ich so mache. Während des gesamten Gesprächs fragte er mich, wie es mir so erging.

Wir sprachen und sein Interesse an meinem Leben führte dazu, dass ich mich wie die Hauptperson fühlte.

Ich unterbreche die Geschichte hier, weil plötzlich das Fenster, das in Richtung des Wassers liegt, zugeknallt ist. Ich hatte es geöffnet, obwohl es kalt war. Es ist zwei Uhr morgens. Ich weiß nicht, warum ich zu dieser Uhrzeit auf bin. Ich schaue auf das Wasser. Mein Gehirn ist verstopft. Ich gehe zum Kulturbeutel und suche nach einem Angstlöser und Nosferatu hat ihn in der Hand und reicht ihn mir mit einem Lächeln, in dem zu lesen ist: »Du hast nur noch wenige, sehr wenige.« Auch in den Drogen liegt Schönheit und ich erinnere mich jetzt gerade daran, dass Cooper in seinen letzten Jahren den gleichen Angstlöser nahm, den ich jetzt nehme. Ich sah ihn einmal in seiner Wohnung, in seinem Schlafzimmer auf dem Nachttisch.

Dieselbe Marke Angstlöser.

Cooper und ich waren uns sehr ähnlich.

Aber es gab einen großen Unterschied zwischen ihm und mir: Er war der bessere Mensch. Er hatte einen tieferen Sinn für die Gutherzigkeit. Ich erinnere mich, dass unser Leben parallel verlief. Liebe und Leidenschaft führte uns beide, zu unterschiedlichen Zeiten, auf Abwege und in Abgründe. Wir hatten beide ein chaotisches Eheleben, ständig Affären, die uns zerstörten und uns in die Zerstörung trieben.

Cooper glaubte aus Liebe zum Leben an die Zerstörung.

Cooper hatte intensive Affären gehabt, aber er blieb immer mit derselben Frau verheiratet. Die Schuld folterte ihn. Dann schaffte er es, mit der Schuld eine Waffenruhe zu vereinbaren. Immer wieder unterzeichnete er eine Waffenruhe und immer wurde sie gebrochen. Manchmal war er wie stumm. Er redete nicht mehr. Ich glaube, dass er seine Vergangenheit vorbeiziehen sah. Deshalb reiste er so viel in seinem Leben, aus demselben Grund wie ich, weil die Bewegung nicht festgehalten werden kann. Wir sind Leute, die sich bewegen, weil die Körper in Bewegung schön sind und auf diese Weise schmerzunempfindlich, rein, leer, gut werden.

Weil die Bewegung nicht verurteilt werden kann.

Cooper war es egal, wo er war, in der einen oder anderen Stadt, in dem einen oder anderen Land, das Wichtige für ihn war, aus seiner Madrider Wohnung herauszukommen. Das Wichtigste war, sich zu bewegen. Er sammelte Reisen, er verband die eine mit der anderen, um niemals in seiner Wohnung auf einem Stuhl in Reichweite eines Spiegels still zu sitzen.

Jener Telefonanruf hat sich letzten Endes in eines der großen Geheimnisse meines Lebens verwandelt.

Ich wusste, dass Cooper Krebs hatte, wobei er mir damals gesagt hatte, dass er unter Kontrolle sei. Ich fragte ihn dieses Mal erneut danach und erneut sagte er mir dasselbe, dass er ihn überwunden habe. Und er fragte weiter nach meinen Dingen, er war an allem, was mich betraf, interessiert.

Wir sprachen darüber, was man fühlt, wenn man mit der geliebten Person schläft, und dass vielleicht genau dieses Gefühl der einzig wahre Ausdruck von Liebe ist. Er sagte mir, dass, wenn man beim Sex mit der geliebten Person Frieden fühle, dass das auf eine bedeutende Liebe hindeute.

Er sagte mir, dass ich aufhören solle zu trinken.

Ich habe mich in diesem Moment erschreckt, hier, in Venedig, weil das Fenster wieder aufgegangen ist. Und ich betrachte das Wasser, es ist drei Uhr morgens, ich kann nicht schlafen. Nichts als Telefonanrufe. Ich erinnere mich mit einer ungewohnten Intensität an Cooper.

Mein Leben sind Telefonanrufe gewesen.

Weil mich heute, als ich wie einer von vielen Touristen die Rialtobrücke überquert habe, mein geliebter Marlon Brando angerufen hat, um mich zu fragen, wie es mir geht. Ich wurde plötzlich ganz nervös, fast hätte ich gestottert. Die Wörter waren mit einem Mal weg, die Silben ließen mich im Stich.

Der Anruf hat mich dermaßen gefreut, dass ich ganz verschreckt war. Monty ruft mich nie an und Brando auch nicht, glaube ich. Der Unterschied zwischen beiden, der nicht gering ist, besteht darin, dass Brando immerhin meine Anrufe annimmt; Monty nie. So, wie ich mich über den Anruf von Brando gefreut habe, habe ich auf einmal Angst vor seinem Anruf gehabt, weil du dir nicht vorstellen kannst, dass du jemandem wichtig bist. Niemals kannst du dir vorstellen, dass dich jemand lieben könnte. Ich habe gedacht, dass er mich wegen irgendeines Problems anruft. Aber nein, er hat mich nur angerufen, um mich zu fragen, wie es mir geht.

Brando und Monty sind verschieden.

Monty hat mich noch nie angerufen, höchstens, wenn eine dritte Person darauf bestanden hat. Er hat niemals darüber nachgedacht, dass es eine gute Idee sein könnte, mit seinem Vater zu sprechen. Und das tut mir nicht meinetwegen leid, sondern seinetwegen, aber Monty ist so. Ich habe den Namen Montgomery Clift nicht umsonst gewählt. Ich habe ihn bewusst gewählt.

Nachdem ich mir eine Minute lang die Kanäle angeschaut habe, im Angesicht der Morgendämmerung, die langsam über Venedig hereinbricht, mache ich das Fenster zu.

Cooper hörte mir zu und liebte mich. Warum liebte er mich? Ich habe es noch nie verdient, dass mich jemand liebt. Die Liebe der anderen hat mich immer sehr nervös gemacht, weil ich von meiner Minderwertigkeit überzeugt bin.

Cooper sagte: »Ich bin dein Bruder, ich liebe dich, alles wird sich fügen.«

Ich dachte, wenn sich das Gespräch die ganze Zeit um mein Leben dreht, heißt das, dass er seins in Ordnung gebracht und die Krankheit besiegt hatte.

Wie egoistisch ich war.

Drei Wochen nach diesem Gespräch starb Cooper. Sein Anruf war ein Abschied. Ich hatte das mitnichten bemerkt. Ich hatte überhaupt keine Idee davon, dass er sich von mir verabschiedete, dass dieser Anruf ein Abschied war. Die Art und Weise, wie er sich verabschiedet hatte, war mir ein Rätsel. Die Unsichtbarkeit seines Abschieds war ein Monument, ein Tempel, er hatte ihn mit Schönheit ausgestattet, so sollte ich mich an ihn erinnern.

Cooper wählte die Schönheit und das Rätsel.

Aber wie kann es sein, dass er sich angesichts des Todes für meine Dinge interessierte, das habe ich mich niemals aufgehört zu fragen. Das kann ich weder verstehen und weniger noch akzeptieren.

Bestimmte Cooper auf irgendeine Art und Weise, dass ich ihn hier, in dieser Nacht Anfang April hier in Venedig mit den dunklen Gewässern und dem Oxid und Algen, in ein Mysterium verwandelt sehe? Jetzt bin ich derjenige, der das Fenster öffnet, das auf den Kanal hinausgeht.

Er sagte nicht: »Es ist schlimmer geworden, es geht mir nicht gut, aber ich werde weiterkämpfen.«

Er sagte nicht: »Ich warte auf ein paar Ergebnisse.«

Er sagte nicht: »Ich bin nicht optimistisch und du weißt ja, wie die Ärzte sind, wenn die Ergebnisse nicht so gut sind.«

Er sagte nicht: »Die Schmerzen sind unerträglich, das halte ich nicht aus.«

Er sagte nicht: »Die Ärzte haben mich aufgegeben.«

Er sagte nicht: »Komm mich morgen besuchen, ich bin am Ende.«

Er sagte schon: »Du musst mit dem Trinken aufhören, du weißt, dass ich dich sehr liebe.«

Er sagte schon: »Ich bin schon wieder auf dem Damm, das war nur ein Warnschuss.«

Er sagte schon: »Du bedeutest mir viel.«

Er weigerte sich nicht nur, den Tod zu denken, sondern auch, dieses Wort vor den Menschen, die er liebte, auszusprechen.

Ich habe kaum schlafen können, ich bin die ganze Zeit aufgewacht. Ich bin aufgestanden und habe die Aussicht betrachtet: die Dunkelheit, das Wasser, ab und zu eine Barkasse, die den Canal Grande entlangfährt. Venedig um drei Uhr morgens, um vier Uhr morgens. Jedes Mal näher an Nosferatus Klauen, eine Liturgie meines verzweifelten Geistes. Ich versuchte, die schönen Dinge in meinem Leben aufzuzählen.

Nosferatu sagte zu mir: »Cooper liebte dich und du ihn nicht, du kriegst nichts bei den anderen mit, du bist das mieseste Geschöpf von allen.«

Und ich schaute erneut aus dem Fenster.

Nosferatu sagte: »Cooper hat, anstatt an sich zu denken, an dich gedacht. Das hast du nie verstanden, noch würdest du das je tun, erst an andere zu denken, darin gründet sich die Liebe. Ava und Cary dachten an dich, aber du denkst nur an dich, und weil du so viel an dich denkst, bin ich auf diese Welt gekommen, dafür danke ich dir, weil ich existiere und eine Identität und einen Vorsatz und Macht dank deines Egoismus habe, der sich auf Schrecken gründet, ich bin Kind deiner Mensch gewordenen Mittelmäßigkeit.«

Ich entschied mich, in die Wanne zu steigen und ein heißes Bad zu nehmen.

Venedig ist wunderschön, wenn man in Begleitung ist. Ich kann kein Italienisch, ich hätte versuchen können, es zu lernen, ich hätte so viele Dinge tun können, die ich nicht gemacht habe. Ihr hättet Venezianer sein können, Cary und Ava. Hier geboren sein können, und ich hätte euch auf der Insel San Michele beerdigen können.

Und wir hätten hier ein Haus haben können, einen vornehmen

Palast, über dem Wasser gebaut, und ein Boot und Blumen an den Fenstern.

Cooper wusste, dass es das letzte Gespräch war, das wir in diesem Leben führen würden, aber er sagte es mir nicht. Ich bemerkte nichts. Vielleicht hätte ich es gebraucht, es zu wissen. Vielleicht hätte ich es gebraucht, dass Cooper mir etwas sagt, aber was sagen. Ich glaube, dass er es mir hätte sagen müssen.

Niemand sagt es.

Mein Vater sagte es auch nicht.

Niemand sagt, dass er stirbt, niemand sagt, »Das ist unser letztes Gespräch, ich gehe in den unergründlichen Raum, an den Ort, an dem nichts passiert und nichts passieren wird«.

Und jetzt kommt die Frage: Was werde ich tun? Werde ich dasselbe tun wie Cooper und Grant?

Cooper wusste etwas, das ich gerade erfahren habe, fünf Jahre nach seinem Tod. Cooper wusste, dass wir einander sehr ähnlich waren. Er wollte, dass sich seine Art, aus dieser Welt zu verschwinden, in eine Schatzkarte verwandelt, dass ich mich auf das Rätsel einlasse und ihn sehe: groß, weil er groß war; hübsch, weil er hübsch war; mit seinem weißen Haar, weil das schon in jungen Jahren seine Haarfarbe war; anziehend, leidenschaftlich, romantisch, kühn, still, melancholisch, würdevoll, weil seine Heimat die Würde war.

Wir werden uns nie wiedersehen, aber da ich weiß, wie sehr du das Leben liebtest, weil du es in einer verschwenderischen und grausamen Weise für dich selbst liebtest, verstehe ich nicht, wie du es in einer solch großen, solch unermesslichen Stille verlassen konntest.

Du bist so gegangen, damit ich genauso gehe.

War es das, was du mir sagen wolltest?

Sag es mir in dieser Nacht noch einmal, hier, in Venedig, wir beide allein.

101

Am nächsten Tag holte mich ein Taxiboot ab, um mich vom Hotel zum Flughafen von Venedig zu bringen.

Ich stand in dem Boot, ich wollte beim Abschied von Venedig meine ganze Aufmerksamkeit auf das richten, was meine Augen sahen.

Ich schaute zu dem Bootsführer und ich beneidete ihn.

Der Bootsführer sagte mir auf Spanisch, dass ihm meine Schuhe gefallen würden. Ich erinnerte mich an die Nacht mit Hochwasser und daran, wie ich wie besessen versuchte, meine Schuhe, die mir Mo geschenkt hatte, vor dem Wasser zu schützen.

Während wir in einem Restaurant aßen, war das Wasser gestiegen. Beim Rausgehen gaben mir die Restaurantangestellten ein Paar Gummistiefel, die mir bis zum Schritt reichten. Ich hatte Angst. Ich trat auf die Straße hinaus und war von einer tiefen Stille umgeben. Man musste sehr vorsichtig gehen. Wie besessen dachte ich an meine Schuhe, dass nur nichts meinen Schuhen passierte. Diese Schuhe standen für mein Leben.

Beim Gehen bewegte sich das Wasser sacht.

Das Wasser stieg weiter. Wenn man nicht aufpasste und, weil es dunkle Nacht war, bis zu einem Kanal ging, konnte man dort in der Tiefe versinken. Man konnte ertrinken. Sich in der Nacht, die Dunkelheit und Wasser verschmilzt, verlieren.

Ich erinnerte mich an den Fluss Cinca, an jenem meinem Geburtstag vor so vielen Jahren.

Eine Person, die mich begleitete, kam vom Weg ab und machte einen Schritt in Richtung Kanal, anstatt entlang der Häuser zu gehen. Ich griff sofort nach ihrer Hand. Ich sagte ihr, sie solle nicht dort entlanggehen.

Als sie sah, dass ich sie davor bewahrt hatte, ins Wasser zu fallen, umarmte sie mich.

Meine Schuhe konnte ich retten.

102

Die Leute arbeiten und zahlen und mit der Zeit, schon in den Fünfzigern, wissen die Leute nicht mehr, warum sie arbeiten, noch, wofür sie zahlen. Sie wollen nur eine Form von Frieden, auf irgendeine Art ruhig sein, irgendeine Form von Stille.

Jeden Tag überprüfe ich meinen Kontostand, dieser Stand sagt mir, dass ich weiterhin existiere. Als Ava starb, hinterließ sie ein Saldo von an die vierhundert Euro. Ich denke oft an diese vierhundert Euro, weil sie sie für irgendeinen letzten Spaß hätte verwendet haben können. Sie hätte mich zum Abendessen einladen können, und da ich damals trank, hätten wir einen Wein für hundert Euro trinken können.

Wir hätten Champagner trinken und Austern essen können. Mit vierhundert Euro kann man in Spanien essen gehen wie ein König, ein Marquis, wie ein Chef von irgendetwas Großem.

Die Zahl Vier war schon immer meine Lieblingszahl. Und diese Vorliebe entstand, weil wir in einem vierten Stock wohnten. Als Kind verwandelte ich mein Zuhause in einen kleinen Tempel. Weil unsere Wohnung eine vier war, wurde meine heilige Zahl eine Vier. Und es war eine vierte links, sodass »vierte links« für mich zwei bedeutende Wörter wurden, weil sie den Ort anzeigten, an dem sie, Cary und Ava, waren, der wichtigste Ort auf dem ganzen Planeten.

Manchmal ist es so, dass ich nicht unbedingt wieder anfangen will zu trinken, sondern noch einmal sehen will, wie die Welt war, als ich trank, weil ich sie in einem Zustand der Gnade sah, prall, im Aufstieg begriffen, und danach sehne ich mich schon.

Die gescheiterten Schriftsteller verstecken sich, wo sie können, hinter ihrer Familie, hinter ihren Freunden, hinter irgendeinem bedeutenden öffentlichen Posten; und die erfolgreichen Schriftsteller gibt es nicht, weil der Erfolg in der Literatur eine Lüge ist.

Das Leben belohnt niemals.

Mich hat das Leben niemals belohnt. Das Leben zerstört dich nur, mit mehr oder weniger Gnade, aber es zerstört dich. Aber die Leute gehen Tausende von Handel mit der Zerstörung ein. Die einen gehen diesen Handel ein, andere einen anderen. Die Mehrheit nimmt ziemlich große Zerstörungen in Kauf, die in einem Zeitraum von dreißig oder vierzig Jahren vonstattengehen. Und das nennen die Leute Leben und das ist viel.

Die Hypotheken, die die Leute für Wohnungen aufnehmen, haben einen solch weiten zeitlichen Rahmen, dass dies fast einer Zerstörung des Lebens gleichkommt.

Diese Ähnlichkeit zwischen der Zeit, die eine Hypothek läuft, und der Zeit, die es braucht, um den Körper zu zerstören, ist fast poetisch, eine Form von kapitalistischer Harmonie. Da hatten die Banken eine glänzende Idee. Wie überaus symbolträchtig: Existenz und Hypothek. Eine Errungenschaft der Zivilisation.

Meine Eltern kauften nie eine Wohnung, noch nahmen sie je eine Hypothek auf. Ich preise sie dafür.

In Spanien leben wunderbare Menschen, die politischen, sozialen, ökonomischen, intellektuellen Eliten sind dagegen krank. Die Eliten in Spanien haben niemals funktioniert, deshalb ist das Land weiterhin so seltsam, anders, kompliziert. Immer haben uns die Eliten in den Abgrund gezogen.

Aber ich möchte an die Spanier und Spanierinnen erinnern, die ein ausgesprochen gutes Herz haben. Die Literatur ist mir nicht wirklich wichtig, ich möchte die Liebe der Menschen, deshalb bin ich Schriftsteller geworden. Weil ich etwas entdeckt habe, ich habe entdeckt, dass die Wörter begeistern und dabei helfen, nicht alleine zu sein. Und ich habe entdeckt, dass alle Spanier und Spanierinnen, mit denen ich im letzten Jahr gesprochen habe, ihre Väter und Mütter geliebt haben.

Das war wunderbar.

103

Mein geliebter Cary Grant, ich muss dir etwas sehr Persönliches erzählen, das mich im Laufe des Lebens unglücklich gemacht hat, das aber das Fundament unserer tiefen Liebe war.

Du wolltest, dass ich im Leben etwas erreiche, wie jeder Vater. Es gab zwei Dinge, die ich, als ich klein war, besonders gut konnte: Ski fahren und schwimmen. Ich wollte, dass du stolz bist. Als ich zehn Jahre alt war, hast du mich bei einem Schwimmwettbewerb in einem gerade eröffneten Schwimmbad angemeldet. Das war 1973. Es waren die ersten Schwimmbäder der Gegend. Und sie organisierten Wettkämpfe. Du hast mich für hundert Meter Kraul angemeldet.

Es ging los und die ersten fünfzig Meter war ich Erster, aber dann ging mir die Kraft aus und bei den folgenden fünfzig Metern wurde ich in meinen Bewegungen langsamer, ich schluckte Wasser und war schließlich der vierte von sechs Jungs, die teilgenommen hatten.

Ich hatte nicht genügend Kondition.

Es war ein trauriger vierter Platz.

Ich war sehr traurig, weil wir auf irgendeine Weise zurück in die Stille gefallen, gescheitert waren.

Es ist nicht so, dass du mir etwas abverlangt hättest; es war nur eine Illusion. Diese Illusion, es im Leben zu etwas zu bringen. Dort hatte ich sie zum ersten Mal, die Illusion, etwas zu erreichen, an jenem Tag im Juli, in den ersten Julitagen 1973. Es war ein Sonntag. Und an jenem Tag war das Schwimmbad festlich geschmückt. Es waren viele Leute gekommen, um sich die Wettkämpfe anzusehen. Es wurden Medaillen vergeben. Ich bekam keine Medaille. Mir blieb nur, mir meine Gegner anzuschauen, denen gegenüber ich mich minderwertig fühlte. Sie hatten es geschafft, dass ihre Eltern stolz auf sie waren. Nur einen Platz weiter wäre ich Dritter gewesen und hätte eine Medaille bekommen, aber für jemanden, der Vierter war, gab es keine.

Das Unerhörte oder Ironische war, dass jene gleichaltrigen Kinder, die eine Medaille bekommen hatten, bei ihren Eltern keine Begeisterung auslösten, das fiel mir auf. Ihre Eltern waren einfach gleichgültig. Ich bemerkte, dass mein Vater anders war. Und dass diese Eigentümlichkeit uns sehr schaden konnte, etwas, das schließlich passierte und genau in diesem Moment passiert, wo ich diese Worte schreibe.

Dasselbe passierte beim Skifahren, nur dass ich bei dieser Sportart besser war. Natürlich konnte ich Skifahren, solange es dir gut ging, das heißt bis 1975 oder Anfang 1976. Weil es ein teurer Sport war. Beim Skifahren hast du mich ebenfalls zu einem Wettkampf angemeldet. Ich denke mir, dass du wusstest, dass alles im Leben ein nicht enden wollender Wettkampf ist. Du wolltest mir sagen: dass die Freude vom Triumph in Tausenden und Abertausenden Wettkämpfen abhängt, denen sich ein Mensch im Laufe seines Lebens stellen muss.

Es ist seltsam, Papá, dass ich mich nach dir sehne, als du jung warst, als du Anfang deiner Vierziger warst. Weil du Anfang deiner Vierziger ein Herrscher über das Leben warst, diesen Herrscher sah ich, in ihn habe ich mich verliebt. Das Leben, dass ich dir auf diesen Seiten, die ich schreibe, gebe, ist alles, was ich für uns beide tun kann, es ist eine umfassende und grausame Wiederherstellung unserer tiefen Liebe, weil es zwischen Vater und Sohn tiefe Liebe gibt. Es ist eine fordernde Liebe. Sie sucht angesichts des Laufes der Zeit und der Wolken, der Meere, der Länder und der Reiche die Herausforderung. Es ist eine Liebe, die sich nicht in der Gegenwart einlöst; genau dort will ich verweilen, dort, bei dieser so schwerwiegenden Behauptung: Sie löst sich nicht in der Gegenwart ein, sondern sie versteckt sich vor der Gegenwart; sie ereignet sich in der Gegenwart, aber ihre Größe und ihre Tiefe sind nicht in der gegenwärtigen Zeit sichtbar; ihre Sichtbarkeit gehört ins Reich der Zukunft.

Das heißt, sie wird heute, in diesem Jahr 2019 sichtbar.

Sie ist gerade in diesem Moment sichtbar geworden.

Wie viele Dinge löst der Tod. Weil er eine Wiederherstellung dessen ist, was es vor dem Leben gab: die Reinheit. Das spürte ich vor zwei Tagen in Venedig: die Wiederherstellung der Reinheit, die da ist, wo du bist und wohin ich mich bewege.

Ja, beim Skifahren lief es besser für mich. Und ich machte dir manchmal Freude, weil ich einmal bei einem Wettkampf auf Provinzebene eine Goldmedaille gewann. Du warst so stolz. Und es gefiel dir, dass ich dir die Geschichte erzählte, wie ich gewonnen hatte. Das war 1974. Niemand rechnete mit mir, noch setzte jemand Hoffnung auf mich, weil ich gerade erst zu dem Wettkampfteam gestoßen war. Und trotzdem gewann ich. Andere fuhren schneller als ich, aber fielen hin. Sie hätten mich einholen können, wenn sie bedächtiger oder vorsichtiger gewesen wären. Ich glaube, dass du das gefeiert hast, dass ich mir meiner Fähigkeit bewusst war, meine Grenzen einschätzen zu können, du dachtest, dass diese Vorsicht hilfreich im Leben sein würde. So war es nicht. Ich glaube, dass es nicht so war. Aber es gefiel dir so sehr, dass ich dir erzählte, wie die anderen, voller Vertrauen in ihre Geschicklichkeit, das Gleichgewicht verloren und auf dem Boden, im Schnee landeten …

Ich schaffte es, weil ich vorsichtig war, und gewann, aber dann, ein Jahr später, kam ich in eine andere Mannschaft und meine Karriere als Skifahrer nahm ein Ende. Du sagtest nichts. Aber mir hat sich diese Enttäuschung eingebrannt.

Die Enttäuschungen sterben niemals. Sie bleiben ein Leben lang. Wenn es gut läuft, schweigen sie und sind wie tot, aber sie sind da. Und die alten Enttäuschungen nähren sich von den neuen und bilden eine große Familie. Und mit jeder neuen Enttäuschung wird die Anzahl der Enttäuschungen größer. Als würden die Frustrationen Kinder bekommen.

Ich denke daran, wie glücklich du gewesen wärst, wenn ich als Skifahrer bei Olympia teilgenommen hätte, wenn ich bei einer Winterolympiade eine Goldmedaille gewonnen hätte.

Aber so war es nicht.

Ich machte das alles für dich und ich glaube, das Schönste in meinem Leben, das Beste, was ich im Leben getan habe, war, dich zum Lächeln zu bringen. Ich glaube, dass dieser Wunsch, dich durch meine kleinen Siege glücklich zu sehen, das Beste meines Herzens ist. Ich glaube, dass das mein Beitrag zur Geschichte des Guten im Menschen war. Ich glaube, dass ich in diesen Momenten ein gutes Wesen war.

Für mich war dein Glück das Glück der Welt.

Du weißt nicht, was es mir in diesem Moment meines Lebens bedeutet, daran denken zu können, dass ich in irgendeinem Moment deines Lebens dir dabei half, den Palast der Freude zu erobern.

Du weißt nicht, wie sehr ich dich die ganze Zeit geliebt habe, in allem, und wie sehr ich dich jetzt liebe, in dieser Trance, in der ich mich befinde, in diesem Leben voller Wirrnis, und trotzdem, durch diese Wirrnis meiner sechsundfünfzig Jahre erscheinst du in der Ferne, sehr weit in der Ferne, in Dunkelheit und Blut gehüllt, in Dunkelheit und als Labyrinth.

Und du sagst zu mir: »Ich bin es, dein Vater.«

104

Manchmal denke ich an die Trennung der Toten. Ich denke, dass ihr nicht zusammen seid, weil ihr von eurem Recht Gebrauch macht, den Tod ohne den anderen zu leben, weil ihr euch entschieden habt, ein Mann und eine Frau zu sein und nicht meine Eltern.

Dann versöhne ich mich mit meiner Existenz.

Weil ich vor dem endgültigen Lebewohl stehe.

Du bist bereits ein Mann.

Du bist bereits eine Frau.

Schon zerspringt die Tatsache, dass ihr meine *genitori* wart, wie man im Italienischen so schön sagt, in Millionen winziger Teile, die sich ausbreiten, die erkalten, die weit reisen und keine Verbindung mehr untereinander haben, sodass alles zu Ende ist.

Ihr wandert bei den Sternen, jeder auf der Suche nach einem anderen Platz im Universum und bereit, die großen Leitern der Freude zu erklimmen.

105

Jede Vergangenheit eines menschlichen Wesens von sechsundfünfzig Jahren bildet eine Landschaft, die etwas Ruinenhaftes hat, nicht in der negativen Bedeutung des Wortes »Ruine«, sondern in dem Sinn, dass es dort Leben gegeben hat, Leben, das sich verbraucht hat, Leben, das sich mit den Aufgaben des Lebens verzehrt hat, weil die Ruinen ein erhabener Rückzugsort des gelebten Lebens sind, und ich kann meine Liebe zu meinen eigenen Ruinen sehr gut mit der Liebe zu den Ruinen, die ich hier, in Italien, sehe, in Übereinstimmung bringen und es scheint, dass die Ruinen einer Zivilisation den Ruinen meiner Erinnerung Trost von übernatürlichem Charakter bieten, in dem Sinne, dass meine Ruinen im Kontakt mit den römischen und christlichen Ruinen Stärkung, Stütze, Freude finden.

Deine Ruinen stützen meine, das bist du, Italien, weil ich immer noch in Italien bin. Morgen kehre ich nach Madrid zurück.

Niemand erinnert sich an die Stimme meines Großvaters, was seine Lieblingswörter waren, wie der Klang seiner Stimme war, an seine Gesten, seine Augen. Augen, die viele Male vor Freude geleuchtet haben müssen. Und trotzdem hat diese Stimme, an die sich niemand erinnert, einige Jahre lang mit demjenigen, der später mein Vater sein sollte, gesprochen.

Viele Jahre waren es natürlich nicht. Weil es einen Krieg gab und Gefängnis und Unglück. Aber trotzdem ereigneten sich diese Jahre. Diese Jahre, in denen sie zusammen waren, hatte es wirklich gegeben. Ich mag es, mir vorzustellen, wie mein Vater an seiner Hand gegangen ist. Vielleicht hat mein Leben keinen anderen Sinn, als Zeugnis davon abzulegen, dass mein Vater und seiner einmal zusammen waren.

Sie wären durch die Straßen von Barbastro gegangen, vor dem Bürgerkrieg, so um 1935. Mein Vater war damals fünf Jahre alt. Mein Großvater, weiß ich nicht. Weil ich nicht weiß, wann er geboren wurde.

Hoffentlich verliert sich auch mein Geburtsdatum.

Und jetzt erinnern sich nur noch mein Bruder und ich daran, wie mein Vater gesprochen hat. Es ist nicht leicht, sich daran zu erinnern, weil es bereits vierzehn Jahre her ist, dass er starb.

Vierzehn Jahre, dass er von uns gegangen ist, und trotzdem ist er noch nicht weg.

Manchmal habe auch ich große Lust, zu gehen, mit ihm fortzugehen. Aber wohin?

106

Der Tag kommt, weil es so ist, auch wenn seine Kontur noch nicht zu erahnen ist, aber der Tag kommt still und vielleicht noch unscharf, an dem ich euch nicht mehr mit meiner besessenen Beharrlichkeit auf dem Handy anrufe, an dem wir uns nicht mehr treffen noch sehen können, noch zusammen essen, an dem ich euch nicht mehr Fahrkarten für den AVE kaufe, damit ihr mich in Madrid besuchen kommt.

Wie melodramatisch ich bin, aber so wird es sein.

Erinnert euch an mich mit der größtmöglichen Freude, die ihr im Herzen tragt. Ihr beiden, Monty und Brando, die beiden großen Schauspieler der Geschichte meines Lebens.

Immer mit der größtmöglichen Freude.

Nichts begeisterte und begeistert mich mehr, als die Webseite der Renfe aufzurufen, um euch Fahrkarten zu kaufen. Vor einigen Wochen gab es ein Angebot für die erste Klasse und ich kaufte Monty eine Fahrkarte. Ich stellte mir die ganze Zeit vor, wie toll es für ihn sein würde, in der Businessklasse zu fahren.

Das Wesen meiner Liebe euch beiden gegenüber kommt von meinem Vater, es ist davon geprägt, wie mein Vater mich liebte. Ich werde diese Welt verlassen, ohne zu wissen, was mein Vater in mir sah. Ich sehe in euch sein Vermächtnis. Vielleicht sah mein Vater das in mir: das Vermächtnis seines Vaters, von dem er niemals sprach.

Auf die Welt brachten mich jene, die das Leben verloren, während meines weiterging, und jedes Mal, wenn ich mich erinnere, kehren sie zurück.

Ihr hattet eine Familie.

Aber noch ist nicht die Zeit für ein Lebewohl und noch sind wir zusammen.

Der Tag, an dem ich gehe, wird voller Freude sein, weil ich zwei wundervolle Wesen auf der Welt zurücklasse, weil ich euch geliebt habe.

Wie hoch der Mond in dieser Nacht hier in Italien steht.

107

Heute bin ich schon in Madrid. Ich habe vom Terminal vier die Metro genommen. Die Stadt Madrid hat an die Fenster der Waggons Plakate mit Ausschnitten aus Romanen oder Gedichten angebracht. Eine Möglichkeit, die Literatur bekannt zu machen und den Reisenden in ihrer Hast, mit den unerwarteten Wörtern Unterhaltung zu bieten.

Ich lese einen dieser Texte. Es sind einige Zeilen, die von der Freude handeln, und ihr Autor ist der Dichter José Hierro. Dass diese Verse in einem Metrowaggon zu lesen sind, erscheint mir ein kleines Wunder zu sein. José Hierro wurde 1922 in Madrid geboren. Wie wäre es gewesen, 1922 in Madrid geboren zu werden? Nach dem Bürgerkrieg kam er ins Gefängnis. Er wurde angeklagt, politischen Gefangenen, darunter seinem Vater, geholfen zu haben. Er verbrachte fünf Jahre im Gefängnis. Fünf Jahre, weil er seinem Vater geholfen hatte, das bestürzt und berührt mich.

Ich habe die Wohnung betreten, ich habe den Koffer im Flur stehen lassen. Ich bin zu faul, ihn zu öffnen, weil ich weiß, was darin ist. Um irgendetwas zu tun, gehe ich in die Küche und mache mir einen Kaffee.

Als Hierro aus dem Gefängnis kommt, schreibt er ein Buch, das *Freude* heißt, ein Buch, das 1947 veröffentlicht wird, wofür er den wichtigsten Preis der damaligen Zeit erhält.

Ich denke daran, ob die Freude eine Geschichte haben wird oder ob sie ansteckend sein wird, eine Ansteckung, die unentdeckt von einem Menschen auf den anderen übergeht.

Ich fühle mich hier in der Wohnung allein, der Kaffee ist gerade fertig. Ich bin von meinen Reisen zurück und habe keine weitere in Aussicht. Ich habe Angst, dass der Stillstand von einem Moment auf den anderen Nosferatu auf den Plan ruft. Ich habe Angst, dass er sich mit einer neuen Wut auf mich stürzt. Ich habe vor seinen tausend Fragen Angst. Wie kann ich nur endgültig mit ihm Schluss machen. Weil die Spiegel meiner Wohnung den Stillstand ausnutzen, um mich daran zu erinnern, wer ich bin. Ich vertraue auf die Verse von José Hierro, die ich in der Madrider Metro gelesen habe: »Durch den Schmerz gelangte ich zur Freude.«

Man kann auf keine andere Weise zur Freude gelangen.

Und ich stelle mir vor, dass es an der Tür klingelt.

Das wird ein Paket sein. Es wird ein Einschreiben sein, wie immer.

Während ich einen Löffel Zucker in den Kaffee gebe, sage ich mir, dass es vielleicht nicht so ist, dass es vielleicht gerade kein Paket ist, auch kein Einschreiben.

Ich jubele innerlich bei der Vorstellung, dass ich den Hörer abnehme und zwei Stimmen höre, die miteinander flüstern. »Wir wollten dich überraschen, Papá, wir wussten, dass du in Madrid bist«, sagt Brando. Und ich schaue auf den Bildschirm der Gegensprechanlage und da sind die beiden, in Schwarz-Weiß, wie in den alten Hollywoodfilmen, die fröhlichen, jungen und lächelnden Gesichter von Montgomery Clift und Marlon Brando.

Sie sind da.

Die Freude ist da.

Das Gedicht von Antonio Machado aus *Kastilische Landschaften* wird zitiert nach der Übersetzung von Fritz Vogelgsang (Amman Verlag 2001).

Die Übertragungen der Gedichte von José Hierro und Idea Vilariño sind von Astrid Roth.

Das Gedicht von Antonio Machado aus *Kastilische Landschaften* wird zitiert nach der Übersetzung von Fritz Vogelgsang (Amman Verlag 2001).

Die Übertragungen der Gedichte von José Hierro und Idea Vilariño sind von Astrid Roth.